心不全と
骨格筋機能障害

循環生理の要点と
運動療法の盲点

北翔大学教授

著 **沖田孝一**

文光堂

■ 執筆協力者

角谷　尚哉　　（北海道大学大学院医学研究院循環病態内科学）

阿部　隆宏　　（北海道大学病院リハビリテーション部）

横田　　卓　　（北海道大学大学院医学研究院循環病態内科学）

近藤　和夫　　（カレスサッポロ北光記念病院心臓リハビリテーション室）

月岡　真理

奥塚みなみ　　（さっぽろ健康スポーツ財団）

高橋　睦子　　（さっぽろ健康スポーツ財団）

序　文

心不全パンデミックへ向けて

　超高齢社会を背景に心不全患者も増加し，わが国は心不全パンデミック時代に直面しようとしています．診療報酬の改定も追い風となり，心不全の予防・治療そして予後改善のために運動療法が盛んに行われるようになってきました．なぜ，心不全に運動なのか？今こそ心不全への理解を深める時であり，その上で骨格筋障害の知識は不可欠です．

骨格筋は心臓・循環系の master（主）か slave（従者）か？

　「運動能力を決定するのは心臓か筋肉か？」，「心不全と骨格筋障害」，過去には馴染みの薄かったフレーズですが，現在ではサルコペニア・フレイル概念の急速な普及・伝搬に伴って，耳にあるいは目にする機会が増えたことかと思います．心臓を中心とした考え方から，予後を左右するサルコペニア・フレイル・骨格筋障害・カヘキシーという末梢運動器不全を中心に考える概念・パラダイムの急激なシフトと，その過程を理解するためのlandmark となる論文をわかりやすく解説しました．

コメディカルの皆さんへ

　本書は，心臓リハビリテーションに携わる幅広い職域，特に看護師，理学療法士，臨床検査技師，薬剤師，栄養士，臨床心理士，健康運動指導士，腎臓リハビリテーション時代の臨床工学士の方々のために執筆いたしました．本書は，常に作図を用いた"アナロジー（類推）"を心がけ，適宜，運動生理学等の基本的解説を加え，多くの方々に容易に理解していただけるように心がけました．

"Less is more"

　本書の特徴の 1 つは，"Less is more"であり，なるべく短い解説で読者の想像力を最大限に掻き立て，結果として，より多くを学んでいただくことを意図しました．また「簡潔・平明」にして「尖鋭・比興」を心がけました．

インセンティブ

　本書は，「心不全は心臓だけの病気ではない」ことを理解するには最良の入門書になるのではないかと思う次第です．本書を気楽に読み進めていただくことで，難解とされてきたこの領域の「からくり」も解けてくるでしょう．本書が，皆さんが心不全・慢性疾患の診療・リハビリテーション現場において，柔軟な考えができる手助けになれば幸いに思います．

2018 年 7 月

沖田　孝一

目　次

序　章　001

❶ 心不全における骨格筋障害に関する研究の発展　002

❷ 慢性心不全と運動耐容能に関する盲点と要点　003

第 I 章　心不全における骨格筋障害　005

1 運動耐容能規定因子：limiting factors for exercise capacity　006

❶ 運動限界　006

❷ 貧血があるとどうして運動耐容能が低下するのか？　008

2 骨格筋はどのように酸素摂取量に影響するのか？　011

❶ ミトコンドリア筋症の例　011

❷ もう 1 つの例（骨格筋サイズの問題—筋量が少ない場合）　012

❸ 心不全では，実際どうなっているのか？　013

知識のまとめと補足　運動耐容能と酸素利用能　014

❶ 運動耐容能を規定する骨格筋と呼吸・循環系の連関　014

❷ 骨格筋への酸素輸送と利用に影響する因子　014

❸ 有酸素運動トレーニングによる骨格筋における酸素利用の改善　015

3 心不全における運動耐容能規定因子　017

❶ 骨格筋仮説が生まれた背景　017

❷ 最大酸素摂取量　019

❸ Landmark papers　020

4 運動限界における酸素輸送限界説と骨格筋利用限界説：微小循環の問題 —debates continue—　029

❶ 骨格筋内微小循環障害説　029

❷ 微小循環に関する主要論文　031

5 心不全における骨格筋障害 036

❶ 筋萎縮：muscle atrophy, wastage ………………………………… 037

❷ 筋線維型の変化：histologic alteration ………………………… 037

❸ 筋代謝酵素の変化：biochemical alteration ………………………… 038

❹ 骨格筋エネルギー代謝：muscle energy metabolism ………… 038

6 骨格筋障害の成因 040

❶ 身体不活動 ………………………………………………………… 041

❷ 栄養障害 …………………………………………………………… 041

❸ 末梢循環不全・低酸素状態 ……………………………………… 042

❹ 神経体液性因子 …………………………………………………… 043

❺ 異化と同化の不均衡 ……………………………………………… 045

❻ 骨格筋タンパク質分解亢進 ……………………………………… 046

❼ 炎症・酸化ストレス ……………………………………………… 046

❽ cell-cycle dysregulation（細胞周期の調節不全）………………… 047

7 骨格筋障害への対策 049

❶ 運動療法 …………………………………………………………… 049

❷ 心臓再同期療法，左室補助循環装置 …………………………… 049

❸ 薬物治療の可能性 ………………………………………………… 049

8 HFpEF における運動耐容能低下と骨格筋障害 053

❶ HFpEF における骨格筋障害 …………………………………… 054

知識の確認—理解を深めるために　骨格筋の生理学：エネルギー代謝 056

❶ 3 つのエネルギー供給系とクレアチンリン酸シャトル ………… 056

❷ クレアチンリン酸と CK ファミリー …………………………… 058

❸ クレアチンとクレアチンリン酸はどこからくるのか？ ………… 060

❹ クレアチンと CK（creatine phosphokinase）は，なぜ骨格筋と脳に
多いのか？—クレアチン欠乏をきたす疾患— ………………… 061

❺ 脳クレアチン欠乏症候群（CCDS）……………………………… 062

第 II 章　骨格筋という高次機能臓器（master regulator for health）—運動器でありながら内分泌機能を有する巨大な臓器—　065

1　運動疫学から骨格筋疫学へ　066
❶ 運動疫学 ……………………………………………………………………… 066
❷ 骨格筋疫学 …………………………………………………………………… 068

2　健康を支える内分泌臓器としての骨格筋　075
❶ 運動効果における骨格筋と脳・神経系の関連 …………………………… 076
❷ 骨格筋と脳に共通する液性因子：BDNF …………………………………… 076
❸ Exercise is a multi-organ harmony against diseases …………… 078

3　サルコペニア，フレイル，ロコモティブ・シンドローム　080
❶ サルコペニア ………………………………………………………………… 080
❷ ロコモティブ・シンドローム（運動器症候群）…………………………… 081
❸ フレイル ……………………………………………………………………… 082

第 III 章　運動を支える循環系のしくみ—心臓から毛細血管まで—　089

循環生理の要点　090
❶ 心臓・循環系 ………………………………………………………………… 090
❷ 心臓への静脈還流 …………………………………………………………… 091
❸ 動脈・静脈の構造 …………………………………………………………… 093
❹ 血管平滑筋 …………………………………………………………………… 094
❺ 末梢循環系 …………………………………………………………………… 095
❻ 循環調節 ……………………………………………………………………… 096
❼ 運動中の循環調節 …………………………………………………………… 097
❽ 慢性心不全の要点 …………………………………………………………… 099

第 IV 章　運動療法の実際　101

1　心疾患における運動トレーニング様式—運動強度・運動時間・運動様式—　102
❶ 有酸素運動トレーニング …………………………………………………… 102
❷ レジスタンス・トレーニング ……………………………………………… 104

❸ その他の運動様式 ……………………………………………………… 105

---

2 心疾患に対する運動療法・リハビリテーションの実際　108

❶ 急性心筋梗塞（AMI） ……………………………………………… 108

❷ 心不全 ……………………………………………………………… 112

❸ 心臓手術後 ………………………………………………………… 117

❹ 各段階における運動プログラム例 ……………………………… 119

---

3 心臓リハ・運動療法の実際（民間病院での実地例）　135

❶ 離床期 ……………………………………………………………… 135

❷ 運動療法導入準備期 ……………………………………………… 136

❸ 院内リハ期 ………………………………………………………… 137

❹ 神経筋電気刺激療法（NMES）の応用 ………………………… 139

---

4 高齢者向け運動プログラム　140

❶ 筋力強化およびバランストレーニング ………………………… 140

❷ マシーンの利用 …………………………………………………… 145

5 多様な運動療法・運動療法実地の工夫　149

❶ 屋外の利用―北海道循環器病院の例― ………………………… 149

❷ Exercise card（エクササイズカード）の利用

　　―北海道社会事業協会帯広病院の例― ……………………… 153

第 V 章　心肺運動負荷試験・運動機能評価法・運動効果モニタリング　155

1 心肺運動負荷試験の要点　156

❶ メディカルチェック ……………………………………………… 157

❷ 運動負荷試験 ……………………………………………………… 161

❸ 心肺運動負荷試験 ………………………………………………… 167

---

2 リハビリテーション現場におけるさまざまな指標　174

❶ Short Physical Performance Battery（SPPB） …………… 174

❷ Functional reach test（FRT） ………………………………… 176

❸ Timed-up and go test（TUG） ………………………………… 177

❹ 10m 歩行テスト …………………………………………………… 178

⑤ Barthel index ·· 179

⑥ 機能的自立度評価法（FIM） ··· 180

⑦ Katz index ··· 181

⑧ International Physical Activity Questionnaire（IPAQ） ·············· 182

⑨ 基本チェックリスト ··· 183

⑩ Lubben Social Network Scale 短縮版（LSNS-6） ·················· 184

⑪ ヨーロッパ心不全セルフケア行動尺度（EHFScBS） ·············· 185

3 運動療法・心臓リハビリテーションの効果と科学的モニタリング　187

❶ 心血管危険因子への運動療法・心臓リハビリテーションの効果 ········ 187

❷ 運動療法・心臓リハビリテーション効果の科学的モニタリング（展望） ······ 192

第VI章　栄養管理・食事療法 ─カヘキシーへの対策と課題─　195

1 心不全における栄養障害と悪液質　196

2 栄養評価　199

3 心不全における栄養不良例への介入方法　201

❶ 適切な心不全コントロール ··· 201

❷ ACEi，ARB および β 遮断薬の適切な使用 ······························· 201

❸ 食事療法 ··· 202

4 肥満パラドクス　203

5 肥満を改善する食事療法について　206

❶ 総カロリー制限（低脂肪食） ··· 207

❷ 地中海食 ··· 208

❸ 糖質制限（超低糖質食としてのケトン食を含む） ······················ 209

❹ ベジタブルファースト（vegetable first） ································· 211

❺ 立ち食いの有効性は？ ·· 211

❻ 脂肪酸 ·· 212

❼ シス・トランス脂肪酸 ·· 212

❽ コレステロール摂取は制限すべきか ·· 213

トピックス 215

トピックス 1　骨格筋機能改善薬 216

- ❶ 運動模倣薬（exercise mimetics） 216
- ❷ 骨格筋萎縮予防・肥大促進薬 219
- ❸ 運動模倣薬と筋肥大促進薬の問題点 219

トピックス 2　生物とホルミシス（hormesis） 221

- ❶ ホルミシスとは 221
- ❷ 抗酸化サプリメントの功罪 222
- ❸ ヒトにおける介入データ 223
- ❹ 治療薬は大丈夫なのか？ 223

トピックス 3　内分泌器官としての骨 228

- ❶ 骨：内分泌機能も有する多機能組織 228
- ❷ オステオカルシン 228
- ❸ FGF23 229

終　章 235

ヒトにおける運動療法・心臓リハビリテーションの意義 236

- ❶ ヒトという生命体 236
- ❷ 運動は全身の器官および細胞・組織を 1 つの目的に向かって活動させる 236
- ❸ おわりに―"Beyond exercise and cardiac rehabilitation" 237

索　引 238

序　章

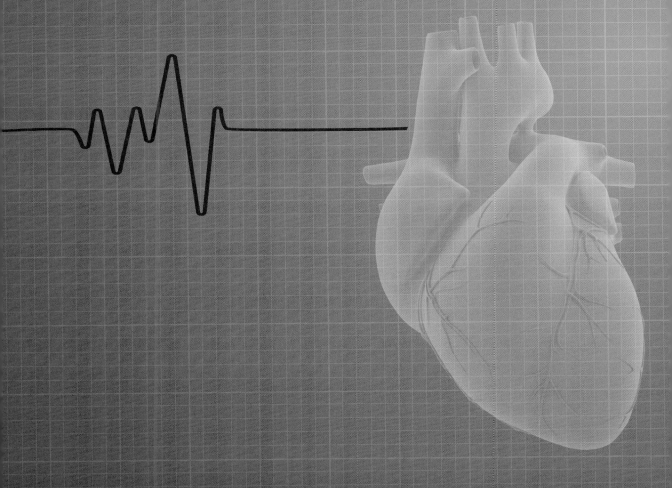

序　章

① 心不全における骨格筋障害に関する研究の発展

　心臓リハビリテーションを専門とする医師にとって 1980〜2000 年は圧巻の時代であった．Wilson JR，Massie BM，Sullivan M，Mancini D，Cohen-Solal A，Drexler H，Lejemtel TH，Coats AJ ら，アメリカ心臓協会 American Heart Association（AHA）の学会抄録には彼らの研究論文が名を連ね，学会では生の彼らを見て質問することができた．

　欧米を中心に進んだ心不全における骨格筋障害の研究に，わが師（西島宏隆先生）がゼロから挑んだ．この領域の研究は日本では異端で，当時はカテーテルインターベンションの幕開けであった背景もあり，心臓リハビリテーションと同様，循環器領域では重んじてもらえなかった．わが師の研究を手伝いつつ，先輩医師（米澤一也先生）の指導を仰ぎ，AT 談話会，循環器負荷研究会や日本循環器学会などの場で発表し，谷口興一先生，伊藤春樹先生，鰺坂隆一先生，山辺　裕先生，後藤葉一先生，渡辺重行先生，小池　朗先生ほか，多数の先生方に厳しくも手厚いご指導を受け，考え方を見直し，研究を積み重ねて進歩させ，今日に至っている．

　当時マイナーだった心臓リハビリテーション・運動療法は，今日まで発展し続けている．今や世界および日本の最先端の研究者が，骨格筋・ミトコンドリアをテーマに研究を進め，巨額の研究費が投じられるスーパーメジャーな分野になっている．心不全ばかりか，多くの慢性疾患において，骨格筋が予後を左右するキーorgan となり，骨格筋をターゲットとした研究や創薬が各分野で進んでいる．誰がこの事態を予測したであろうか．慢性疾患の中でも，特に心不全は循環不全を主とした病態であり，当然，心機能改善が治療のターゲットであった．誰が，どうして，骨格筋に視点を向けたのであろうか？　循環器領域で発展した骨格筋障害の研究が今日の骨格筋を標的とした研究の契機となり，その発展を加速させる基盤になっている．

　筆者らは，心不全治療が奏功し血行動態が改善する患者を数多くみてきた．筆者らは運動負荷試験を担当していたので，新薬投与前後で運動耐容能を測定する役割を

担っていた．症状が改善して，心拍出量も増加し，肺内圧も低下している．しかしながら，運動耐容能（最大酸素摂取量，嫌気性代謝閾値）が改善しない．なぜなのか？慢性心不全患者の手足の筋はどうして萎縮し，全身が羸痩状態を呈してくるのか？心不全のためか？　過度の運動制限のためか？　心臓悪液質（カヘキシー）とは何か？

　慢性腎疾患，慢性呼吸不全，糖尿病，がん，これらに共通して起こり，その疾患予後・生命予後を左右する骨格筋障害．本書は心不全における運動耐容能規定因子としての骨格筋障害を説明し，各種慢性疾患でも起こる骨格筋障害とその重要性について，なるべくわかりやすく解説することを心がけた．しかしながらこの課題は，今日でもなお議論されており，中には誤解を招くような極端な総説が世界有数の医学雑誌でみられることがある．「心不全における運動耐容能規定因子」は一律ではなく，血流限界（酸素輸送障害）でもあり，骨格筋限界でもある．極端な学派の存在は，臨床に携わる方々の混乱を招く原因になる．本書は，読者に偏りのない柔軟な考えを持っていただけるように工夫した．頭の体操と思って，読んでいただければ幸いである．

② 慢性心不全と運動耐容能に関する盲点と要点

　アメリカの一部の研究者による偏った引用提示に基づく総説が時折みられ，今更ながらなぜ酸素輸送障害という1つの考え方にこだわり，その機序だけですべてを強引に説明しようとするのか理解に苦しむところである．われわれ循環器内科医は臨床経験の中で，慢性心不全患者に酸素を吸入させても運動耐容能が変わらないことを知っていた．下肢疲労や息切れなどで早い運動限界に至るにもかかわらず，患者の経皮的動脈血酸素飽和度（SpO_2）が低下しないことも知っていた（ただし，肺水腫を伴う急性心不全は別である）．また，安定した慢性心不全と思っていても心筋シンチグラフィにおいて肺集積が多い例，別の目的で施行した胸部CTやMRIで背側に胸水が溜まっている例をよくみていた．拡張型心筋症では潜在的心不全期間を含めて病歴が長いことが多い．一方，心筋梗塞による心不全であれば，それまで競技者並の運動能力を持っていた人が突然心不全に陥ってしまう．同じ心不全でもこれらの例に同じ病態生理学的問題が起こっているとは思えない．

　古い論文では，運動耐容能の研究対象が漠然と心疾患患者 "cardiac patients" で検討されており，心不全の有無に関係なく，先天性心疾患，心臓弁膜症，虚血性心疾患，拡張型心筋症など，何でも含まれているものもある．心疾患であっても心不全でないと思われる例を含んだ過去の研究も，今日まで続いている debate の原因の1つであると思われる．以下に本書が前提とする知見の要点を明記しておく．

序　章 —— 003

1）慢性心不全の運動耐容能低下（exercise intolerance）は、骨格筋障害優位例と循環障害優位例があってよい.
2）病歴の長さは病態を修飾する大きな原因である.
3）心不全の重症度と病歴の長さには乖離があり得る.
4）安定していると思っていても，潜在的に非代償性心不全の状態にある場合もある（例：肺CTにおける臥位での胸水）.
5）特に虚血性心疾患を基礎疾患とする場合，喫煙肺の影響もあり得る. また，COPD（慢性閉塞性肺疾患，慢性呼吸不全）の合併が気づかれていない例もあり得る.
6）運動耐容能を扱った論文の中には心疾患，冠動脈疾患，心筋梗塞というだけで，心不全の有無が明確でないものが混在する.
7）運動耐容能の指標である最大酸素摂取量や嫌気性代謝閾値は，体重割り（mL／min／kg，体重補正）での表示である（単に体重が重いと低い値をとる）. 酸素摂取量は，理想的には除脂肪体重あるいは骨格筋量で補正すべきであるが，それらの測定が容易でないため，体重で補正した値を用いている.

　慢性心不全の病態と骨格筋障害について正確に理解するため，また，過去の論文・総説を読む際にも，上記の要点を考慮する必要がある.

第 I 章
心不全における骨格筋障害

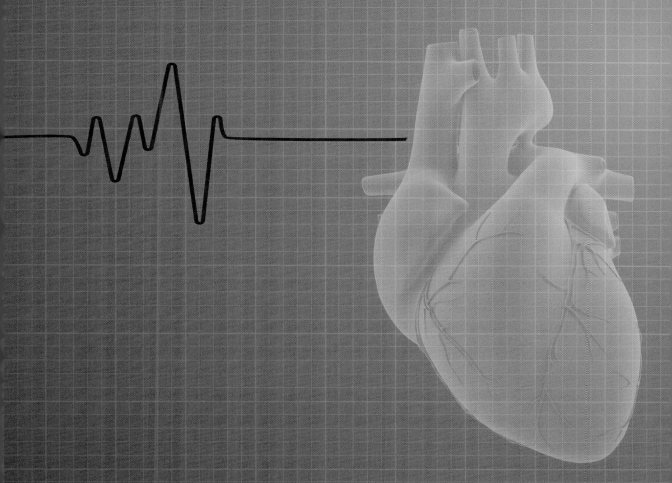

運動耐容能規定因子：
limiting factors for exercise capacity

　運動は骨格筋の収縮により行われる（p14「知識のまとめと補足」参照）．運動耐容能は骨格筋に対して酸素が十分に供給されるか（呼吸・循環系），また，骨格筋にどれほど酸素を利用する能力があるかということで決まる（**図1**）[1]．重度の慢性呼吸不全のように呼吸による酸素の取り込みが障害されていれば，たとえ心臓と骨格筋が頑丈であっても，骨格筋への酸素供給不足から嫌気性代謝が亢進し，運動が制限される（**図2A**）．同様に心ポンプ機能が障害されていれば，たとえ肺と骨格筋が頑丈であっても，運動が制限され（**図2B**），骨格筋障害があれば，心臓と肺に問題がなくても運動耐容能が低下することになる（**図2C**）．ただし，肺・骨格筋・心臓，これら3つの主要臓器をつなぐのは血液であり，貧血（後述）や血流障害（末梢動脈疾患など）が存在すれば，それが運動耐容能規定因子となり得る．ゆえに貧血などの問題がなければ，これら3つの主要臓器系の中で最も劣るところで運動が制限されることになる．しかしながら，心不全では心機能不全のみならず，骨格筋障害も起こり，また，慢性閉塞性肺疾患 chronic obstructive pulmonary disease（COPD）などの慢性呼吸不全を合併することもある．さらに貧血はよくみられる病態であり，これらの病態は相互に関連し，運動耐容能に影響を与える（**図1, 2**）．

　さらに心不全では，左室拡張末期圧，肺動脈楔入圧が上昇し，肺におけるガス交換に影響を与えることは，容易に考えられる．しかしながら，過去の研究で肺動脈楔入圧の上昇は運動限界や運動耐容能に関係しないことが報告されており[2]，また，意外と思われるかもしれないが，多くの心不全では運動時の経皮的動脈血酸素飽和度 saturation of percutaneous oxygen（SpO_2）は低下しない[3]．しかしながら，後述の駆出率が保たれた心不全 heart failure with preserved ejection fraction（HFpEF）では，肺動脈楔入圧の関与を示す研究もある[4]．

1　運動限界

　運動限界・疲労には神経性機序もあるが（p9「運動はどうして継続できなくなるの

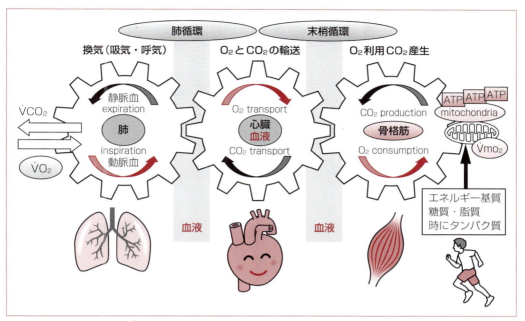

図1 ● 運動耐容能（peak $\dot{V}O_2$）を規定する因子①
肺呼吸により酸素を取り込み，酸素化した血液を心臓から骨格筋へ供給し，骨格筋内では，細胞内小器官であるミトコンドリアが酸素を受け取り，エネルギー基質を利用して，アデノシン三リン酸 adenosine triphosphate（ATP）を産生する．骨格筋 ATP をエネルギーにして収縮し，運動が行われる．酸素摂取量（$\dot{V}O_2$）は，呼気ガス分析により比較的容易に測定できる指標であり，定常状態では，$\dot{V}O_2 = \dot{V}mO_2$（骨格筋の酸素摂取量）となる． （文献1）より引用改変）

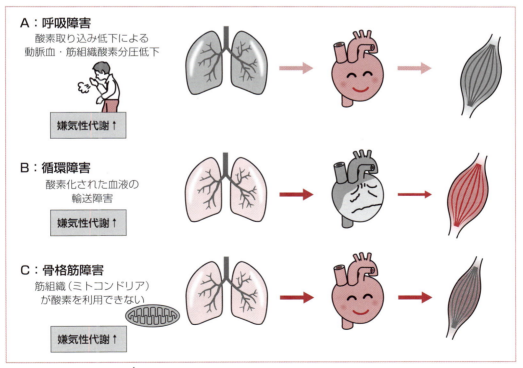

図2 ● 運動耐容能（peak $\dot{V}O_2$）を規定する因子②
A：呼吸障害，B：循環障害，C：骨格筋障害　　　　　　　　　　　　　（文献1）を参考に作図）

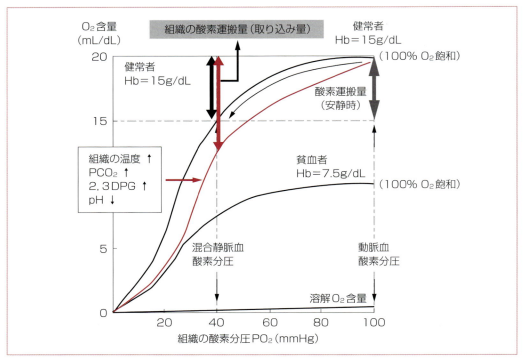

図3 ● Hb 酸素解離曲線と酸素運搬量

か？─疲労の機序」，参照），運動負荷試験のような漸増負荷による測定方法では，早期に起こる筋細胞内アシドーシスやエネルギー基質の枯渇が運動限界に関与すると考えてよいと思われる[5]．しかしながら，中枢神経系の関与は否定できるものではない[6]．

② 貧血があるとどうして運動耐容能が低下するのか？

図3はヘモグロビン（Hb）酸素解離曲線である．Hb は肺において100％酸素に飽和されて循環し，末梢組織の酸素分圧に応じて酸素を解離する．そして，解離された酸素を骨格筋などの組織が利用する．運動中における組織温度上昇，二酸化炭素分圧（PCO_2）上昇，pH 低下，2,3-ジホスホグリセリン酸（2,3DPG）の増加により親和性が右にシフトするため末梢組織への酸素運搬能が高まる．アメリカの研究グループが，酸素解離曲線を右にシフトさせる薬剤（allosteric modifier）を実験動物に使用して，酸素摂取量（$\dot{V}O_2$）が増加することを明らかにしている[7]．

このモデル（図3）の中で貧血の存在を考えてみると，例えば，通常の血中 Hb 量を15g/dL として，7.5g/dL の貧血があると，酸素を100％飽和しても，1回拍出

において半量の酸素しか運べないので，同じ酸素量を運搬するには，心臓は2倍働くことになり，高速で血液は循環することになる．ゆえに貧血患者では，機能性心雑音が聞かれることも多く，放置すると基礎疾患がなくても心不全になることがある．心不全患者では，Hb＝10g/dL程度の貧血がよくみられるが*，単純に計算すると，酸素運搬能は2/3（10/15）なので，同じ量の酸素を運搬するには，低心機能にもかかわらず1.5倍の血液を循環させなければならない．

貧血を合併すると心不全の予後は悪化することが明らかにされているが[8]，心不全の貧血は治療すればよいのかというと，エリスロポエチン製剤を用いた臨床試験では有効性が示せないばかりか，逆にイベントが増加することも報告されている[8,9]．これにはエリスロポエチンによる血液粘稠度上昇，血圧上昇などが関与したと考えられているが，貧血という1つの病態だけではなく，病態全体を考えて対処する必要があると思われる．

運動はどうして継続できなくなるのか？―疲労の機序[11,12]

1. pH低下（アシドーシス）：嫌気性代謝（解糖系）が亢進し，乳酸が産生され水素イオンが蓄積し，筋収縮が障害される．

2. クレアチンリン酸の枯渇：嫌気性代謝閾値 anaerobic threshold（AT）以下の運動では起こらないが，心肺運動負荷試験のようにATを超える運動では，漸増負荷に対応して筋が収縮するためのATP供給が必要となる．クレアチンリン酸がその供給源となるため，これが枯渇すると次の負荷に対応できなくなる．

3. 無機リン酸の蓄積：ATを超えた運動により，クレアチンリン酸の分解が再合成を上回ると，無機リン酸が蓄積する．増加した無機リン酸は，筋小胞体内のCa^{2+}と結合し，筋収縮機序を阻害する．

4. グリコーゲンの枯渇：ATを超えた高強度運動では，エネルギー源としての脂肪の利用が限界になるため，グリコーゲンからの解糖系が主要エネルギー供給系となる．その運動が長時間に及ぶとグリコーゲンが枯渇し，継続不能となる．

5. 活性酸素種 reactive oxygen species（ROS）：特に高強度の運動では，ROS発生が抗酸化能を上回り，筋収縮に関わるタンパク質を酸化し，機能を低下させる．

6. 神経伝達の障害：筋収縮が高頻度となると，神経・筋接合部におけるアセチルコリンを介した伝達機能が低下する．

---

*心不全における貧血の原因：慢性的な炎症/酸化ストレス，合併する腎機能障害によるエリスロポエチン産生能/感受性の低下，アンジオテンシン変換酵素阻害薬やアンジオテンシン受容体遮断薬による造血幹細胞の機能抑制，心臓悪液質（cardiac cachexia）などが考えられている[8,10]．

参考文献

1) Wasserman K et al : Principles of Exercise Testing and Interpretation, Lippincott Williams & Wilkins, 2011
2) Sullivan MJ et al : Exercise intolerance in patients with chronic heart failure. Prog Cardiovasc Dis 38(1): 1-22, 1995
3) Rubin SA et al : Arterial oxygenation and arterial oxygen transport in chronic myocardial failure at rest, during exercise and after hydralazine treatment. Circulation 66(1): 143-148, 1982
4) Santos M et al : Central cardiac limit to aerobic capacity in patients with exertional pulmonary venous hypertension : implications for heart failure with preserved ejection fraction. Circ Heart Fail 8(2): 278-285, 2015
5) Okita K et al : Exercise intolerance in chronic heart failure-skeletal muscle dysfunction and potential therapies. Circ J 77(2): 293-300, 2013
6) Kayser B : Exercise starts and ends in the brain. Eur J Appl Physiol 90(Issue 3-4): 411-419, 2003
7) Richardson RS et al : Increased $\dot{V}O_2$ max with right-shifted $Hb-O_2$ dissociation curve at a constant O_2 delivery in dog muscle in situ. J Appl Physiol 84(3): 995-1002, 1998
8) von Haehling S et al : Anemia in chronic heart failure : can we treat? What to treat? Heart Fail Rev 17(2): 203-210, 2012
9) Swedberg K et al : Treatment of anemia with darbepoetin alfa in systolic heart failure. N Engl J Med 368(13): 1210-1219, 2013
10) Anand IS : Pathophysiology of anemia in heart failure. Heart Fail Clin 6(3): 279-288, 2010
11) Brooks GA et al : Exercise Physiology : Human Bioenergetics and Its Applications, 4th ed, McGraw-Hill Publishing Company, 2005
12) McArdle WD et al : Exercise Physiology : Nutrition, Energy, and Human Performance Seventh, International Edition Edition. Lippincott Williams & Wilkins, 2014

2 骨格筋はどのように酸素摂取量に影響するのか？

酸素摂取量（$\dot{V}O_2$）は，動脈血酸素含有量（CaO_2）と混合静脈血酸素含有量（CvO_2）の差（動静脈酸素含量較差）と心拍出量（CO）の積で表される（Fickの原理）．動静脈酸素含量較差の増大は，主に筋による酸素抽出の増加による．さらに正確にいうと，酸素を取り込むのは筋細胞内のミトコンドリアである（図1）．

もし，酸素を摂取するミトコンドリアに問題があったらどうなるのだろうか？

簡単に考えればよい．骨格筋を通過する血液からの酸素抽出量が減る．つまり，運動中においてもCvO_2が低下しないばかりか，酸素化されたヘモグロビン（Hb）が余るため，静脈血酸素分圧は上昇することになる．

1 ミトコンドリア筋症の例

図1の灰色部は，ミトコンドリア筋症の例である．ミトコンドリア筋症では，ミトコンドリア機能異常（酸素利用能低下）のため有酸素運動が障害され，最大酸素摂取量が低下する．図2のとおり，安静時の静脈血酸素分圧は，健常者と同様であるが，運動時では上昇している[1]．運動時に呼吸と循環が活発になり，酸素化された血液が骨

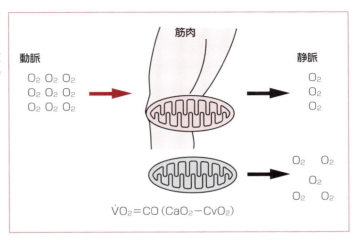

図1 ● 酸素摂取量（Fickの原理）
酸素を摂取し利用するミトコンドリア機能に障害があると（灰色部），$\dot{V}O_2$は低下し，CvO_2は上昇する．

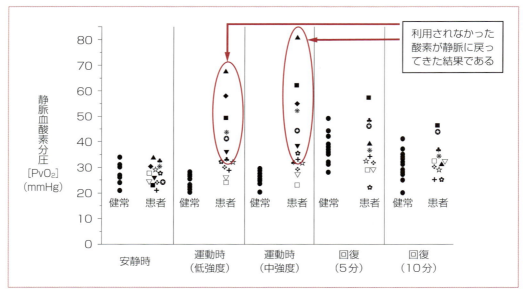

図2 ● ミトコンドリア筋症例における運動時静脈血酸素分圧の上昇　　　　　　　　　　（文献1）より引用改変）

格筋にどんどん流れ込んでいるにもかかわらず，利用できないという結果である．

心不全では，心機能低下のために循環時間が遅い，ゆえに静脈血酸素分圧（CvO_2 or PvO_2）は，低めになりやすい．しかしながら，多くの論文において，心不全患者では，PvO_2 が健常者より低めになる例と，むしろ上昇する例が報告されている[2]．循環速度が遅いため酸素抽出量が多くなり，PvO_2 が低くなるのが当たり前の心不全では，運動終点において，PvO_2 が上昇する例も多いのである．この現象の解釈は，いくつかの論文では不詳としているが，まさにミトコンドリア筋症の例と同じことが起こっていると考えてよいだろう（ミトコンドリアの機能の限界のため，それ以上酸素が取り込めない）．

2）もう1つの例（骨格筋サイズの問題―筋量が少ない場合）

例えば，前腕の運動を目一杯やっても最大酸素摂取量（$\dot{V}O_2max$）は極めて小さい．上肢運動を最大まで行っても下肢運動における $\dot{V}O_2max$ には及ばないし，一側の下肢運動を行っても，両下肢運動のそれには到底及ばない．つまり運動で動員されている骨格筋量によっても $\dot{V}O_2max$ は制限される*．筋量が少なければ，それだけ酸素

---

*ちなみに，同じ全身運動である自転車エルゴメータとトレッドミルでは，後者の方が $\dot{V}O_2max$ は高くなる．その理由は，トレッドミルの方が多くの下肢筋群を動員しているからである．筆者らは，過去に一般者の自転車エルゴメータでは，あまり下腿筋群を使用しないことを報告している[3]．一方，競輪選手では大腿四頭筋も後面の大腿二頭筋も使用し，さらに下腿筋群も使用するため，自転車エルゴメータにおいてもトレッドミルと同等以上の $\dot{V}O_2max$ となる．

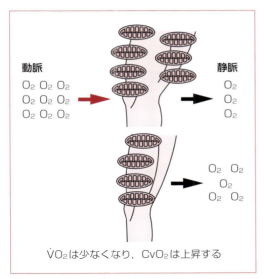 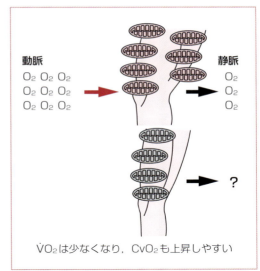

図3 ● 骨格筋量が少ない場合（筋萎縮など）の酸素摂取量

図4 ● 心不全例（骨格筋量もミトコンドリア機能も低下）の酸素摂取量

を摂取するミトコンドリア量も少ないからである（図3）．

3) 心不全では，実際どうなっているのか？

　骨格筋障害を併発すると図1も図3も両方みられる（図4）ので，$\dot{V}O_2$maxは著しく低下する．しかしながら，高強度運動時におけるPvO_2は，心機能と骨格筋機能（ミトコンドリア量・機能），さらには循環速度も含めた微小循環の問題も関連してくるので，一様な結果にはならない（p14「知識のまとめと補足」および第Ⅰ章-4，参照）．

参考文献
1) Taivassalo T et al : Venous oxygen levels during aerobic forearm exercise : An index of impaired oxidative metabolism in mitochondrial myopathy. Ann Neurol 51 (1) : 38-44, 2002
2) Dhakal BP et al : Mechanisms of exercise intolerance in heart failure with preserved ejection fraction : the role of abnormal peripheral oxygen extraction. Circ Heart Fail 8 (2) : 286-294, 2015
3) Okita K et al : Skeletal muscle metabolism in maximal bicycle and treadmill exercise distinguished by using in-vivo metabolic freeze method and phosphorus-31 magnetic resonance spectroscopy in normal men. Am J Cardiol 81 : 106-109, 1998

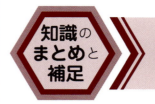

運動耐容能と酸素利用能

1 運動耐容能を規定する骨格筋と呼吸・循環系の連関（第Ⅰ章-1, 図1）

　運動は骨格筋の収縮により行われる．骨格筋の収縮にはアデノシン三リン酸 adenosine triphosphate（ATP）の絶え間ない供給が必要であり，そのATPは筋細胞内のミトコンドリアが酸素と基質から作り出す．ゆえに運動能力（運動耐容能）は，骨格筋に対して酸素が十分に供給されるか，あるいは骨格筋（ミトコンドリア）にどれほど酸素を利用する能力があるかということで決まる（第Ⅰ章-1, 2, 参照）．前述のように貧血などが存在しなければ，呼吸による酸素取り込み，心ポンプ機能，骨格筋障害のいずれかで最も劣ったところが運動耐容能規定因子となる．

　骨格筋の酸素摂取量（$\dot{V}mO_2$）は運動時に増大するが，それは換気量増加，肺血管拡張，心拍出量（CO）増加，末梢血管拡張などによる筋への酸素輸送（oxygen transport）の増加と筋による酸素抽出（oxygen extraction）の増加の結果である．肺胞からの酸素摂取量（$\dot{V}O_2$）は，呼気ガス分析により比較的容易に測定できる指標であり，定常状態では，$\dot{V}O_2 = \dot{V}mO_2$ となる．

　$\dot{V}O_2$ は，動脈血酸素含有量（CaO_2）と混合静脈血酸素含有量（CvO_2）の差（動静脈酸素含量較差）とCOの積で表される［Fickの原理，$\dot{V}O_2 = CO(CaO_2 - CvO_2)$］．動静脈酸素含量較差の増大は，主に筋による酸素抽出の増加による．

2 骨格筋への酸素輸送と利用に影響する因子[1〜4]

　骨格筋への酸素輸送は，換気量，肺血流，COなどの中心性因子と，末梢性因子である血管拡張能，毛細血管機能，酸素拡散能，さらに血液性因子によって規定される．血液性因子とは，ヘマトクリット，ヘモグロビン（Hb）濃度，Hb酸素親和性，CaO_2，血液粘度，血漿粘度などである．酸素の物理的溶解はわずかであり，大部分は赤血球中のHbによって運ばれるため，CaO_2 は動脈血酸素分圧（PaO_2）とHb濃度で規定される．一方，骨格筋は輸送された酸素を利用するが，その程度は筋に存在するミトコンドリアの量と質に規定される．十分な酸素が届いていても，ミトコンドリアの機能が低下していれば，それを利用できない．

❸ 有酸素運動トレーニングによる骨格筋における酸素利用の改善[1~4]

　有酸素運動トレーニングを行うと，主に呼吸循環系機能の改善（以下の①〜④）により酸素輸送能が向上し，また，骨格筋の酸素利用能も増大する（以下の⑤），さらに酸化ストレスの軽減（以下の⑥）も加わり，酸素利用効率は改善する．

① **呼吸系**：肺活量の増加は必ずしも得られないが，最大分時換気量は増大する．酸素拡散能は改善し，また，換気血流比が適正化され，ガス交換の効率が改善する．

② **中心循環系**：心ポンプ機能および陽性変力作用が改善し，1回拍出量，COが増加する．しかしながら，基礎心疾患によっては心機能の改善は望めない．

③ **末梢循環・微小循環系**：内皮型一酸化窒素合成酵素 endothelial nitric oxide synthase（eNOS）活性増加による一酸化窒素生体利用能（NO bioavailability）の改善，細胞間接着分子の減少，エンドセリンの減少などを含む血管内皮機能の改善，交感神経活性低下，血管リモデリングなどにより末梢血管拡張能が改善し，活動筋への血流が増加する．一方で，血管運動神経の調節により非活動筋への血流が減少する（血流の再配分）．また，毛細血管網の増加によりガス交換面積が増大し，酸素拡散距離が短縮する．

④ **血液性因子**：PAI-1（plasminogen activator inhibitor-1）やフィブリノーゲンの減少および線溶系の亢進などによる血液粘度の低下は，血流をスムーズにする．Hb酸素解離曲線は，2,3-DPG（diphosphoglycerate）の増加などの影響で右にシフトし，酸素を解離しやすくなり，輸送能が増大する．

⑤ **骨格筋**：筋量の増加，筋線維系のシフト（遅筋／速筋比↑），ミトコンドリアの増加・機能の改善，酸化系酵素の増加，エネルギー代謝の改善などにより酸素利用能が増大する．特に慢性心不全では，健常者と異なり，骨格筋レベルの障害が$\dot{V}mO_2$および運動耐容能に強く影響することが知られており，骨格筋障害を呈する消耗性の慢性疾患では，酸素輸送能以上に重要な問題かもしれない．

⑥ **酸化ストレス**：活性酸素種 reactive oxygen species（ROS）および NADPH（nicotinamide adenine dinucleotide phosphate）オキシダーゼ活性が減少する一方で，抗酸化酵素および抗酸化物質の産生増加，マイオカインの産生・分泌などにより運動時の酸化ストレスおよび炎症が軽減される．特に ROS は，scavenging により NO を不活化するため，その低下により NO bioavailability も改善するため酸素利用能が増大する．そして，この抗酸化防御系の強化は，さらに高強度の運動を可能にする．

参考文献

1) Brooks GA et al : Exercise Physiology : Human Bioenergetics and Its Applications, 4th ed, McGraw-Hill, 2004
2) Hirai DM et al : Exercise training in chronic heart failure : improving skeletal muscle O2 transport and utilization. Am J Physiol Heart Circ Physiol 309 (9) : H1419-1439, 2015
3) Wasserman K et al : Principles of Exercise Testing and Interpretation, Lippincott Williams and Wilkins, 2011
4) Radak Z et al : Adaptation to exercise-induced oxidative stress : from muscle to brain. Exerc Immunol Rev 7 : 90-107, 2001

3 心不全における運動耐容能規定因子

1 骨格筋仮説が生まれた背景

　心不全とは，心収縮機能の低下から体組織の需要に見合った血液を送り出せず，また，心拡張機能の低下から静脈還流が障害される病態であり，すべての心疾患が最終的に至る症候群である．臨床的特徴は運動耐容能の低下であり，患者は容易に下肢疲労を訴え，身体活動が制限される．心不全の主病態は，病名どおり心機能不全なので，当然，運動耐容能の低下もこの病態に起因すると考えられていた．ゆえに多種の強心薬が心機能を改善するために開発され，心不全患者に使用されたが，それらの薬を用いても，血行動態は改善するものの運動耐容能は向上しないという矛盾を経験することになった[1].

　Wilson ら[2]は，慢性心不全患者の橈骨動脈，肺動脈および大腿静脈にカテーテルを留置した状態で座位自転車エルゴメータ運動を施行し，運動中の呼気ガス，心血行動態，下肢血流，血液ガスおよび乳酸濃度を測定し，強心薬であるドブタミン投与による血行動態改善の影響を検討した．ドブタミン投与により，運動の各ステージにおける心拍出量（CO），下肢血流は増加し，血行動態が著明に改善するにもかかわらず，運動時の酸素摂取量（$\dot{V}O_2$）は改善せず，乳酸産生量も不変であった（**図1**）．血流が改善しているにもかかわらず，骨格筋が酸素を抽出せず，運動耐容能が変化しないことが示されたことになる（後述）．→骨格筋障害の存在（**図2**）

　その後，心機能と運動耐容能の関係が多くの研究者により検討されたが，少なくとも左室機能と運動耐容能には関連がみられないという結果で一致した[2~4]．この知見を契機に，心不全研究のターゲットは，中心循環から末梢循環，そして骨格筋へと変遷することになった．その後の研究により，骨格筋障害の存在が明らかにされ（第Ⅰ章-5，参照），心不全における運動耐容能低下の主因は，骨格筋障害ではないかと推論された（**図3**）[4].

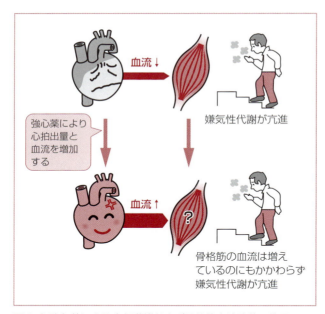

図1 ● 強心薬による血行動態および骨格筋血流改善の効果

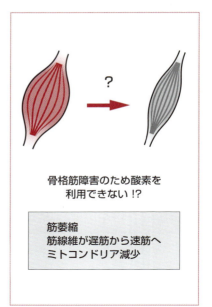

図2 ● 骨格筋障害の存在が疑われた

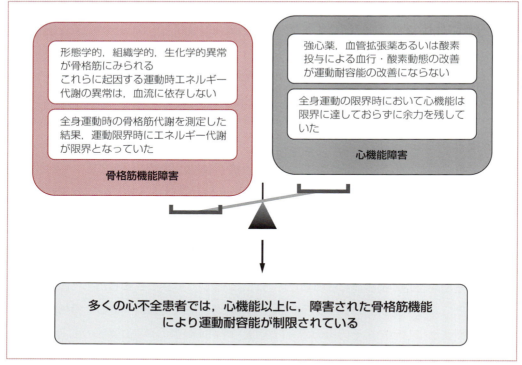

図3 ● 心不全における運動耐容能規定因子

(文献4)より引用改変)

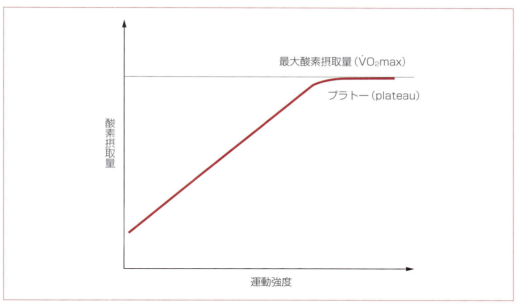

図4 ● 最大酸素摂取量（$\dot{V}O_2$max）の概念

2 最大酸素摂取量

　1924年，Hillは定常状態となる$\dot{V}O_2$の上限を最大酸素摂取量（$\dot{V}O_2$max）と名づけた[5]．ここから，$\dot{V}O_2$maxがどの器官に決定されるのか，$\dot{V}O_2$maxの上限を規定する制限因子は何かという問題が提起され，多くの研究者がその難問に挑んできた．心不全患者における$\dot{V}O_2$maxの規定因子については，今なお論議が続いている．

　運動生理学の教科書に必ず記載されているように，運動中の心機能［心拍出量（CO）＝1回拍出量（SV）×心拍数（HR）］は，理論上では最大値に達するはずであり，そうなると酸素輸送能も限界となるため$\dot{V}O_2$もそれ以上は上昇できず，プラトーになる（図4）．これが$\dot{V}O_2$max（最大酸素摂取量）の概念である．しかしながら現場において，この"プラトー"を観察したことがある人は，どのくらいいるだろうか？　筆者の経験では，高いレベルで鍛錬された多数の競技者に，最大トレッドミル運動を手すりをつかませずに施行した際に，わずかな被験者に認めた程度である．臨床現場において，呼気ガス分析装置がダグラスバッグに代わって普及した際，筆者らは，心機能が低下した患者では，この$\dot{V}O_2$maxが容易に観察されると思っていた．しかしながら，多くの研究で示されたとおり，心不全患者に$\dot{V}O_2$のプラトーがみられることはほぼなく（図5A），また，COもしかりである（図5B）[6]．なぜであろうか？

　心不全患者が運動を最大努力まで行っていないのであろうか？　プラトーにならない理由としては，心不全患者の心機能が限界に達していないと考えるのが最も妥当だ

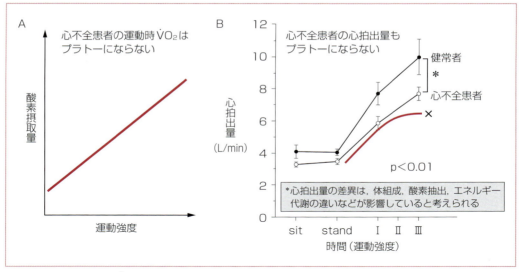

図5 ● 心不全における $\dot{V}O_2$max と最大心拍出量

ろう．そのことを裏付けるように，心不全患者の運動中の経皮的動脈血酸素飽和度 saturation pulse oxygen（SpO_2）が低下することは少ない．また，心不全患者が運動中に脳血流低下によるめまいや失神を呈することはほとんどない（例外もあるが，多くは併発疾患のためと思われる）．そして，これから説明する下肢自転車運動＋上肢自転車運動の実験がある．

3 Landmark papers

① 下肢自転車運動＋上肢自転車運動の実験

1992年，Jondeau と LeJemtel ら[7]はユニークな研究を行った．それ以前にも下肢運動に上肢運動を追加して，心予備能を評価する実験が行われていたが，彼らはそれを心不全患者に応用した（図6）．健常者では，呼吸交換比 R[*1]（$\dot{V}CO_2/\dot{V}O_2$）が1.0を超えた高強度の自転車運動において，上肢運動を追加しても，上肢筋の運動に見合う $\dot{V}O_2$ の増加はわずかであり，運動終盤においてのCOは，それほど余力がないことを示していた．一方，心不全患者においては，上肢運動追加分の酸素摂取量の増加が明らかであり，その増加度は心不全が重症で，最高酸素摂取量（peak

---

[*1] R：ガス交換比（respiratory exchange ratio）は，運動中の二酸化炭素排出量と酸素摂取量の比（$\dot{V}CO_2/\dot{V}O_2$）であり，運動強度の増加に伴い増大する．1.0が嫌気性代謝の目安となる．同じく $\dot{V}CO_2/\dot{V}O_2$ から求められる値に呼吸商 respiratory quotient（RQ）があるが，これは定常運動において測定し，糖質と脂質の利用比率を推測するものである．

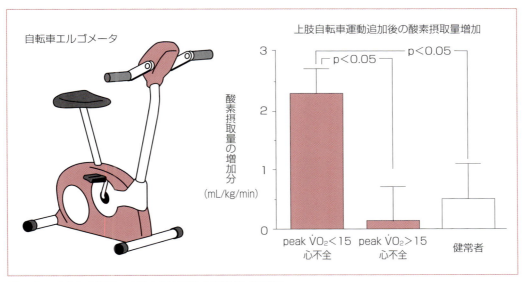

図6 ● 下肢自転車運動＋上肢自転車運動の実験（心予備能）
呼吸交換比 respiratory exchange ratio（RER）が1.0に達したところで，上肢自転車運動を追加する．
① 下肢筋運動＋上肢筋運動→ $\dot{V}O_2$ 不変
増加分が少なかった場合，運動経過中も心臓による酸素輸送能と下肢筋の酸素利用能が相応していて，運動終点においても両者の限界がほぼ一致している（健常者および軽症心不全）．
② 下肢筋運動＋上肢筋運動→ $\dot{V}O_2$ 増加
増加分が多かった場合，心臓による酸素輸送能の限界より下肢筋の酸素利用能低下がアシドーシスの原因となり，心機能に余力があるのに骨格筋機能限界のためR＝1.0に達してしまう．ゆえに上肢運動追加の際，心臓の余力により酸素を上肢筋へ輸送することができ，総酸素摂取量が上がる（中等度以上の心不全）．

（文献7）より引用改変）

$\dot{V}O_2$）*² が低いほど大きかったという結果である（**図6**）．この結果は，運動の終盤において，健常者では心機能と下肢骨格筋の酸素利用能が相応して限界に近づいているのに対し，心不全患者では，下肢骨格筋の酸素利用能が限界であるにもかかわらず，心機能に余力があることを示し，心機能に余力があったから，上肢運動追加に見合う $\dot{V}O_2$ の増加があったと解釈される．この論文は1992年にCirculationに掲載されたが，当時の読者はどのように思ったのだろうか．

❷ 強心薬投与実験

　われわれ循環器内科医は，次々に開発された心不全治療薬が，病態を改善するにもかかわらず，体力（運動耐容能）を改善しないことを経験してきた．
　1984年Wilsonらは，非常に興味深い実験結果を報告した．彼らは慢性心不全

---

*²最大酸素摂取量（$\dot{V}O_2$max）と最高酸素摂取量（peak $\dot{V}O_2$）：両者とも運動耐容能の指標として用いられており，生理学系雑誌では，同じ意味で使われていることが多い．日本の心臓リハビリテーション領域では，主に最高酸素摂取量（peak $\dot{V}O_2$）が用いられるが，これは，第Ⅰ章-3の「最大酸素摂取量について」のところで説明したように，最大運動まで行わせても $\dot{V}O_2$ が頭打ち（プラトー）になることはまれであり，直線的に上昇している途中で運動限界となるからである．この時の最大値をpeak $\dot{V}O_2$ と呼ぶ．

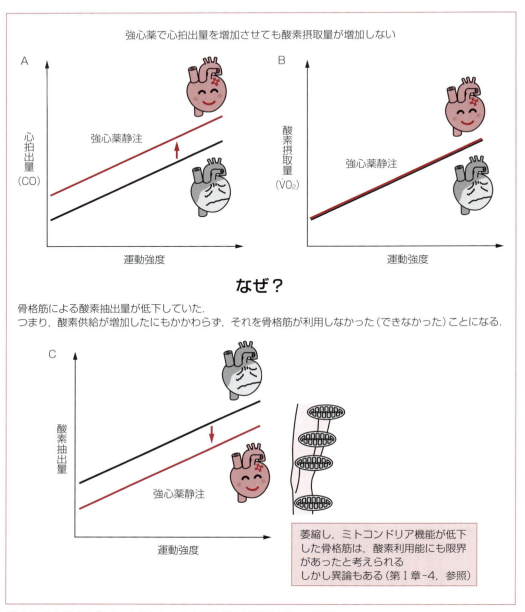

図7 ● 強心薬（ドブタミン）投与による血行動態と運動耐容能への影響

　患者の橈骨動脈，肺動脈および大腿静脈にカテーテルを留置した状態で座位自転車エルゴメータ運動を施行し，運動中の呼気ガス，心血行動態，下肢血流，血液ガスおよび乳酸濃度を測定し，強心薬であるドブタミン投与による血行動態改善の影響を検討した．ドブタミン投与により，運動中のCO，下肢血流は増加し，血行動態が著明に改善した（図7A）にもかかわらず，運動時の$\dot{V}O_2$は改善せず（図7B），乳酸産生量も不変であった．血流が改善しているにもかかわらず，骨格筋が酸素を抽出せず（図

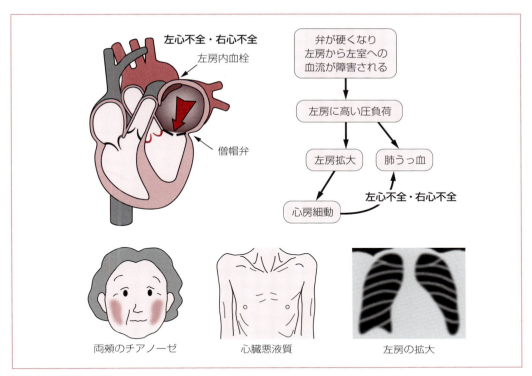

図8 ● 僧帽弁狭窄症

7C），運動耐容能が変化しないことが示されたのである．さらに彼らは，同様の実験を一側の下腿三頭筋底屈運動において行い，骨格筋内の有酸素代謝にも血行動態改善の効果が及ばないことを示している[8]．Wilsonらの論文を契機に，慢性心不全における骨格筋の研究が盛んに行われ，骨格筋の形態，組織，機能，代謝および生化学的異常が明らかにされたのである[9〜11]．

❸ 経皮的僧帽弁交連切開術 percutaneous transvenous mitral commissurotomy（PTMC）前後の実験[12]

現在の日本では，少なくなったが，僧帽弁狭窄症 mitral stenosis（MS）は，典型的な心不全と心臓悪液質（cardiac cachexia）を呈する．患者の頬はやや紅斑様（チアノーゼ）となることもある（図8）．ほとんどは，小児期のリウマチ熱に起因して，成人以降に発症すると考えられている．病態は，僧帽弁（肺静脈からの血流が左心室に流れ込む）が狭くなっているために，そこを通る血流量が制限され，左心房内の血液量と圧が増加し，左心房が拡大する．拡大した左心房は，心房細動を併発し，心ポンプ機能の低下と心房の前である肺にうっ血を生じ，両心不全となる．拡大した左心

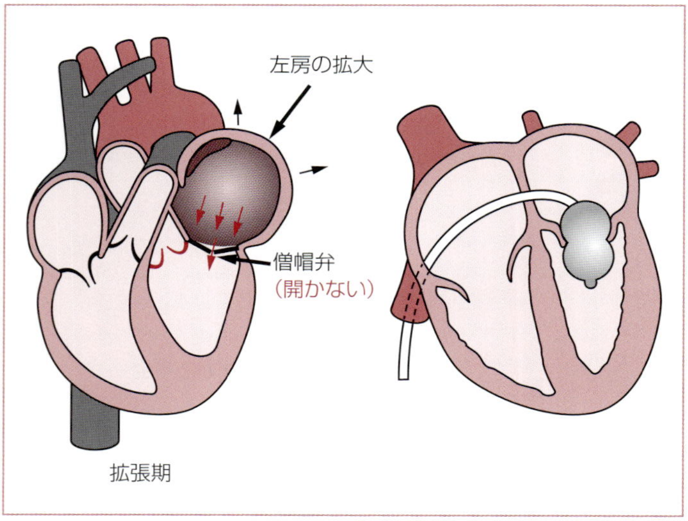

図9 ● PTMC
治療直後から血行動態は改善する.

房内には, 血栓が形成されることが多く, 血栓症を発症してから MS の存在が判明することも多い. 過去の治療法は開胸手術であったが, 近年ではバルーンを使った狭窄弁輪の拡張術がある.

さらに理解を深めるための論文を紹介する. Yasu らは, MS のカテーテル治療前, 3 日後, 30 日後, 90 日後に運動耐容能と骨格筋機能を測定し, その経過を検討した. この研究設定 (study setting) には重要な意味がある. 心機能が悪くて運動ができないのなら, 心機能を改善して運動耐容能が改善するかを調べればよい. しかしながら心機能の改善は容易ではなく, 強心薬や血管拡張薬の投与は 1 つの方法であるが, 薬剤自体の影響も考えなければならない. 心臓手術前後では, 手術侵襲の影響や術後安静期間による廃用の問題も生じる. 心臓移植後では, 手術のみならず免疫抑制薬の影響も出てくる. その意味で, カテーテル室で短時間臥床している間に見違えるほど心機能を改善できる PTMC は, 格好の study setting である (図9).

一般的な心不全と運動耐容能の研究では, 拡張型心筋症や虚血性心疾患などが対象となり, 血行動態が一律ではない心臓弁膜症は含まれない. しかしながら, 特に MS では, 運動耐容能の著しい低下を含む典型的な心不全症候を呈し, また, 外科的な治療が遅れた症例では, 著しい痩せなど心臓悪液質が顕著となる. このような患者において, もし心機能が運動耐容能を制限するのであれば, PTMC 後即座に運動耐容能が改善するはずであろう.

しかしながら, 直後には有意な運動耐容能 [最高酸素摂取量 (peak $\dot{V}O_2$) および嫌気性代謝閾値 anaerobic threshold (AT)] と骨格筋機能の改善 (Yasu らはさらに骨格筋のエネルギー代謝も調べている) がみられず, 30 日後, 90 日後と緩やかに

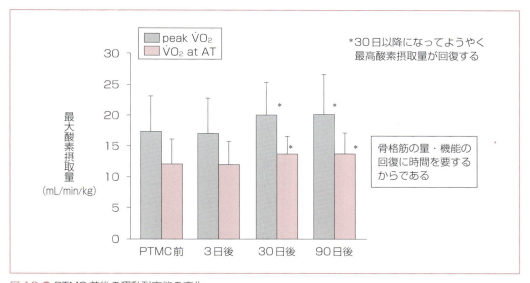

図10 ● PTMC前後の運動耐容能の変化
PTMC直後から血行動態は改善するが，運動耐容能が改善するには長い時間がかかる．

(文献12) より引用）

時間をかけてそれらが改善したのである（**図10**）．このことは，運動耐容能の改善には骨格筋機能が回復する時間が必要であることを示しており，まさに骨格筋が運動耐容能を規定していることを示唆する知見である．

4 高濃度酸素投与の実験

　急性心不全や非代償性（decompensated）の慢性心不全では，肺うっ血のため低酸素血症を呈するが，その際には高濃度酸素投与は重要な治療処置となる．筆者らは，酸素輸送能が低下しているはずの慢性心不全にも高濃度の酸素を投与して運動を行えば，運動耐容能はよくなると思っていた．しかしながら，心肺負荷試験における最大運動能力の上昇は容易にはみられなかった．

　経験的には，多くの心臓内科医が気づいていたことであるが，1999年にRussellらはこのことを研究論文として報告した[13]．彼らは，安定した16人の慢性心不全患者に対して，21％酸素条件と60％酸素条件での自転車エルゴメータによる症候限界性運動負荷試験を二重盲検クロスオーバー設定（randomized, double blind, crossover study design）で検証した（**図11**）．

　吸入酸素濃度を増加すると，**図11**のように酸素輸送能は改善する．もし仮に，酸素輸送能の低下が運動耐容能の規定因子であれば，高濃度酸素吸入により改善するはずである．しかしながら，高濃度酸素吸入によっても，分時換気量は変わらな

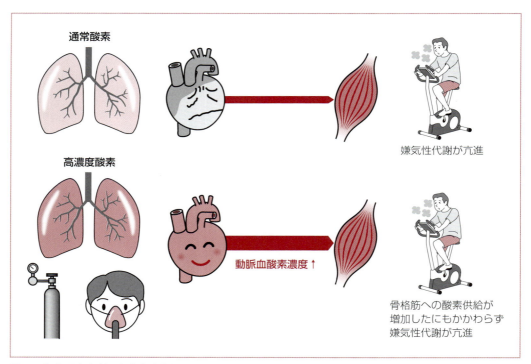

図11 ● 心不全患者に高濃度酸素を吸入させて運動耐容能を測定

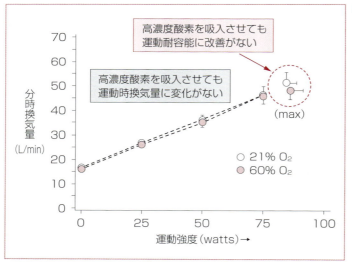

図12 ● 吸入酸素濃度の違いによる分時換気量の変化
（文献13）より引用改変）

かった（**図12**）．

　また，高濃度酸素吸入により動脈血酸素飽和度は上昇したが，酸素抽出が増加しなかったためか，静脈血酸素飽和度も上昇傾向となっている．結局，赤丸で囲んだように，最大運動能は改善しなかった（**図13**）．

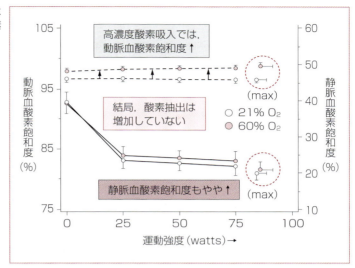

図 13 ● 吸入酸素濃度の違いによる動脈血酸素飽和度，静脈血酸素飽和度の変化
（文献13）より引用改変）

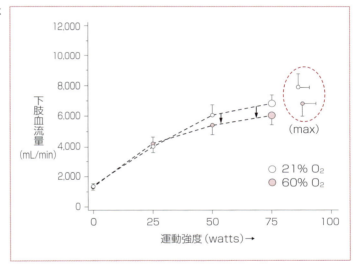

図 14 ● 吸入酸素濃度の違いによる下肢血流量の変化
（文献13）より引用改変）

ただし，動脈血酸素飽和度が増加したためか，下肢血流量は抑えられている（少なくて済んでいる）（**図14**）．ゆえに最大運動能は改善させないが，長時間の亜最大運動であれば心機能の負担を軽減できて，有利である可能性はある．

参考文献

1) Maskin CS et al：Failure of dobutamine to increase exercise capacity despite hemodynamic improvement in severe chronic heart failure. Am J Cardiol 51（1）：177-182, 1983
2) Wilson JR et al：Impaired skeletal muscle nutritive flow during exercise in patients with congestive heart failure：role of cardiac pump dysfunction as determined by the effect of dobutamine. Am J Cardiol 53（9）：1308-1315, 1984
3) Carell ES et al：Maximal exercise tolerance in chronic congestive heart failure. Relationship to resting left ventricular function. Chest 106（6）：1746-1752, 1994
4) Okita K et al：Exercise intolerance in chronic heart failure-skeletal muscle dysfunction and potential therapies. Circ J 77（2）：293-300, 2013
5) Hill AV et al：Muscular exercise, lactic acid, and the supply and utilisation of oxygen. —Parts IV-VI. Proc Roy Soc Lond B 96：438-447, 1924
6) Muller AF et al：Regional blood flow in chronic heart

failure : the reason for the lack of correlation between patients' exercise tolerance and cardiac output? Br Heart J 67 (6) : 478-481, 1992

7) Jondeau G et al : Active skeletal muscle mass and cardiopulmonary reserve. Failure to attain peak aerobic capacity during maximal bicycle exercise in patients with severe congestive heart failure. Circulation 86 (5) : 1351-1356, 1992

8) Wiener DH et al : Abnormal skeletal muscle bioenergetics during exercise in patients with heart failure : role of reduced muscle blood flow. Circulation 73 (6) : 1127-1136, 1986

9) Clark AL et al : Exercise limitation in chronic heart failure : central role of the periphery. J Am Coll Cardiol 28 (5) : 1092-1102, 1996

10) Okita K et al : Skeletal Muscle Metabolism Limits Exercise Capacity in Patients With Chronic Heart Failure. Circulation 98 : 1886-1891, 1998

11) Middlekauff HR : Making the case for skeletal myopathy as the major limitation of exercise capacity in heart failure. Circ Heart Fail 3 (4) : 537-546, 2010

12) Yasu T et al : Delayed improvement in skeletal muscle metabolism and exercise capacity in patients with mitral stenosis following immediate hemodynamic amelioration by percutaneous transvenous mitral commissurotomy. Am J Cardiol 77 (7) : 492-497, 1996

13) Russell SD et al : Lack of effect of increased inspired oxygen concentrations on maximal exercise capacity or ventilation in stable heart failure. Am J Cardiol 84 (12) : 1412-1416, 1999

4

運動限界における酸素輸送限界説と骨格筋利用限界説：微小循環の問題 ― debates continue ―

① 骨格筋内微小循環障害説

　慢性心不全における運動耐容能規定因子として，骨格筋レベルでの血流障害（末梢血流・微小循環）が関わっている可能性が残っており，実際にいまだにその仮説を強調し，一律にすべて説明しようとするグループがある．骨格筋の重要性が注目される現在において違和感を感じざるを得ない．確かに，心不全では末梢循環は低下しており，理論上ではあり得る．しかしながら，呼吸不全と異なり，慢性心不全患者の運動中の末梢血酸素飽和度がクリティカルに低下することはほとんどなく[1~3]，また，強心薬や血管拡張薬で筋血流を改善しても，運動耐容能が変化しないこと[4,5]を考えると，少なくとも末梢血流障害のみが主因子とは考えにくい．また，心不全においても全身運動ではなく，局所骨格筋の運動であれば血流は低下していないことが示されているが，そのような運動においても骨格筋の代謝異常が認められるのである[2,6]．

　しかしながら，骨格筋内における微小循環ということになると測定技術の限界があるので，これを否定することは難しい．とはいえ，治療により血流が増加すると都合よく"筋肉血流の abnormal distribution（異常分配）"による酸素輸送障害が起こって（図1C），血流改善効果を「相殺し」，結果として骨格筋への酸素供給が改善せず，運動耐容能が変化しないというトリッキーなことが起こるのであろうか？

① 考え方の整理

　まず第一に，心不全患者の運動耐容能が骨格筋障害に規定される例，心機能・循環障害に規定される例，混合例，いずれも存在するという考えを持つべきかと思われる．頑なに1つの機序を主張することに意味はない．現在のように骨格筋の量と質が，心不全のみならず多くの慢性疾患の予後を左右する因子であり，運動療法および骨格筋をターゲットとした治療や研究が急速に進められている中で，古典的な1つの考えに固執する論文や総説は，読者の誤解を招くため，柔軟に刷新されることを願っている．

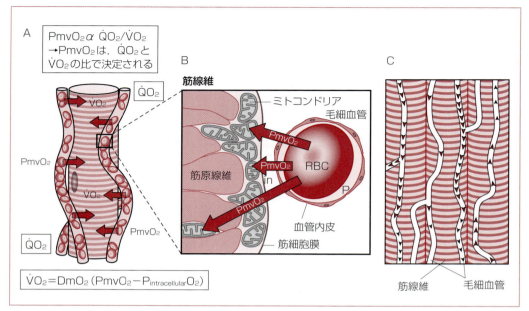

図1 ● 血行動態が改善しても酸素摂取量が増加しないことを説明する仮説
A，B：毛細管から筋細胞へ酵素拡散能（DmO_2）低下
C：筋内血流の異常分配：活動筋への血流が減る
RBC：red blood cell（赤血球），P：plasma（血漿），in：interstitium（間質），$PmvO_2$：毛細血管酸素分圧，$\dot{V}O_2$：酸素摂取量，$\dot{Q}O_2$：O_2 delivery（酸素供給）

(文献7, 8) より引用)

2 微小循環・酸素輸送限界説の生命線（必須前提）

前述のグループの微小循環・酸素輸送限界説は，図に示す2つが必須条件となる（**図1**）[7, 8]．

- 筋内血流の異常分配（abnormal distribution due to catecholamine spill-over）
- 酸素拡散能（diffusive limitation）のさらなる悪化

これらがあるから，強心薬投与や酸素投与による急性の運動耐容能の改善は起きにくいと説明している．しかしながら，酸素投与によって運動耐容能が改善しないという知見[9]については，この説では説明することが難しく，ゆえに同グループは小人数の心不全患者を対象とした1研究において[10]，酸素吸入で運動耐容能が改善したと報告している．この研究の心不全患者は，病因etiologyが記載されておらず，生検による骨格筋障害も典型的ではない．彼らが想定する機序では，経皮的僧帽弁交連切開術 percutaneous transluminal mitral commissurotomy（PTMC）後急性期に運動耐容能が改善しない[11]理由も，運動後の骨格筋代謝の回復が酸素化の回復より遅れること[12]も説明できないのである．

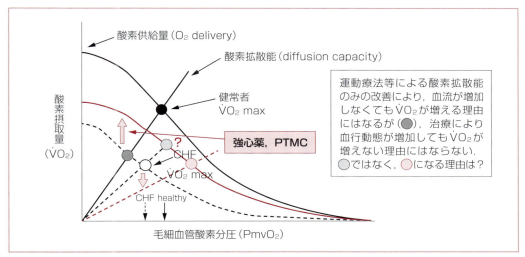

図2● 酸素供給量と拡散能により酸素摂取量が決定されるという理論への強心薬・PTMC治療の当てはめ
骨格筋への酸素供給・拡散能低下により$\dot{V}O_2$が決定されるという理論のみでは，心不全は説明できない．
CHF : chronic heart failure（慢性心不全）

さらに，仮に骨格筋障害が運動耐容能低下の主因である症例においても，酸素投与が多少有効でも不思議ではない．運動開始初期（循環反応が間に合わない時相）における酸素負債が軽減される可能性があるからである．

強心薬あるいはPTMCを施行した場合の彼らの微小循環・酸素輸送限界説の論拠とされる図2を示した．心不全における安静時の酸素拡散能低下は，筋線維の速筋化（ミオグロビン[*1]量・質の低下）などで起こると思われるが，血行動態が改善した場合に，血流の異常分配と酸素拡散能のさらなる悪化が同時に起こって，運動耐容能（最大酸素摂取量）が改善しないという結果が起こり得るのだろうか？

運動強度の増加に伴い，臓器血流と血圧維持のために交感神経系が過剰活性化し（catecholamine spillover[*2]），最終的には活動筋への血管も収縮し，血流が低下することになるが，心機能を改善したあとも同じ運動強度で起こるとは考えがたい．

② 微小循環に関する主要論文

過去に，"critical PO_2"という概念が提唱され，細胞，動物および侵襲的な臨床研究によって盛んに研究された．簡単に説明すると，酸素が筋細胞内ミトコンドリアに届くには，毛細管レベルにおける最低限の酸素分圧"critical PO_2"が必要であり，最大

[*1] ミオグロビン myoglobin（Mb）：MbはヘモグロビンHb）に似た筋内にあるヘムタンパクで，Hbより酸素親和性が高く，血中Hbから酸素を受け取り，筋内での酸素運搬の役割を果たす．動物の骨格筋や心筋が赤色なのはこのタンパク質に由来する．
[*2] spillover：溢流，オーバーフローという意味合い．

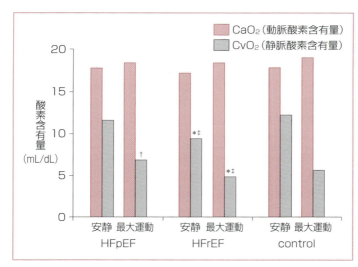

図3 ● 心不全患者における動静脈酸素含有量

安静・運動時ともCaO_2に差はなく，CvO_2は，HFrEFにて安静・最大運動時とも低値となっていた（一方，HFpEFでは，運動時にcontrolより高い値を示した）．しかしながら，心不全においてpeak $\dot{V}O_2$と関連したのは，最小CvO_2ではなく，C(a-v)-O_2max（酸素抽出）であった．
*P＜0.05，HFrEF vs control
†P＜0.05，HFpEF vs control
‡P＜0.05，HFpEF vs HFrEF

（文献3）より引用）

運動時にそのレベルに到達すると，酸素摂取の限界になるという考え方である．当然のごとく心不全ではPO_2が低下しやすく，また，低値をとる．その原因となる末梢循環障害が運動耐容能低下の原因であると考えられた．しかしながら，PO_2（CvO_2）の最小値ではなく，O_2 extraction（抽出量）が最高酸素摂取量（peak $\dot{V}O_2$）を規定することがDhakalらの詳細な研究により明らかにされた（**図3**）[3]．

❶ critical PO_2 という概念 1 [13]

運動中の骨格筋毛細血管の酸素分圧は，ミトコンドリアによる酸素消費のために動脈側から静脈側へ移行する過程で急速に低下する．一方，酸素が，赤血球から骨格筋ミトコンドリアへ移動（拡散）するためには，酸素分圧（PO_2）の差が必要であり，それは最低15～20 mmHg程度であるとされている[13]．ただし，この数値は基礎実験（摘出心筋）からの推定である．循環不全によるcriticalな毛細管酸素分圧（PO_2）あるいは静脈酸素含有量（CvO_2）が運動耐容能を規定しているとした過去の報告は，健常者あるいは冠動脈疾患患者が対象であり，必ずしも慢性心不全患者ではないが，PvO_2（静脈PO_2としての測定値）が低下せず，むしろ増加する例がみられることも同時に報告されている．健常者では，PO_2が下がりきった時点から乳酸濃度が上昇するかもしれないが，慢性心不全患者によっては，骨格筋（ミトコンドリア）の酸素利用限界のためPO_2がそれほど低下していなくても，乳酸は増加することが起こり得る．前述のとおり複数の国内外論文において，運動耐容能が低下しているにもかかわらず，最大運動時にCvO_2（PvO_2）が逆に増加してくる例が報告されており，crit-

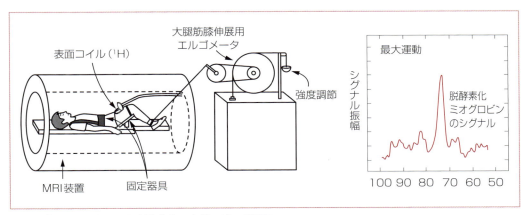

図4 ● ¹H-MRS を用いた脱酸素化ミオグロビンの測定

(文献14) より引用

ical PO_2 理論で心不全患者の運動耐容能低下を説明することができていない．これらの例が，まさに第Ⅰ章-2の筋疾患で紹介したような筋ミトコンドリアの酸素利用限界を示す例と似た現象ではないかと思われる．

確かに，特にHFrEF（駆出率が低下した心不全）では，CvO_2 が低めではあるが[3]，これは循環時間が遅いために，単位時間の酸素抽出量が多くなり，基礎値が下がるためと思われる（**図3**）．実際にドブタミンを用いて循環速度を増加させると，CvO_2 レベルは上昇する[5]．

❷ critical PO_2 という概念 2[14]

最大運動時の骨格筋において細胞内酸素分圧（PO_2）が限りなく0に近いという仮定は，血液と筋ミトコンドリア間の酸素輸送のコンダクタンスは有限であり，それが最大酸素消費量を規定するという仮説に必須である．

Richardsonらは，MRI装置内で常酸素および低酸素（12% O_2）条件における片側の大腿四頭筋運動を施行し（**図4**），PaO_2 と大腿 PvO_2 の直接測定と ¹H-MRS（水素を利用した磁気共鳴分光法）によるミオグロビンの脱酸素化検出の組み合わせにより，この仮説の検証を行った．運動開始20秒以内では，ミオグロビンの部分的脱酸素化は，$\dot{V}O_2$max の50％強度の運動においても明らかであり，低酸素下では常酸素より顕著であった．そしてそれは，最大までの漸増負荷運動において定常状態となり，平均は常酸素で51±3％，低酸素で60±3％であった．50％のミオグロビン結合部が3.2mmHgの酸素を結合すると仮定すると，ミオグロビンによる PO_2 は，常酸素で3.1±0.3％，低酸素で2.1±0.2％となる．最大運動においては，

動脈 PO_2（常酸素：115±4mmHg，低酸素：46±4mmHg），大腿静脈 PO_2（常酸素：22±1.6mmHg，低酸素：17±1.3mmHg）から計算された毛細血管 PO_2 は，常酸素で 38±2mmHg，低酸素で 30±2mmHg であった．

　本研究によって初めて，ヒト骨格筋における血液と細胞内組織における大きな PO_2 差が明らかにされ，また，それが運動強度によって大きく変化することも示された．彼らは，これらのデータから赤血球から筋細胞膜に至る 1〜5 μm における酸素拡散限界が "健常者" の $\dot{V}O_2$max を決定すると結論した．

　ただし，これらの数値は実測ではなく ^{1}H-MRS によって検出した相対的なミオグロビンシグナルを用いて，推定計算式から算出したものである．

❸ Hanada らの論文[12]

　Hanada らは，2000 年に大変興味深い論文を発表した．彼らは磁気共鳴分光法と近赤外分光法を併用し，慢性心不全患者の運動後における筋内エネルギー代謝（クレアチンリン酸）の回復と筋組織酸素化レベルの回復速度を比較した（図5）．つまり，酸素が届かなくて，筋内代謝が遅れるなら，酸素化回復速度と筋内代謝改善が同等になり，酸素化回復が進んでも筋ミトコンドリアの障害により，酸素利用が追いつかなければ，つまり骨格筋障害が優位であれば，筋内代謝回復（クレアチンリン酸再合成）が遅れることになる．

　このように多くの研究により，運動耐容能を規定する主因子は骨格筋であることが示されているが，視点を変えると，仮に慢性心不全患者が自転車運動を限界まで行っても心肺機能には余力があるので，比較的安全に運動の利益を得られるという解釈もできる．特に嫌気性代謝閾値以下の運動であれば，より安心である．

　しかしながら，骨格筋が運動制限因子となるのは，多くの慢性心不全患者であってすべての例ではない．患者によっては，心機能低下が運動制限因子となっており，そのような患者では高い強度の運動療法は危険であり，運動効果も得られにくい[15]．われわれは，それらの患者を適切に判別していかなければならない．Hanada らの用いた方法はその 1 つの鑑別方法であるが，臨床的に実用するのは難しく，より簡便な方法の考案が望まれる．

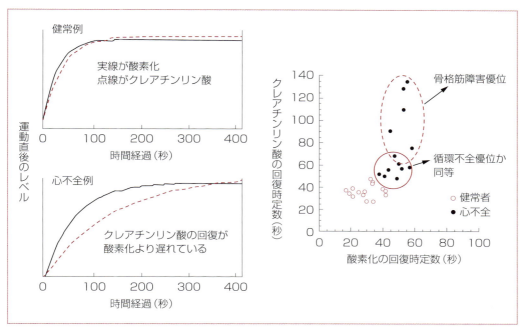

図5 ● 定量運動後の筋組織酸素化とクレアチンリン酸の回復
心不全では，筋組織酸素化回復より筋内代謝（クレアチンリン酸）の回復が著しく遅れる例が多い．これらの例における運動耐容能は，末梢血流不全ではなく，骨格筋障害が制限因子になっていると考えられるのが自然である．

（文献12）より引用）

参考文献

1) Rubin SA et al：Arterial oxygenation and arterial oxygen transport in chronic myocardial failure at rest, during exercise and after hydralazine treatment. Circulation 66(1)：143-148, 1982
2) Okita K et al：Exercise intolerance in chronic heart failure--skeletal muscle dysfunction and potential therapies. Circ J 77(2)：293-300, 2013
3) Dhakal BP et al：Mechanisms of exercise intolerance in heart failure with preserved ejection fraction：the role of abnormal peripheral oxygen extraction. Circ Heart Fail 8(2)：286-294, 2015
4) Maskin CS et al：Failure of dobutamine to increase exercise capacity despite hemodynamic improvement in severe chronic heart failure. Am J Cardiol 51(1)：177-182, 1983
5) Wilson J R et al：Impaired skeletal muscle nutritive flow during exercise in patients with congestive heart failure：role of cardiac pump dysfunction as determined by the effect of dobutamine. Am J Cardiol 53(9)：1308-1315, 1984
6) Wiener DH et al：Abnormal skeletal muscle bioenergetics during exercise in patients with heart failure：role of reduced muscle blood flow. Circulation 73(6)：1127-1136, 1986
7) Poole DC et al：Muscle oxygen transport and utilization in heart failure：implications for exercise(in)tolerance. Am J Physiol Heart Circ Physiol 302(5)：H1050-1063, 2012
8) Hirai DM et al：Exercise training in chronic heart failure：improving skeletal muscle O_2 transport and utilization. Am J Physiol Heart Circ Physiol 309(9)：H1419-1439, 2015
9) Russell SD et al：Lack of effect of increased inspired oxygen concentrations on maximal exercise capacity or ventilation in stable heart failure. Am J Cardiol 84(12)：1412-1416, 1999
10) Esposito F et al：Limited maximal exercise capacity in patients with chronic heart failure：partitioning the contributors. J Am Coll Cardiol 55(18)：1945-1954, 2010
11) Yasu T et al：Delayed improvement in skeletal muscle metabolism and exercise capacity in patients with mitral stenosis following immediate hemodynamic amelioration by percutaneous transvenous mitral commissurotomy. Am J Cardiol 77(7)：492-497, 1996
12) Hanada A et al：Dissociation between muscle metabolism and oxygen kinetics during recovery from exercise in patients with chronic heart failure. Heart 83(2)：161-166, 2000
13) Wittenberg BA et al：Transport of oxygen in muscle. Annu Rev Physiol 51：857-878, 1989
14) Richardson RS et al：Myoglobin O_2 desaturation during exercise. Evidence of limited O_2 transport. J Clin Invest 96(4)：1916-1926, 1995
15) Tabet JY et al：Absence of exercise capacity improvement after exercise training program：a strong prognostic factor in patients with chronic heart failure. Circ Heart Fail 1(4)：220-226, 2008

5 心不全における骨格筋障害

慢性心不全における骨格筋障害を**表1**にまとめた。比較のための**表2**は，身体不活動，加齢，低栄養および慢性呼吸不全による骨格筋の変化である。筋線維の萎縮を共通の所見とするこれら4つの病態は，臨床的に心不全と重複して存在することも起こり得る。

多くの論文に共通する典型的な障害は**図1**に示した骨格筋量・筋力の減少（萎縮）と筋線維型の変化（遅筋から速筋へのシフト）である。遅筋は萎縮に対して抵抗性であるから，速筋化は易萎縮性になることを意味する。

表1 ● 慢性心不全にみられる骨格筋障害

形態的異常	組織学的異常	生化学的異常	その他
筋萎縮	Ⅰ型筋線維数↓	酸化系酵素↓	エネルギー代謝異常
筋線維径（Ⅱb型） ↓→	Ⅱ型筋線維数↑ Ⅱa型からⅡb型へのシフト	解糖系酵素↑→	ergoreflex*↑
毛細血管密度→	毛細血管密度↓→ ミトコンドリア量↓ アポトーシス↑	MHC1からMHC2へシフト eNOS↓	

eNOS：endothelial nitric oxide synthase（内皮型一酸化窒素合成酵素），MHC：myosin heavy chain（ミオシン重鎖）
*ergoreflex：呼吸循環調節機序の1つで運動時骨格筋内における機械的および代謝的変化に起因する交感神経系の活性化

（文献1～8）より引用改変）

表2 ● 身体不活動，加齢，低栄養および慢性呼吸不全にみられる骨格筋障害

	形態的異常	組織学的異常	生化学的異常
身体不活動	筋線維径（Ⅰ≧Ⅱ）↓	Ⅰ型筋線維数↓→ Ⅱ型筋線維数↑→	有酸素代謝酵素↓→ 解糖系酵素↓→
加齢（sarcopenia）	筋線維径（Ⅰ＜Ⅱ）↓	Ⅰ型筋線維数↑→ Ⅱ型筋線維数↓→	有酸素代謝酵素↓→ 解糖系酵素↓→
低栄養（拒食症）	筋線維径（Ⅰ≦Ⅱ）↓	Ⅰ型筋線維数→ Ⅱ型筋線維数→	有酸素代謝酵素↓ 解糖系酵素↓
慢性呼吸不全	筋線維径（Ⅰ，Ⅱ）↓	Ⅰ型筋線維数↓→ Ⅱ型筋線維数↑	有酸素代謝酵素↓→ 解糖系酵素↑→

（文献7）より引用改変）

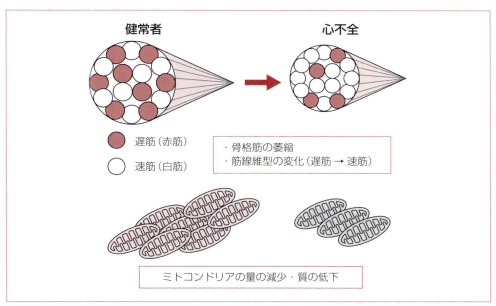

図1 ● 心不全における骨格筋の変化（障害）

1 筋萎縮：muscle atrophy, wastage

慢性心不全における最も一般的な骨格筋の異常は，筋萎縮であろう[1〜4,7,8]．心臓悪液質（cardiac cachexia）と呼ばれる病態に象徴されるように，慢性心不全患者では筋萎縮がみられ，それがQOLおよび運動耐容能の低下に強く関連することが報告されている[9]．形態学的にも筋線維径（特にⅡb型）の減少がみられることが明らかにされている[4,7,8]．

2 筋線維型の変化：histologic alteration

慢性心不全患者に骨格筋生検を施行した研究から，Ⅰ型（遅筋，slow-twitch）筋線維の比率が減り，Ⅱ型（速筋，fast-twitch）筋線維の比率が増加することが示されている[2〜4,7,8]．また，Ⅱa型（fast-twitch oxidative）からより易疲労性であるⅡb型（fast-twitch glycolytic）筋線維へのシフトもみられる．筋細胞内の変化として，ミトコンドリア量およびクリスタ密度の減少がみられるのも特徴的である（**図2**）．さらに骨格筋ミオシン重鎖myosin heavy chain（MHC）組成の解析でも，MHC1から易疲労性のMHC2（a<b）へのシフトがみられる[10]．これらの変化は，心不全重症度や運動耐容能指標に関連することが示されている（**図2**）[3,4]．

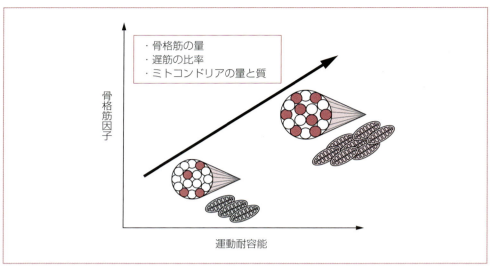

図2 ● 心不全では骨格筋の変化（障害）の程度と運動耐容能が相関する

③ 筋代謝酵素の変化：biochemical alteration

　生化学的解析により，前述の組織学的変化に相応して，好気的代謝に関わる酵素が減少していることが明らかにされている[2~4, 7, 8]．一方，解糖系酵素は不変あるいは増加傾向を示す．これらは，好気的（有酸素）代謝から無酸素代謝への変化を示唆しており，組織への酸素供給が十分ではない心不全病態への適応とも考えられるが，易疲労性と運動耐容能低下の原因となる．

④ 骨格筋エネルギー代謝：muscle energy metabolism

　磁気共鳴画像法 magnetic resonance imaging（MRI）は，水素（^{1}H）を励起して画像を得る方法であるが，筋エネルギー代謝に関わるクレアチンリン酸やアデノシン三リン酸（ATP）などに含まれるリン（^{31}P）を励起することにより，筋内で起こるエネルギー代謝と pH の変化をリアルタイムに知ることができる（磁気共鳴分光法：magnetic resonance spectroscopy）．多数の研究者により，慢性心不全患者の前腕あるいは下腿筋の運動において，健常者に比べ，クレアチンリン酸や pH が低下しやすいことが報告された[1, 3~5, 7, 8, 11]．しかしながら，多くの研究では骨格筋量を補正しておらず，筋萎縮により筋量が減少していれば相対的負荷は大きくなり，骨格筋機能によらず，エネルギー代謝への負荷は大きくなる．

　そこで筆者らは，被験者の筋断面積を測定し，筋単位断面積あたり同等な負荷とな

るプロトコルを考案し，運動中のエネルギー代謝を測定した[5, 11]．患者も健常者も同一条件となるこのプロトコルを用いても，患者群におけるクレアチンリン酸と pH の低下が有意に大きかった．クレアチンリン酸の低下が大きいことは，ミトコンドリアからの有酸素的 ATP 産生が障害されていることを意味し，また，pH の大きな低下は，解糖系の代償およびミトコンドリアにおける電子伝達系の機能障害を意味している．さらに筆者らは，同一被験者の上肢および下肢筋に同様な測定を行い，エネルギー代謝の異常は上下肢にみられるが，下肢筋の代謝異常がより顕著であり，心不全の病態に深く関連していることを明らかにした．このことは，骨格筋代謝異常における deconditioning の影響を示唆する（心不全においても上肢の活動は保持されやすい）[11]．

参考文献

1) Wiener DH et al：Abnormal skeletal muscle bioenergetics during exercise in patients with heart failure：role of reduced muscle blood flow. Circulation 73 (6)：1127-1136, 1986
2) Sullivan MJ et al：Skeletal muscle biochemistry and histology in ambulatory patients with long-term heart failure. Circulation 81 (2)：518-527, 1990
3) Clark AL et al：Exercise limitation in chronic heart failure：central role of the periphery. J Am Coll Cardiol 28 (5)：1092-1102, 1996
4) Middlekauff HR：Making the case for skeletal myopathy as the major limitation of exercise capacity in heart failure. Circ Heart Fail 3 (4)：537-546, 2010
5) Okita K et al：Skeletal muscle metabolism limits exercise capacity in patients with chronic heart failure. Circulation 98：1886-1891, 1998
6) Okita K et al：Skeletal muscle metabolism in maximal bicycle and treadmill exercise distinguished by using in vivo metabolic freeze method and phosphorus-31 magnetic resonance spectroscopy in normal men. Am J Cardiol 81 (1)：106-109, 1998
7) Franssen FM et al：The contribution of starvation, deconditioning and ageing to the observed alterations in peripheral skeletal muscle in chronic organ diseases. Clin Nutr 21 (1)：1-14, 2002
8) Duscha BD et al：Implications of chronic heart failure on peripheral vasculature and skeletal muscle before and after exercise training. Heart Fail Rev 13 (1)：21-37, 2008
9) Strassburg S et al：Muscle wasting in cardiac cachexia. Int J Biochem Cell Biol 37 (10)：1938-1947, 2005
10) Dalla Libera L et al：Physiological basis for contractile dysfunction in heart failure. Curr Pharm Des 14 (25)：2572-2581, 2008
11) Okita K：Skeletal muscle metabolism during exercise in chronic heart failure. Cardiopulmonary Exercise Testing and Cardiovascular Health, Wasserman K ed, Futura Publishing Company, p27-39, 2002

6 骨格筋障害の成因

図1に示すように骨格筋障害が生じる原因として，急性期の循環不全による一次性障害（primary damage）とその後の慢性末梢循環不全に起因する神経体液性因子の活性化，炎症・酸化ストレスの亢進を発端に，成長ホルモン抵抗性，異化・同化不均衡，骨格筋タンパク質分解亢進，アポトーシスなどが起こり，これらを身体不活動，栄養障害が助長するというような多面的機序が考えられている[1〜5]．これまで，特に神経体液性因子であるレニン・アンジオテンシン系および交感神経系の亢進が極めて重要な役割を果たしていると考えられてきたが，最近では，これらに加えて骨格筋タンパク質融解の亢進の関与がクローズアップされている[4,5]．

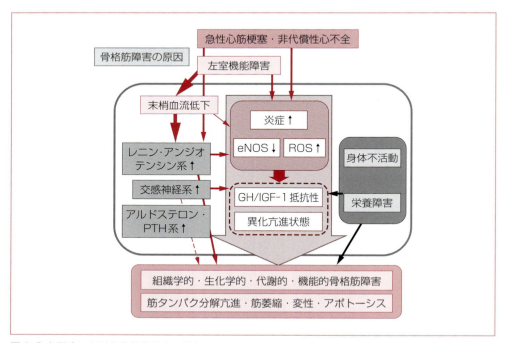

図1 ● 心不全における骨格筋障害の推定される発生機序
eNOS：endothelial nitric oxide synthase（内皮型一酸化窒素合成酵素），ROS：reactive oxygen species（活性酸素種），GH：growth hormone（成長ホルモン），IGF：insulin-like growth factor（インスリン様増殖因子），PTH：parathyroid hormone（副甲状腺ホルモン）

表 1 ● 骨格筋障害／萎縮の成因

1. deconditioning（身体不活動）
2. malnutrition（栄養障害）
3. hypoperfusion and hypoxia（低灌流と低酸素）：低灌流・低酸素が直接的に骨格筋障害を起こすかどうかは厳密には証明されていない．一方，COPDでは心不全に類似した骨格筋障害を示す
4. neurohumoral factors（神経体性因子：RAS，SNA，アルドステロン・PTH系など）：AT-Ⅱは，骨格筋萎縮を惹起し，また，筋線維を遅筋型から速筋型に変える．一方，ARBおよびACEiは筋線維変化を改善する（速筋型→遅筋型）
5. catabolic/anabolic imbalance（同化異化不均衡）：心不全では異化系が亢進し，同化系ホルモンが減少している．また，GHが増加しているにもかかわらずIGF-1低下を示すGH/IGF-1抵抗性を呈することも知られている
6. aggravated muscle protein wastage（筋タンパク分解亢進）：腎不全，がん悪液質，飢餓等にみられる筋タンパク分解の亢進であり，近年，カヘキシー（cachexia）に関連して注目されている．ユビキチン・プロテアソーム系が主要な系として重要視されている
7. inflammation/oxidative stress（炎症・酸化ストレス）：急性時における primary damage と末梢循環不全に起因する神経体性因子を介する慢性的機序が考えられる
8. cell-cycle dysregulation（アポトーシス，オートファジー）

COPD：chronic obstructive pulmonary disease（慢性閉塞性肺疾患），RAS：renin-angiotensin system（レニン・アンジオテンシン系），SNA：sympathetic nerve activity（交感神経活性），AT：angiotensin（アンジオテンシン），ARB：angiotensin receptor blocker（アンジオテンシン受容体遮断薬），ACEi：angiotensin-converting enzyme inhibitor（アンジオテンシン変換酵素阻害薬），IGF：insulin-like growth factor（インスリン様増殖因子）

（文献1〜5）より作成）

　各成因の概要は**表1**のとおりである．

1 身体不活動

　慢性心不全では身体活動が制限されるため，骨格筋は deconditioning（脱訓練状態≒活動性低下状態）に陥る（**図2**）．第Ⅰ章-5の表2のように身体不活動にみられる骨格筋の変化は，遅筋から速筋へのシフト傾向，酸化系酵素の減少など慢性心不全患者の骨格筋障害と類似点は多い．ある研究グループは，骨格筋障害発生における deconditioning の影響の大きさを強調し，運動トレーニングにより骨格筋エネルギー代謝の異常をほぼ正常化できる可能性を示唆した[6,7]．一方，筆者らは，ニューヨーク心臓協会（NYHA）心機能分類ⅡからⅢの慢性心不全患者の右下腿三頭筋において8週間の徹底したトレーニングを施行し，骨格筋エネルギー代謝などの変化を調べた．しかしながら，トレーニング前より明らかな改善は示したものの，健常者のレベルに到達することはなかった[8]．このことは，骨格筋異常における deconditioning の影響は，部分的であることを意味する．

2 栄養障害

　特に高齢の心不全患者では，栄養障害は特徴的な所見である．第Ⅰ章-5の表2の

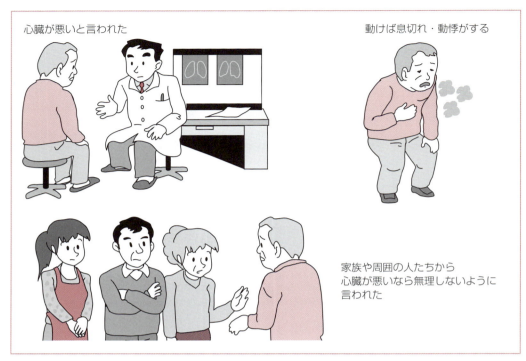

図2 ● 身体不活動

ように低栄養が筋萎縮などの骨格筋障害を助長することは言うまでもない．また，その骨格筋障害が栄養障害を悪化させるという悪循環を生じる．栄養障害の原因としては，食欲不振（各種薬剤による影響，うつ状態，神経体液性因子の異常，肝うっ血，消化管浮腫など），消化・吸収不全（消化管うっ血・浮腫など）および安静時エネルギー需要の増加（骨格筋障害，呼吸筋疲労など）[9]などが考えられる（**図3**）．

しかしながら，動物実験においては，食事制限により長寿遺伝子が発現し，骨格筋量・筋力は維持され，年齢に関連した疾患は減り，寿命が延伸することが証明されている．心不全における食事量の減少は何の利益もないのだろうか？　今後の研究が待たれる．

3 末梢循環不全・低酸素状態

末梢血流を規定する大きな要素は，毛細血管密度と血管拡張能である．慢性心不全において毛細血管密度が減少しているとの報告があるが，筋線維も萎縮しているため筋線維あたりでは健常者と差はないと解釈する報告もある（評価方法の違いから論文間で一致しない）[1〜4]．血管トーヌスの増加と血管拡張反応の低下は，心不全に特徴

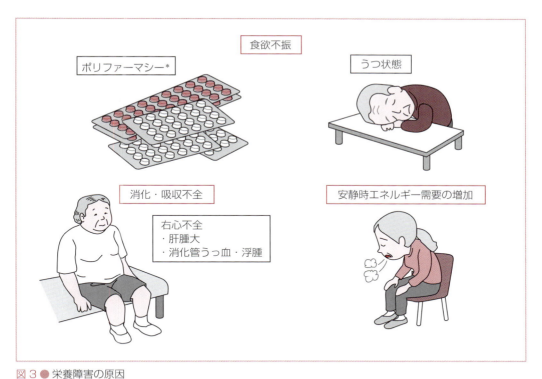

図3 ● 栄養障害の原因
*ポリファーマシー（polypharmacy）：多数の薬を服用することにより副作用などの有害事象を起こすこと

的な病態であるが，慢性的な低灌流状態があったとしても，第Ⅰ章-5に前述したような骨格筋の組織学的・生化学的異常を起こす原因になるかどうかは明らかではない（図4）．

慢性呼吸不全においても遅筋から速筋へのシフト，酸化系酵素の減少がみられることが報告されている[3, 10]．低酸素状態では，テストステロンの減少，炎症性サイトカインの増加や酸化ストレスの亢進のため，筋萎縮や筋機能異常が起こり得る[5]．また，慢性呼吸不全において，酸素投与により骨格筋異常が部分的に改善することが報告されている．しかしながら，慢性心不全では組織の低灌流はあっても低酸素ではない．実際に，急性心不全でなければ，動脈酸素濃度あるいは指尖の酸素飽和度は，運動時であってもほとんど低下しない[11]．

4) 神経体液性因子

心不全に伴いレニン・アンジオテンシン系 renin-angiotensin system（RAS）および交感神経系の亢進がみられ，相応した複数の循環因子のレベルが増加している．RASは，骨格筋の成長と運動能力に深く関わっており，アンジオテンシン変換酵素

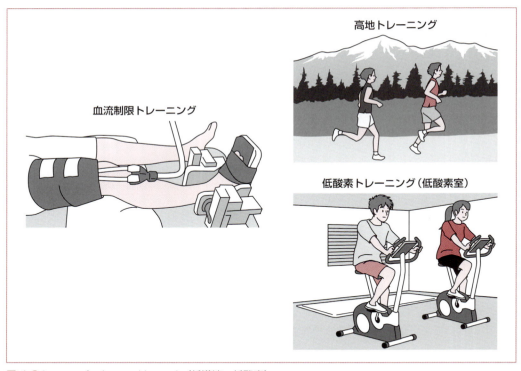

図4 ● hypoperfusion and hypoxia（低灌流・低酸素）
低灌流や低酸素により直接的に骨格筋障害が惹起されるという報告はない．むしろ，トレーニング効果を増強する目的で血流制限や低酸素が用いられている．

angiotensin-converting enzyme（ACE）の遺伝子は，athlete gene としても注目されている[12]．ACE 活性の上昇は，アンジオテンシンⅡを増加させ，血管拡張能を低下させる．さらにブラジキニンの分解を促進し，組織の酸素化を阻害するため筋持久力を低下させる．競技者において ACE genotype と持久力を検討した研究では，ACE 活性低下を示す genotype を有する群の持久力が明らかに優れていることを示している[12]．ACE 阻害薬は，心不全に有効な薬剤であるが，その1つであるエナラプリルの投与により，運動耐容能の改善のみではなく，筋線維型およびミオシン型の変化およびアポトーシスが正常化することが報告されている[13,14]．同様の効果は，アンジオテンシン受容体遮断薬であるイルベサルタンとロサルタンでも報告されている[13,14]．

　β遮断薬が，心不全の画期的治療薬であることは言うまでもない．β遮断薬は，心筋および血管のリモデリングを抑制し，病態，予後および運動耐容能を著明に改善する．しかしながら，β遮断薬が骨格筋に与える影響は，いまだ明確にされていない．$β_2$作動薬であるクレンブテロールをラットに投与すると，速筋の比率の増加および好気的酵素の減少がみられることから，交感神経活性の増大が骨格筋を易疲労性にリ

モデリングすることが示唆され，β遮断薬は，それを正常化する可能性がある[2, 14]．しかしながら，β₂作動薬の骨格筋への効果については，対象動物や投与方法によって異なる結果が報告されている．

5 異化と同化の不均衡

1 成長ホルモン抵抗性

慢性炎症性疾患やがん患者において，成長ホルモン growth hormone（GH）に対するインスリン様増殖因子 insulin-like growth factor（IGF）-1 の反応が障害されていることが知られているが，同様なことが心不全でもみられることが示されている[2, 15〜17]．Anker ら[15]は，筋萎縮を呈する慢性心不全患者において，GH が増加しているにもかかわらず IGF-1 が正常か低値であり，GH 抵抗性を呈していることを明らかにした．また，IGF-1 の血中レベルおよび局所発現の低下が骨格筋量や筋力の減少に関連することも報告されている[16]．この GH 抵抗性の原因の 1 つは，心不全に伴う炎症性サイトカインの増加であることが示唆されている．

動物心不全モデルにおいては，GH の投与や IGF-1 発現の増加により，筋の萎縮や機能が改善し，生存率が延長することが示されている[2, 13]．しかしながら，ヒトにおける遺伝子組み換え GH 投与の無作為化比較試験では，左室重量は増大するものの臨床病態の改善はないとの結果であった[17]．一方，GH 欠乏型を呈する慢性心不全患者においては，補充療法により運動耐容能および左室機能の改善がみられることが報告されている[18]．しかし，GH 投与を長期に継続することが，末端肥大症などの併発症を起こし得る懸念から難しいため，長期的治療効果については明確になっていない．ヒトにおいても局所 IGF-1 の発現を増加させることが可能になれば，良好な結果が得られるかもしれない[2]．

2 異化と同化の不均衡

慢性心不全では，異化機序が亢進し，同化機序が減弱していることが，複数の研究により明らかにされている[13, 15, 16, 18, 19]．コルチゾール，カテコールアミン，アンジオテンシンⅡなどの異化ホルモンが増加，デヒドロエピアンドロステロン硫酸 dehydroepiandrosterone sulfate（DHEAS），テストステロンや IGF-1 などの同化ホルモンが減少し，筋萎縮，貧血，心不全重症度および予後に関連していることが示されている[13, 15, 16, 19]．特にテストステロンは，運動耐容能に関連していることが報告されている[19]．近年，テストステロン補充療法の有効性は，多数の無作為比

較試験で有効性が証明されたが，長期使用については，前立腺肥大／がんのリスク，女性における男性化，行動異常などの副作用が問題となるため，現在では非ステロイド系アンドロゲン受容体作動薬が代替薬としてフレイル高齢者などを対象に治験段階にある（第Ⅰ章-7，参照）[20,21]．

⑥ 骨格筋タンパク質分解亢進

　骨格筋タンパク質の分解は，ライソゾーム性タンパク質分解酵素，アデノシン三リン酸 adenosine triphosphate（ATP）依存性ユビキチン・プロテアソーム系，Ca^{2+}依存性カルパイン系，カスパーゼ系などにより制御されているが，慢性心不全，糖尿病，腎不全，飢餓などの動物モデルにおいてユビキチン・プロテアソーム系が亢進し，筋萎縮を助長することが示されている[5,13,14,22]．ミオシンは，ユビキチンに結合（myosin ubiquitinization）するとタンパク質分解酵素複合体に引き込まれ分解されてしまうが，IGF-1は，ユビキチン機序による筋萎縮を抑制する．

⑦ 炎症・酸化ストレス

　慢性心不全では，免疫系の活性化と炎症が起こっており，腫瘍壊死因子 tumor necrosis factor（TNF）-α，interleukin（IL）-1βや誘導型一酸化窒素合成酵素 inducible nitric oxide synthase（iNOS）等が増加している．炎症は，アポトーシスやユビキチン機序によるタンパク質分解を促進する[2,13,14,22]．TNF-αは，異化代謝を誘導し，骨格筋の収縮性を低下させ，筋萎縮に働く．IL-1βも同様にタンパク質分解を促進し（atrogin-1の発現増加），また，iNOSの誘導を促進し，筋小胞体のカルシウム ATP アーゼ sarcoplasmic reticulum calcium ATP ase（SERCA）の発現を抑制する[2,7]．iNOSの増加は，細胞内NOの過剰産生を介して，酸化系酵素の抑制，タンパク質のニトロソ化（S-nitrosylation），酸化ストレスの増大を引き起こす．これらは相互に関連し，また，アポトーシス機序およびGH抵抗性と密接にリンクして，筋萎縮，カヘキシー，筋機能異常を増悪させていると考えられる．慢性心不全の骨格筋異常が徹底した運動療法によっても正常化できないのは，これらの機序の影響が大きいことを示唆する（表2）．

　適度な酸化ストレスは，運動療法に対する骨格筋の適応を得るために必要であるが，過剰になるとさまざまな細胞障害を引き起こす．筆者らは，心不全モデルにおいてミトコンドリア（特に電子伝達系複合体Iからの活性酸素）由来の酸化ストレスが心筋内で増加しており，これが心不全の発症・進展に重要な役割を果たしていること

表2 ● 最も重要と思われる機序

- neurohumoral factors（神経体液性因子活性化：RAS，SNA，aldosterone-PTH など）
- catabolic/anabolic Imbalance（同化異化不均衡）
- aggravated muscle protein wastage（筋タンパク質分解亢進）
- inflammation（炎症），oxidative stress（酸化ストレス）
- cell-cycle dysregulation（アポトーシス，オートファジー）

図1に示されるような心不全の原因となった急性の障害および慢性的な臓器血流の低下から起こる神経体液性因子の活性化，炎症・酸化ストレスの亢進から，さまざまな骨格筋障害機序が惹起されると考えられている．

を示してきた[24, 13]．また，骨格筋においてもミトコンドリア由来の活性酸素が増加していることも見いだした．慢性心不全において，酸化ストレスの原因となる活性酸素および活性酸素種 reactive oxygen species（ROS）は，ミトコンドリア呼吸鎖，嫌気性代謝（hypoxanthine 代謝の亢進，アシドーシス），交感神経活性の増加，炎症性サイトカインなどさまざまな経路で産生されると考えられている[2, 13, 22~25]．また，心不全の原因が動脈硬化である場合は，病態連関における酸化ストレスの影響がさらに大きくなる．

8 cell-cycle dysregulation（細胞周期の調節不全）

慢性心不全患者の骨格筋細胞における TUNEL 陽性核が健常者より多く検出され，アポトーシス（プログラムされた細胞死）が亢進していることが示されている[4, 13, 14]．アポトーシスの頻度は，患者の筋萎縮と運動耐容能に関連することも示されている．筆者らの最近の研究においても，インスリン抵抗性のない慢性心不全患者の骨格筋細胞内の脂肪蓄積が健常者より有意に多いことが，磁気共鳴分光法（^{1}H）にて観察された．またその量は運動耐容能と相関していた[26]．これは，アポトーシスの亢進を示す所見と思われる．

参考文献

1) Clark AL et al：Exercise limitation in chronic heart failure：central role of the periphery. J Am Coll Cardiol 28（5）：1092-1102, 1996
2) Middlekauff HR：Making the case for skeletal myopathy as the major limitation of exercise capacity in heart failure. Circ Heart Fail 3（4）：537-546, 2010
3) Franssen FM et al：The contribution of starvation, deconditioning and ageing to the observed alterations in peripheral skeletal muscle in chronic organ diseases. Clin Nutr 21（1）：1-14, 2002
4) Okita K et al：Exercise intolerance in chronic heart failure. Circ J 77（2）：293-300, 2013
5) Kinugawa S et al：Skeletal Muscle Abnormalities in Heart Failure. Int Heart J 56（5）：475-484, 2015
6) Kemp GJ et al：Abnormalities in exercising skeletal muscle in congestive heart failure can be explained in terms of decreased mitochondrial ATP synthesis, reduced metabolic efficiency, and increased glycogenolysis. Heart 76（1）：35-41, 1996
7) Duscha BD et al：Implications of chronic heart failure on peripheral vasculature and skeletal muscle before and after exercise training. Heart Fail Rev 13（1）：21-37, 2008
8) Okita K：Skeletal muscle metabolism during exercise in chronic heart failure. Cardiopulmonary Exercise Testing and Cardiovascular Health. Wasserman K（ed），Armork, NY：Futura Publishing Company, Inc；p27-39, 2002
9) Saitoh M et al：Muscle wasting in heart failure：The role of nutrition. Wien Klin Wochenschr 128（Suppl 7）：455-465, 2016

10) Man WD et al : Skeletal muscle dysfunction in COPD : clinical and laboratory observations. Clin Sci (Lond) 117 (7) : 251-264, 2009

11) Rubin SA et al : Arterial oxygenation and arterial oxygen transport in chronic myocardial failure at rest, during exercise and after hydralazine treatment. Circulation 66 (1) : 143-148, 1982

12) Ostrander EA et al : Genetics of athletic performance. Annu Rev Genomics Hum Genet 10 : 407-429, 2009

13) Dalla Libera L et al : Physiological basis for contractile dysfunction in heart failure. Curr Pharm Des 14 (25) : 2572-2581, 2008

14) Ventura-Clapier R et al : Metabolic myopathy in heart failure. News Physiol Sci 17 : 191-196, 2002

15) Anker SD et al : Acquired growth hormone resistance in patients with chronic heart failure : implications for therapy with growth hormone. J Am Coll Cardiol 38 (2) : 443-452, 2001

16) Schulze PC et al : Insulin-like growth factor-1 and muscle wasting in chronic heart failure. Int J Biochem Cell Biol 37 (10) : 2023-2035, 2005

17) Osterziel KJ et al : Randomised, double-blind, placebo-controlled trial of human recombinant growth hormone in patients with chronic heart failure due to dilated cardiomyopathy. Lancet 351 (9111) : 1233-1237, 1998

18) Cittadini A et al : Growth hormone deficiency in patients with chronic heart failure and beneficial effects of its correction. J Clin Endocrinol Metab 94 (9) : 3329-3336, 2009

19) Jankowska EA et al : Anabolic deficiency in men with chronic heart failure : prevalence and detrimental impact on survival. Circulation 114 (17) : 1829-1837, 2006

20) Bendayan M et al : Therapeutic interventions for frail elderly patients : Part II. ongoing and unpublished randomized trials. Prog Cardiovasc Dis 57 (2) : 144-151, 2014

21) Bhattacharya I et al : Safety, pharmacokinetic, and pharmacodynamic evaluation after single and multiple ascending doses of a novel selective androgen receptor modulator in healthy subjects. Clin Ther 38 (6) : 1401-1416, 2016

22) Strassburg S et al : Muscle wasting in cardiac cachexia. Int J Biochem Cell Biol 37 (10) : 1938-1947, 2005

23) Ebner N et al : Mechanism and novel therapeutic approaches to wasting in chronic disease. Maturitas 75 (3) : 199-206, 2013

24) Kinugawa S et al : Treatment with dimethylthiourea prevents left ventricular remodeling and failure after experimental myocardial infarction in mice : role of oxidative stress. Circ Res 87 (5) : 392-398, 2000

25) Tsutsui H et al : Enhanced generation of reactive oxygen species in the limb skeletal muscles from a murine infarct model of heart failure. Circulation 104 (2) : 134-136, 2001

26) Hirabayashi K et al : Intramyocellular lipid is increased in the skeletal muscle of patients with dilated cardiomyopathy with lowered exercise capacity. Int J Cardiol 176 (3) : 1110-1112, 2014

7

骨格筋障害への対策

1 運動療法

　有酸素運動は質的に，レジスタンス運動は量的に骨格筋障害を改善する．有酸素運動により，ミトコンドリア生合成が増加し，ミオシン重鎮型が速筋型から遅筋型に改善する[1~3]．第Ⅰ章-5 で前述したように，遅筋は萎縮抵抗性を示す．同じ有酸素運動においてもトレーニング強度（intensity）はミトコンドリア呼吸能の向上に，トレーニング量（volume）はミトコンドリア量の増加に寄与しやすい可能性が示唆されている[4,5]．

　一方，レジスタンス運動は高強度の負荷で速筋を動員し，筋肥大・筋力増加をもたらす．臨床現場においては通常の高強度レジスタンス運動の適応が難しい症例も多いが，負荷強度は相対的なものであり低強度であっても無効ではない[6]．また近年，血流制限を併用することで低強度負荷であってもトレーニング刺激を高める方法が脚光を浴びているが[7]，筆者らはこの手法が心不全患者においても有効であることを明らかにしている[8]．

2 心臓再同期療法，左室補助循環装置

　心臓再同期療法および左室補助循環装置は，直接的に血行動態を改善する．しかしながら，第Ⅰ章-3 で前述した PTMC（経皮的僧帽弁交連切開術）後の症例のように，血行動態と運動耐容能の間には骨格筋障害が介在するため，直後から運動耐容能が増加するのではなく，RAS（レニン・アンジオテンシン系）阻害薬と同様に長期間かけて向上する[1,9,10]（図1）．

3 薬物治療の可能性

　骨格筋機能の改善を示す薬剤には，筋ミトコンドリア生合成に作用して速筋から遅

7. 骨格筋障害への対策 ── 049

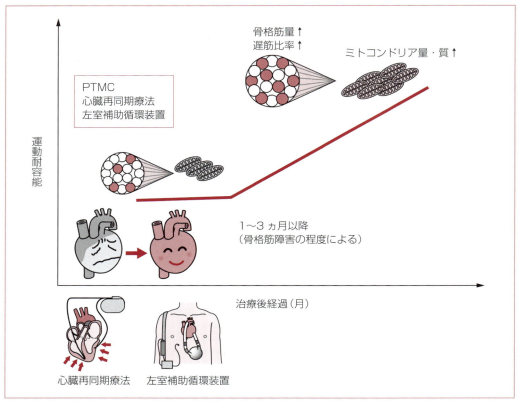

図1 ● 血行動態の改善
血行動態を改善しても運動耐容能の改善には時間がかかる.

筋へシフトさせるものと，筋量増加作用を主とするものがある．早期の臨床研究において，心不全治療薬であるアンジオテンシン変換酵素阻害薬 angiotensin-converting enzyme inhibitor（ACEi）やアンジオテンシンⅡ受容体拮抗薬 angiotensin receptor blocker（ARB）が，心不全患者の骨格筋障害を部分的に改善し，運動耐容能を増加させることが示されていたが[1~3]，後の基礎研究により，RAS活性化により筋萎縮や速筋化が起こることが証明され，この機序においてアンジオテンシンⅡが骨格筋障害の主因であることが示唆されている[11, 12]．心不全および糖尿病モデルマウスでは，RAS活性化がみられ，類似した骨格筋障害（速筋化）が起こり運動耐容能が低下するが，筆者らは，糖尿病モデルマウスにおいてARB投与により骨格筋障害および運動耐容能が改善することを証明している[13]．さらに，心不全モデルマウスにおいて直接的レニン阻害薬もARBと同様の効果を有する可能性を明らかにしている[14]．

RAS阻害薬については，健常者のRAS遺伝子多型にてRAS活性が弱い型において持久力が高いことが知られていることもあり[15]，心不全以外の患者に対しても

運動能力の向上効果があるのではないかと期待された．しかしながら，現時点では有効性が証明されるには至っていない[16]．このように，病的な状態において良好に作用するさまざまな薬剤も，健常な状態では無効あるいは悪化に傾かせる可能性も考えなければならない．今後さらに詳細な研究が必要であると思われる．

　骨格筋量の増加作用を主とする薬剤では，成長ホルモンやテストステロンが心不全に使用され，有意な骨格筋量・筋力の増加および運動耐容能の改善効果が示された[17]．しかしながら，成長ホルモンについては副作用および non-responder の問題などから適応が限られている[18]．一方，テストステロンは複数の無作為比較試験で有効性が証明されたが，長期使用については前立腺肥大／がんのリスク，女性における男性化，行動異常などの副作用が問題となるため，現在では非ステロイド系アンドロゲン受容体作動薬が代替薬としてフレイル高齢者などを対象に治験段階にある[19,20]．

　マイオスタチンは，TGF（transforming growth factor）-β スーパーファミリーの１つであり，強力な骨格筋の増殖抑制因子として知られているが，マイオスタチンの活性が低下した例では，著しい筋肥大を呈する[21,22]．近年，心不全において，マイオスタチンの増加が筋萎縮に関わっていることが示され，マイオスタチンを阻害する抗マイオスタチン抗体が骨格筋量・筋力を増加させることが基礎研究において示された[23]．以後，フレイル高齢者，慢性閉塞性肺疾患，がん患者などを対象に臨床治験が進んでいる[24]．そのほか，プロテインやアミノ酸などによる栄養療法，メゲストロール（megestrol）などの食欲促進薬，グレリン（ghrelin）およびグレリン受容体作動薬（ghrelin receptor agonists），IGF-1 アナログ，抗 TNF-α ほか複数の薬剤が各種疾患に伴う筋萎縮の予防・改善のために有効性が検討されている[2,25,26]．

　心不全のみならず慢性閉塞性肺疾患，慢性腎疾患などの慢性疾患において，予後に深く関わる骨格筋障害／萎縮の重要性が認識され，病態解明および治療法開発を目的とした臨床研究と基礎研究が盛んに行われている．

参考文献

1) Okita K et al : Exercise intolerance in chronic heart failure--skeletal muscle dysfunction and potential therapies. Circ J 77 (2) : 293-300, 2013
2) Ebner N et al : Mechanism and novel therapeutic approaches to wasting in chronic disease. Maturitas 75 (3) : 199-206, 2013
3) Conraads VM et al : Unraveling new mechanisms of exercise intolerance in chronic heart failure : role of exercise training. Heart Fail Rev 18 (1) : 65-77, 2013
4) Granata C et al : Training intensity modulates changes in PGC-1α and p53 protein content and mitochondrial respiration, but not markers of mitochondrial content in human skeletal muscle. FASEB J 30 (2) : 959-970, 2016

5) Bishop DJ et al : Can we optimise the exercise training prescription to maximise improvements in mitochondria function and content? Biochim Biophys Acta 1840 (4) : 1266-1275, 2014
6) Schoenfeld BJ : Is there a minimum intensity threshold for resistance training-induced hypertrophic adaptations? Sports Med 43 (12) : 1279-1288, 2013
7) Takada S et al : Low-intensity exercise can increase muscle mass and strength proportionally to enhanced metabolic stress under ischemic conditions. J Appl Physiol (1985) 113 (2) : 199-205, 2012
8) Takahashi M et al : Low-intensity exercise under ischemic conditions enhances metabolic stress in patients with heart failure. Int J Cardiol 201 : 142-144,

2015

9) Patwala AY et al : Maximizing patient benefit from cardiac resynchronization therapy with the addition of structured exercise training : a randomized controlled study. J Am Coll Cardiol 53 (25) : 2332-2339, 2009

10) Rogers JG et al : Continuous flow left ventricular assist device improves functional capacity and quality of life of advanced heart failure patients. J Am Coll Cardiol 55 (17) : 1826-1834, 2010

11) Kadoguchi T et al : Angiotensin Ⅱ can directly induce mitochondrial dysfunction, decrease oxidative fibre number and induce atrophy in mouse hindlimb skeletal muscle. Exp Physiol 100 (3) : 312-322, 2015

12) Yoshida T et al : Molecular mechanisms and signaling pathways of angiotensin Ⅱ-induced muscle wasting : potential therapeutic targets for caediac cachexia. Int J Biochem Cell Biol 45 (10) : 2322-2332, 2013

13) Takada S et al : Angiotensin Ⅱ receptor blocker improves the lowered exercise capacity and impaired mitochondrial function of the skeletal muscle in type 2 diabetic mice. J Appl Physiol (1985) 114 (7) : 844-857, 2013

14) Fukushima A et al : Direct renin inhibitor ameliorates insulin resistance by improving insulin signaling and oxidative stress in the skeletal muscle from post-infarct heart failure in mice. Eur J Pharmacol 779 : 147-156, 2016

15) Jones A et al : Skeletal muscle RAS and exercise performance. Int J Biochem Cell Biol 35 (6) : 855-866, 2003

16) Zhou LS et al : Effect of Angiotensin-Converting Enzyme Inhibitors on Physical Function in Elderly Subjects : A Systematic Review and Meta-Analysis. Drugs Aging 32 (9) : 727-735, 2015

17) Toma M et al : Testosterone supplementation in heart failure : a meta-analysis. Circ Heart Fail 5 (3) : 315-321, 2012

18) Cittadini A et al : Growth hormone deficiency in patients with chronic heart failure and beneficial effects of its correction. J Clin Endocrinol Metab 94 (9) : 3329-3336, 2009

19) Bendayan M et al : Therapeutic interventions for frail elderly patients : part Ⅱ. Ongoing and unpublished randomized trials. Prog Cardiovasc Dis 57 (2) : 144-151, 2014

20) Bhattacharya I et al : Safety, Pharmacokinetic, and Pharmacodynamic Evaluation After Single and Multiple Ascending Doses of a Novel Selective Androgen Receptor Modulator in Healthy Subjects. Clin Ther 38 (6) : 1401-1416, 2016

21) Dschietzig TB : Myostatin-From the Mighty Mouse to cardiovascular disease and cachexia. Clin Chhim Acta 433 : 216-224, 2014

22) Schuelke M et al : Myostatin mutation associated with gross muscle hypertrophy in a child. N Engl J Med 350 : 2682-2688, 2004

23) Camporez JP et al : Anti-myostatin antibody increases muscle mass and strength and improves insulin sensitivity in old mice. Proc Natl Acad Sci U.S.A. 113 (8) : 2212-2217, 2016

24) Cohen S et al : Muscle wasting in disease : molecular mechanisms and promising therapies. Nat Rev Drug Discov 14 : 58-74, 2015

25) Loncar G et al : Cardiac cachexia : hic et nunc : "hic et nunc"-here and now. Int J Cardiol 201 : e1-12, 2015

26) Dutt V et al : Skeletal muscle atrophy : Potential therapeutic agents and their mechanisms of action. Pharmacol Res 99 : 86-100, 2015

8 HFpEFにおける運動耐容能低下と骨格筋障害

　HFpEF（heart failure with preserved ejection fraction）は左室駆出率 left ventricular ejection fraction（EF）が保たれた心不全であり，これまで拡張不全（diastolic failure）と呼ばれてきた病態である．一方，従来のEFが低下した心不全は，HFrEF（heart failure with reduced ejection fraction）と呼ばれる．HFpEFは，過去にはEFが40〜55％である心不全と定義されていたが，最近は，EFが50％以上で，かつ左室径が正常な心不全とされている．HFpEFは，高血圧を有する高齢女性に多く，発症前要因として，高血圧歴，左室肥大，加齢，女性であることが知られている．HFrEFの主な発症主要因が虚血性心疾患であることと比較して明瞭に異なる．EFが低下していないにもかかわらず心不全を起こす機序は，図1[1]のとおりである．

　平易に説明すると，血管が硬く末梢血管拡張能が低いため，後負荷が高くなる．ま

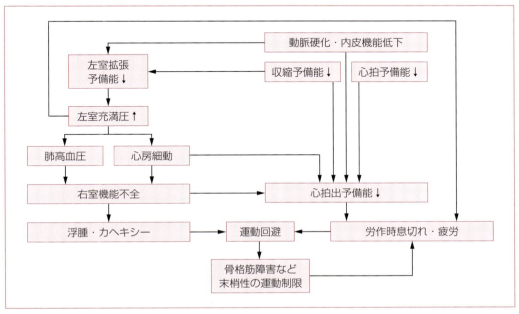

図1 ● HFpEFの病態生理　　　　　　　　　　　　　　　　　　　　（文献1）より引用改変）

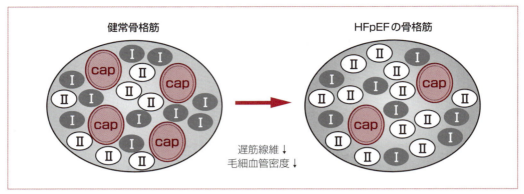

図2 ● HFpEF における骨格筋障害
Ⅰ：Ⅰ型筋線維（遅筋），Ⅱ：Ⅱ型筋線維（速筋）
cap：capillary（毛細血管）

（文献4）より引用改変）

た，心筋の拡張能（コンプライアンス）低下のため静脈還流量が多くなると，風船のように広がって，圧を緩和することができず，左室拡張末期圧が上昇し，左房圧・肺静脈圧の上昇から肺うっ血をきたすことになる．

1 HFpEF における骨格筋障害

　当初，純粋な HFpEF であれば，骨格筋障害は起こりにくく，HFpEF の運動耐容能規定因子は，心機能，すなわち最大心拍出量あるいは肺動脈圧上昇によるのではないかと思われ，運動療法が有効ではない可能性が懸念された．しかしながら，HFrEF と同様に骨格筋生検を用いた研究などが行われた結果，骨格筋障害も同じように存在し，運動耐容能に影響していることが明らかにされ[2〜5]（図2），また，運動療法が有効なことが報告されている[6〜8]．ただし，一部の HFpEF では，肺動脈圧上昇による心拍出量の制限が運動耐容能を制限していることが報告されている[9]．

　HFpEF において骨格筋障害が起こる原因は，身体不活動，高血圧という病態における神経体液性因子（第Ⅰ章-6 の RAS 活性，交感神経増加，参照），eNOS 活性低下，酸化ストレスなどと急性心不全時の primary damage の結果ではないかと考えられる．

　HFpEF における運動療法では，心機能は不変であり，動脈スティフネスも血管内皮機能も変化せずに運動耐容能が改善することから[6〜8]，HFrEF と同様に骨格筋量・質の改善など末梢効果による影響が大きいと考えられる．

参考文献

1) Borlaug BA : The pathophysiology of heart failure with preserved ejection fraction. Nat Rev Cardiol 11 (9) : 507-515, 2014

2) Kitzman DW et al : Skeletal muscle abnormalities and exercise intolerance in older patients with heart failure and preserved ejection fraction. Am J Physiol Heart Circ Physiol 306 (9) : H1364-1370, 2014

3) Dhakal BP et al : Mechanisms of exercise intolerance in heart failure with preserved ejection fraction : the role of abnormal peripheral oxygen extraction. Circ Heart Fail 8 (2) : 286-294, 2015

4) Sarma S et al : Soothing the sleeping giant : improving skeletal muscle oxygen kinetics and exercise intolerance in HFpEF. J Appl Physiol (1985) 119 (6) : 734-738, 2015

5) Upadhya B et al : Exercise intolerance in heart failure with preserved ejection fraction : more than a heart problem. J Geriatr Cardiol 12 (3) : 294-304, 2015

6) Kitzman DW et al : Exercise training in older patients with heart failure and preserved ejection fraction : a randomized, controlled, single-blind trial. Circ Heart Fail 3 (6) : 659-667, 2010

7) Haykowsky MJ et al : Effect of endurance training on the determinants of peak exercise oxygen consumption in elderly patients with stable compensated heart failure and preserved ejection fraction. J Am Coll Cardiol 60 (2) : 120-128, 2012

8) Pandey A et al : Exercise training in patients with heart failure and preserved ejection fraction : meta-analysis of randomized control trials. Circ Heart Fail 8 (1) : 33-40, 2015

9) Santos M et al : Central cardiac limit to aerobic capacity in patients with exertional pulmonary venous hypertension : implications for heart failure with preserved ejection fraction. Circ Heart Fail 8 (2) : 278-285, 2015

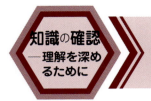

骨格筋の生理学：エネルギー代謝

1　3つのエネルギー供給系とクレアチンリン酸シャトル

　ヒトは絶えず呼吸をしている．なぜなら，生きるために酸素が必要だからである．しかしながら，酸素が必要なのは，われわれの臓器でも組織でも細胞自体でもなく，各細胞内に存在する細胞内小器官であるミトコンドリアである．ミトコンドリアが酸素を利用して"産生してくれる"アデノシン三リン酸 adenosine triphosphate（ATP）がすべての生命活動の唯一のエネルギーである．ミトコンドリアに酸素を届けるために呼吸と循環がある（**図1**）．

　そして，運動はATP需要を極度に増大させる活動である．ゆえにヒトは，運動を継続するための3つのエネルギー供給系を持つ（**図2**）．

　酸化系はミトコンドリア内膜で行われる酸素を利用したATP産生であり，産生速度は遅いが酸素供給がある限り持続することができる．

　クレアチンキナーゼ／クレアチンリン酸 creatine kinase／phosphocreatine（CK／PCr）系は，プールされていたPCrが，**図2**，**3**に示すように筋収縮に伴うATP分解と協合して分解されると同時にATPが再合成されるようなCKを介したローマン反応からなる．クレアチン（Cr）と無機リン（Pi）に分解されたPCrは，主にミトコンドリアで生成されたATPにより再びPCrに再合成されるが，一定以上の運動強度［嫌気性代謝閾値（AT）以上］であると，PCr再合成が遅れるため，PCrは次第に減少していくことになる．

　解糖系は，グリコーゲンあるいはグルコースがピルビン酸まで分解される過程で無酸素的にATPを産生できる．一定以上の運動強度（AT以上）では，ピルビン酸は有酸素代謝過程（クエン酸回路）に入れず，乳酸として蓄えられる．運動強度とミトコンドリア呼吸能がマッチしていれば，ピルビン酸は脱炭酸と補酵素A（CoA）との結合によりアセチル-CoAとなり，ミトコンドリア基質（マトリックス）のクエン酸回路に入り，9段階の過程でATPおよび$NADH^{2+}$を産生する．$NADH^{2+}$（一部$FADH^{2+}$）に捕捉された水素は，ミトコンドリアのクリステにおいて，一連の酵素からなる電子伝達系（複合体Ⅰ～Ⅳ）を経て，最終受容体である酸素（O_2）に渡され

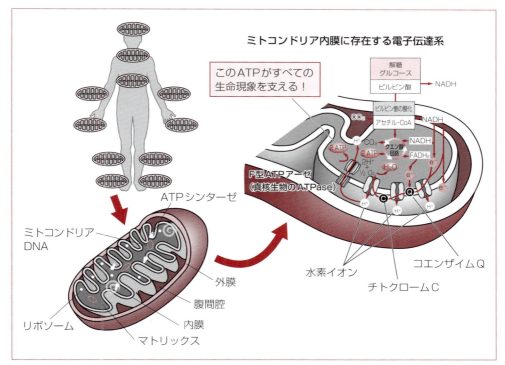

図1 ● ミトコンドリアが生命現象そのものである
ヒトは，ミトコンドリアが酸素を利用して"産生してくれる"ATPによって生命活動を維持している．ミトコンドリアに酸素を届けるために呼吸と循環がある．
NADH：nicotinamide adenine dinucleotide（ニコチンアミドアデニンジヌクレオチド），FADH$_2$：1,5-dihydro-flavin adenine dinucleotide（還元型フラビンアデニンジヌクレオチド）

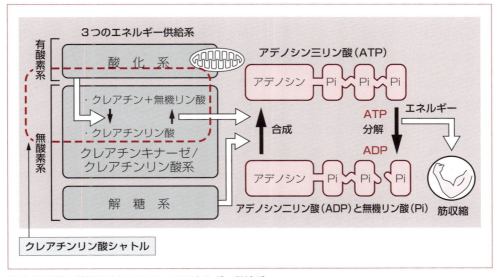

図2 ● 運動を継続するための3つのエネルギー供給系
ATPがADPに分解する際に得られるエネルギーが筋収縮を含むすべての生命現象に利用される．

骨格筋の生理学：エネルギー代謝 —— 057

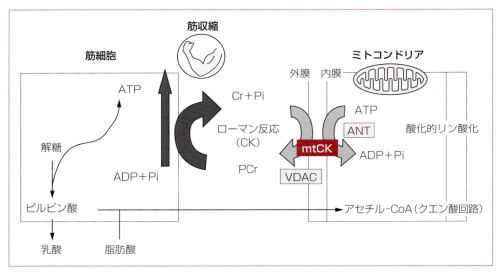

図3 ● クレアチンリン酸シャトル（CK/PCr系）
ANT：adenine nucleotide translocator（アデニンヌクレオチドトランスロケーター），mtCK：mitochondria creatine kinase（ミトコンドリアクレアチンキナーゼ），VDAC：voltage-dependent anion channel（電位依存性アニオンチャネル）

て水（H_2O）になるが，この間に多数の ATP が産生される．これら全過程が呼吸鎖（respiratory chain）である（図1に要略）．

2 クレアチンリン酸と CK ファミリー

骨格筋細胞（筋原線維）は，ATP 分解酵素により ATP がアデノシン二リン酸 adenosine diphosphate（ADP）と Pi に分解される際に発生するエネルギーを利用して収縮・弛緩する．安静状態から運動状態に移行する時，ATP 消費量が高まるが，この需要に対し，単に細胞内にある ATP が消費され尽くしてから PCr が消費されるのではなく，ATP の数倍以上に貯蓄された PCr が，Cr と Pi に分解されると同時に，ADP と Pi から生合成される ATP が供給源になると考えられている（図3）．なぜなら，極めて低強度からの漸増負荷においても，PCr は運動強度に比例して運動開始から直線的に漸減するからである．PCr はエネルギーを貯蔵・運搬する物質として働いているが，この仕組みは細胞内を自由に移動する PCr と細胞内に豊富に存在する CK が可能にしていると考えられる（facilitated diffusion）．

CK/PCr 系は，細胞における変動するエネルギー需要に対応するため，時間的・空間的エネルギー緩衝を行っている（図4）．Cr はクレアチン輸送体 creatine transporter（CRT）を介して標的細胞に輸送される（PCr の生成は後述）．細胞内で

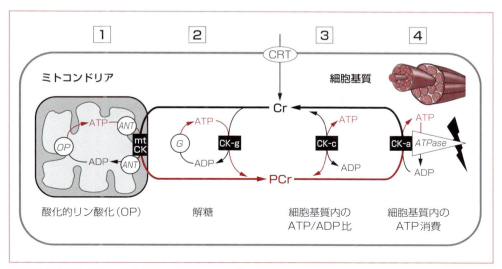

図4 ● CK/PCr系による時間的・空間的エネルギー緩衝

（文献1）より引用改変）

は，PCr/Cr比，ATP/ADP比の平衡状態が，細胞質CKアイソフォーム（CK-c）の可溶性部分により調節されている．細胞質CKの別の部分（CK-g）は，解糖系酵素と共役して解糖系からのATPを受け取り，一方でミトコンドリアCKアイソフォーム（mtCK：内膜と外膜の間にありマイクロコンパートメントを構成している）は，ATP-ADP交換輸送体［アデニンヌクレオチドトランスロケーターadenine nucleotide translocator（ANT）］と共役してマトリックスおよび酸化的リン酸化により生成されたATPを受け取る*．このように生成されたPCrは，巨大プールとして蓄えられ，時間的・空間的エネルギー緩衝に利用される．もう1つの細胞質CK（CK-a）は，特異的に細胞内ATP利用（ATPase, ion-pumpなど）に付随しており，同様にマイクロコンパートメントと共役し，ATPase反応によって利用されたATPの再合成をPCrの分解と協合して行っている．

　CK/PCrエネルギー・シャトル説は，拡散性の高いPCrとCrを介し，細胞内ATP産生部（解糖および酸化的リン酸化）と利用部（ATPase）を結びつけている．このモデルは，機能的に共役した細胞質CKマイクロコンパートメントに基づいてお

---

*ミトコンドリア内では，酸化的リン酸化（呼吸鎖）によってADPとPiからATPが産生され，内膜を介するATP輸送がANTにより行われる[1,2]．ANTは，ミトコンドリアCKによるATPからCrへのtrans-phosphorylation（リン酸基転移）に共役している．Crから再合成されたPCrは，ミトコンドリア外膜の電位依存性アニオンチャネル voltage-dependent anion channel（VDAC）により細胞質に輸送される．このシステムは，"channeling of high-energy metabolite"と呼ばれる[2]（図5）．

骨格筋の生理学：エネルギー代謝 ── 059

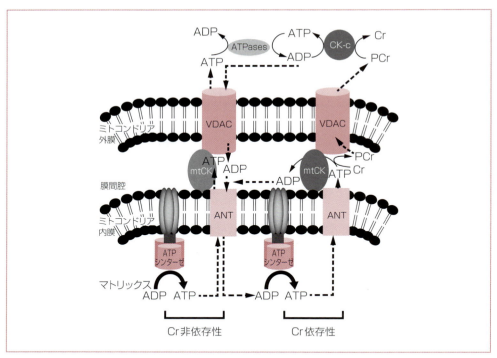

図5 ● channeling of high-energy metabolite（高エネルギーリン酸のチャネリング）

(文献2)より引用改変

り，そこでATP産生とATP消費が，密接にCK/PCr系に結びついている．

3 クレアチンとクレアチンリン酸はどこからくるのか？[3,4]

骨格筋のエネルギー代謝に不可欠な物質であるクレアチンcreatine（Cr，$C_4H_9N_3O_2$，131.135 g/mol）は，別名メチルグアニジノ酢酸（methylguanidinoacetate），有機酸の一種である．

Cr生成の第一段階は腎臓で行われる（図6）．腎近位尿細管において，アルギニン（2-amino-5-guanidinovaleric acid）とグリシン（2-aminoacetic acid）から，AGAT（L-arginine：glycine amidinotransferase）の作用で，グアニジノ酢酸（guanidinoacetate）とL-ornithineが産生される．グアニジノ酢酸は，血流を介して肝臓に運ばれ，GAMT（S-adenosyl-L-methionine：N-guanidinoacetate methyltransferase）の作用で，S-アデノシルメチオニン（S-adenosylmethionine）よりメチル基転移を受けてCrが生成される．Crは，肝臓から放出され，CKが豊富に存在する骨格筋，心筋，中枢神経系などの細胞においてNa$^+$-and Cl$^-$-de-

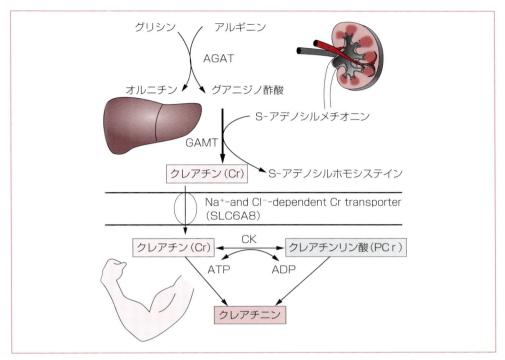

図6 ● クレアチン代謝

(文献3)より引用改変)

pendent Cr transporter（SLC6A8）を介して取り込まれる[4]．細胞内 Cr の多くは，CK によりリン酸化され，PCr となり，エネルギー需要に応じて ATP を産生する（$Cr+ATP \Leftrightarrow PCr+ADP+H^+$）．クレアチニンは Cr の代謝最終産物で，Cr から非酵素的に H_2O がとれた無水物である．

4 クレアチンと CK（creatine phosphokinase）は，なぜ骨格筋と脳に多いのか？─クレアチン欠乏をきたす疾患─

CK は，前述のとおり [$Cr+ATP \Leftrightarrow PCr+ADP+H^+$]（ローマン反応）の酵素である．即座に PCr を分解し，筋収縮のための ATP を供給する．心筋梗塞や筋損傷では，この CK がそのバイオマーカーとなる．CK は，B（brain）と M（muscle）と命名された2種類のサブユニットからなる二量体（ダイマー）からなるため，BB 型，MB 型，MM 型の3種類のアイソザイムが存在するが，正常血清のほとんどは MM 型からなっている．特に，急性心筋梗塞では発症3〜4時間後に MB 型が上昇し始め，3〜4日後に血中から消失していく．BB 型の明らかな増加は全身麻酔後の悪性

過高熱，ある種の悪性腫瘍でみられることがある．

　骨格筋においては，運動強度の急な増加に伴う ATP 需要の急増に対応するために
は，ミトコンドリアからの緩やかな有酸素性 ATP 供給では間に合わない．ゆえにそ
の ATP 需要は，筋細胞内に ATP のおよそ 5 倍存在する PCr 酸と CK によって供
給される．脳も骨格筋と同じようにエネルギー需要が急増し得る器官であることは容
易に理解できる．脳ではクレアチンストアの相対的・絶対的不足により起こる病態が
明らかにされつつある．

5　脳クレアチン欠乏症候群（CCDS）

　2000 年代に入り，原因不明の精神遅滞，言語発達遅滞を呈する患者の中に，脳
内クレアチン欠乏を示す症候群が存在することが明らかにされた[5]．脳クレアチン欠
乏症候群 cerebral creatine deficiency syndrome（CCDS）は，脳内クレアチン
が低下・欠乏をきたし，症状として，精神遅滞，言語発達遅滞，てんかん等を引き
起こす．CCDS には，図 6 にある酵素の活性低下・欠損が関わっており，グアニジ
ノ酢酸メチル基転移酵素（GAMT）欠損症，アルギニン・グリシンアミジノ基転移酵
素（AGAT）欠損症と，最終的な輸送タンパクであるクレアチン輸送体（SLC6A8）
欠損症の 3 つの疾患が知られている．日本人における有病率は不明であるが，
SLC6A8 欠損症は精神遅滞男性の 0.3〜3.5％と遺伝性精神遅滞の中では最も頻
度が高い疾患の 1 つで，世界に 100 万人以上が発症していると推定されている．

　PCr-Cr 系は，骨格筋と同様に脳における化学的エネルギーの細胞質貯蔵の緩衝系
として働くはずなので，脳の活動速度（思考速度）が低下するのは理解できるが，脳
にもミトコンドリアが存在して ATP を供給するので，精神遅滞，言語発達遅滞まで
に発展し，さらにはなぜてんかんまで引き起こすのか全く不明である．ゆえに Cr
は，脳内においてはエネルギー供給系だけではない重要な働き（シグナル伝達，膜電
位の維持）を担っていると推測されている．GAMT 欠損症は GAMT 遺伝子，AGAT
欠損症は AGAT 遺伝子の変異により発症し，常染色体劣性の遺伝形式をとる．
SLC6A8 欠損症は，SLC6A8 遺伝子の変異により発症し，X 連鎖性の遺伝形式
をとるが，男性および女性ともに発症する（女性は軽症）．GAMT 欠損症および
AGAT 欠損症においては，早期の Cr 投与が有効であり，精神遅滞の発症を予防でき
る．一方，クレアチン輸送体である SLC6A8 欠損症に対しては有効な治療法がな
い．

　スポーツにおいては，サプリメントとして Cr が利用されており，実際にバルセロ

ナ五輪 100 m 走の金メダリスト，英国の Linford Christie 選手がクレアチンサプリメントを摂取していたことはよく知られている．Cr 経口摂取により，骨格筋内クレアチンリン酸ストアが増え，エネルギー代謝が向上することも磁気共鳴分光法などを用いて科学的に証明されており，今日でも Cr は，プロ選手・アマチュア選手問わず常並みに利用されている．しかしながら，実際の競技スポーツのパフォーマンスは，クレアチンストア以上に重要な多数の要素があり，クレアチンストアの多さはメリットであると思われるが，明確な競技能力向上を証明した論文は多くはない．対象によりけりである．

　一方，脳分野では，CCDS の存在が明らかになり，一部は Cr 投与により発症を抑えられることから，Cr は，正常な脳機能の発揮に必須である可能性が強く示唆される．Cr は，骨格筋サプリメントとしてより，認知機能低下の予防・治療のための脳サプリメントとして用いられる方が有用なのかもしれない．

参考文献

1) Wallimann T et al：The creatine kinase system and pleiotropic effects of creatine. Amino Acids 40(5)：1271-1296, 2011

2) Ydfors M et al：Modelling *in vivo* creatine/phosphocreatine *in vitro* reveals divergent adaptations in human muscle mitochondrial respiratory control by ADP after acute and chronic exercise. J Physiol 594(11)：3127-3140, 2016

3) Nasrallah F et al：Creatine and creatine deficiency syndromes：biochemical and clinical aspects. Pediatr Neurol 42(3)：163-171, 2010

4) Wyss M et al：Creatine and creatinine metabolism. Physiol Rev 80(3)：1107-1213, 2000

5) Schulze A：Creatine deficiency syndromes. Mol Cell Biochem 244(1-2)：143-150, 2003

第 II 章

骨格筋という高次機能臓器
(master regulator for health)
―運動器でありながら内分泌機能を有する巨大な臓器―

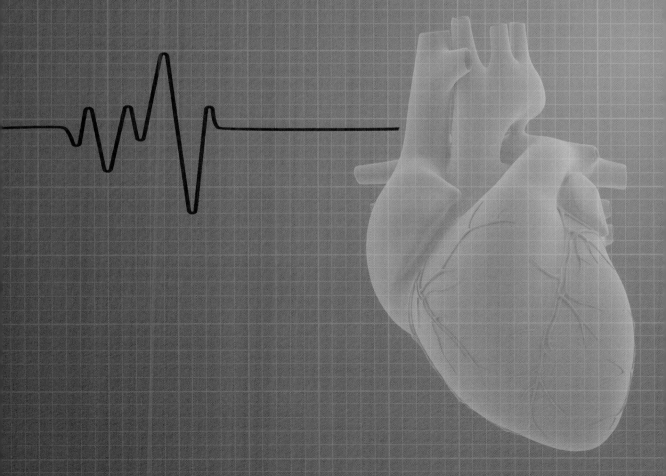

運動疫学から骨格筋疫学へ

　健常者だけではなく，心不全，各種慢性疾患および糖尿病においても運動耐容能，筋力，筋量が予後に関連する．運動療法の目的は，疾患の改善，quality of life（QOL）および生命予後の改善・向上である．運動トレーニングにより，虚血性心疾患，慢性心不全のみならず，多数の疾患の病態や生命予後の改善が得られることが，多くの研究において証明されている（**表1**）[1~16]．また，運動耐容能[7~9, 11~13]あるいは骨格筋量・筋力[17~20]そのものが，生存率や死亡率に影響を与える．

1　運動疫学

　運動が生活習慣病の予防に役立ち，健康を維持するために重要であることを否定する人はいないであろう．科学的研究結果に基づく運動の効能はまさに多様であり，"運動療法"に匹敵する治療法はほかにない．その結果が，Paffenbarger ら[3, 4]やWannamethee ら[5, 6]の研究によって明らかにされた「習慣的な身体活動は死亡率を低下させる」というエビデンスに集約される．さらに体力と生存率は深く関係しており，健常者でも心疾患患者でも持久力があるほど生存率が高いことが報告されているが（**図1**）[7]，特に心不全患者では顕著である（**図2**）[11]．

表1 ● 科学的に証明された身体活動の効果

死亡率の減少	疾病改善・予防	神経機能改善	その他
全死因 虚血性心疾患 慢性心不全 脳血管障害 慢性腎疾患 がん（大腸・乳腺・前立腺など）	高血圧 脂質異常症 肥満 糖尿病 メタボリック症候群 骨粗鬆症 COPD 整形外科的疾患	うつ状態改善 認知症改善 認知機能改善 海馬容積増加 アルツハイマー病のリスク軽減 パーキンソン病の予後改善 脳損傷回復促進	体力増進 QOL 向上 酸化ストレス軽減 抗酸化酵素増加 免疫力向上 健康寿命の延伸 寿命延長？ 老化予防？

COPD : chronic obstructive pulmonary disease（慢性閉塞性肺疾患）

（文献1～16）より引用改変）

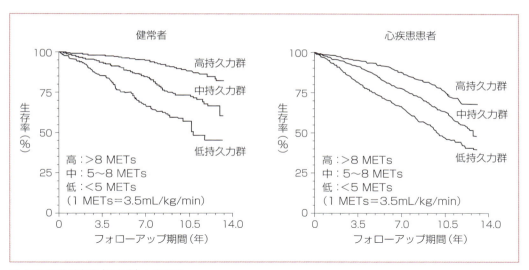

図1 ● 運動耐容能（持久力）と生存率
METs：metabolic equivalents

（文献7）より引用）

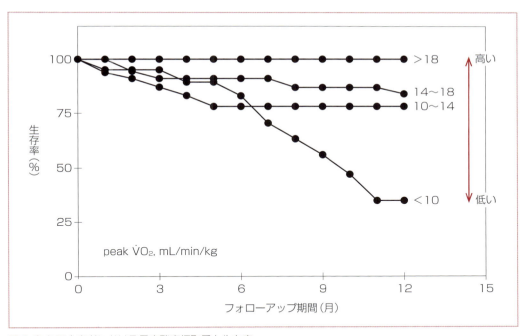

図2 ● 心不全患者における最高酸素摂取量と生存率

（文献11）より引用）

　注目すべきことは，運動習慣により心血管疾患死亡が減るだけではなく，がんなどを含めた全死因による死亡率が低下することである[4, 5]．このことは，慢性心不全における運動療法のメタ解析でも示されている（**図3**）[12]．

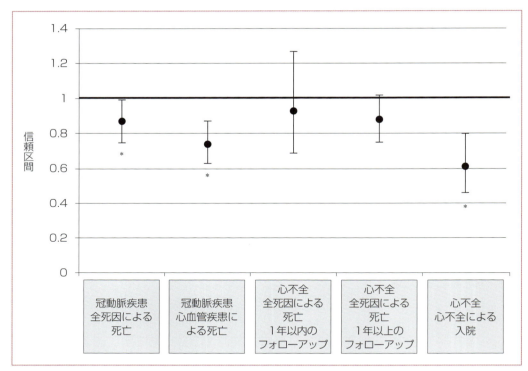

図3 ● 冠動脈疾患および心不全における運動療法を基盤としたリハビリテーションの効果
心疾患における運動療法は，疾患予後のみならず，がん死を含めた全死因による死亡率を減少させる．
*冠動脈疾患も心不全患者もがん罹患率が高いことが報告されている

（文献12）より引用）

2 骨格筋疫学

　運動疫学に標準的な定義があるわけではないが，運動・身体活動が疾病の発症や生命予後に対してどのように影響しているのかを包括的に考究する学問として考えられている．筆者は，運動・身体活動だけではなく，体力および骨格筋量・筋力そのものの影響を調べる学問という広い意味で骨格筋疫学という用語を用いた．

1 動物種の潜在的寿命は，骨格筋量および抗酸化酵素量に関連する

　過剰な酸化ストレスは，老化，がん，動脈硬化ほか，さまざまな疾患の発生に関連していると考えられている．一方，酸化ストレスから身体の細胞を防御する抗酸化酵素は，骨格筋や肝臓に多く存在している．Cutlerは[21〜23]，酸化ストレス/抗酸化酵素と寿命に関する一連の研究から，骨格筋量および抗酸化酵素量が動物種の寿命と正相関を示すことを報告した（図4，5）．その中でヒトは圧倒的に寿命が長く，身体に

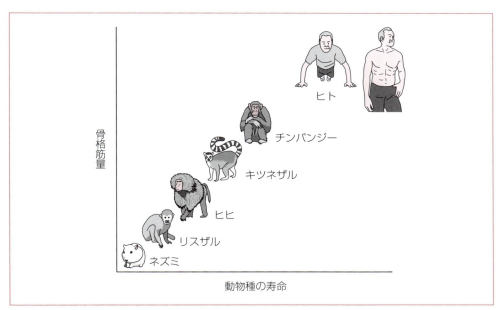

図4 ● 動物種の寿命と骨格筋量

(文献21)より引用

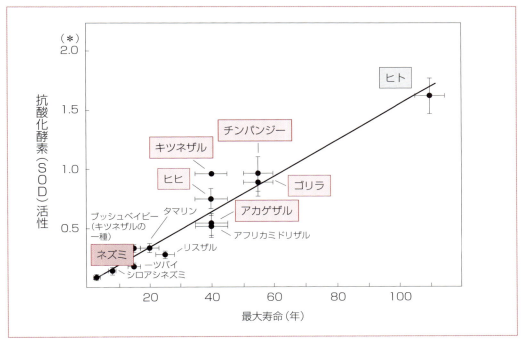

図5 ● 抗酸化酵素量と動物種の最大寿命の関係
図は単位組織あたりの抗酸化酵素の量と種の寿命の関係を示している．抗酸化酵素は骨格筋に多く存在するが，ヒトは骨格筋量の多い種であり抗酸化酵素も多く，そして，それが長い寿命に関係していると考えられている．これらのことは，運動により骨格筋などの抗酸化酵素が増加すれば，寿命が延び得ることを意味する．酸化ストレスは，老化，がん，動脈硬化ほかさまざまな疾患の原因になるが，抗酸化酵素はその防御として働くからである．
＊U/mg protein/SMR (specific metabolic rate)

(文献22)より引用

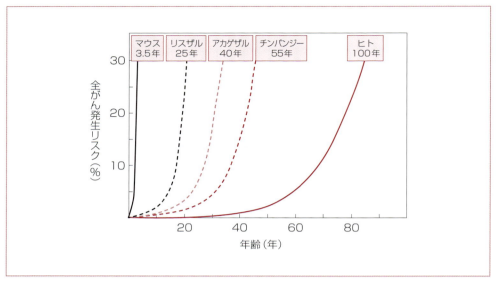

図6 ● 動物種の年齢と全がん発生リスクの関係
図は種の年齢とがん発生のリスクを示している．抗酸化酵素が少ない動物種は，より低年齢でがん発生リスクが高くなる．すなわち抗酸化酵素の多い種であるヒトは，加齢に伴うがん発生のリスクが低いことを意味する．

(文献23) より引用)

最も多くの骨格筋と抗酸化酵素を持つ．それを裏付けるように寿命の短い種は，がんの罹患年齢も早い（図6）[23]．

2 運動耐容能および骨格筋量・筋力は生存率/死亡率に関連する

　骨格筋機能と心肺機能を統合的に反映する運動耐容能が健常者の生存率に関係することは早くから報告されているが，まさにCutler[21〜23]の報告と相応するように，最大筋力（握力や膝伸展筋力など），また筋量そのものが生存率に関連することが示されている（図7, 8）[17〜20]．特に握力は，簡便に測定できるため，近年注目されている[19]．

　近年では，健常者のみならず，心疾患（図7），高血圧症，慢性閉塞性肺疾患および慢性腎疾患（図9, 10）などの疾患群においても運動耐容能や骨格筋量・筋力が，生存率と関連することが報告されている[7〜11, 13, 24, 25]．

　また，インスリン抵抗性を示す患者および2型糖尿病患者においても運動耐容能が低下しており，心血管リスクさらには予後の独立した予測因子になることも報告されている（図11）[8]．

　しかしながら，心不全例や腎不全例と異なり，2型糖尿病の場合のこのような結

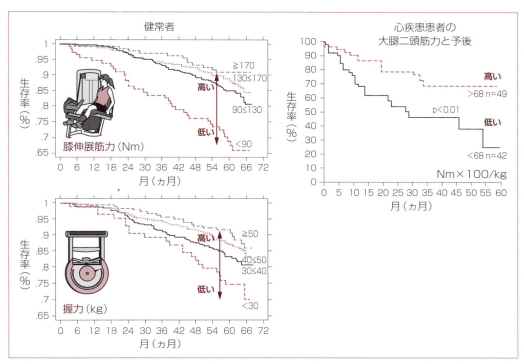

図7 大腿筋力および握力と生存率
大腿筋力および握力が高値であるほど生存率が高い.
(文献17〜19)より引用)

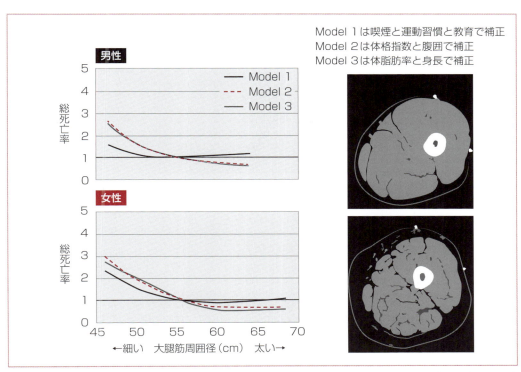

図8 大腿周囲径（ももの太さ）と死亡率
筋量・筋周囲径が高値であるほど, 死亡率が低い.
(文献20)より引用)

1. 運動疫学から骨格筋疫学へ ── 071

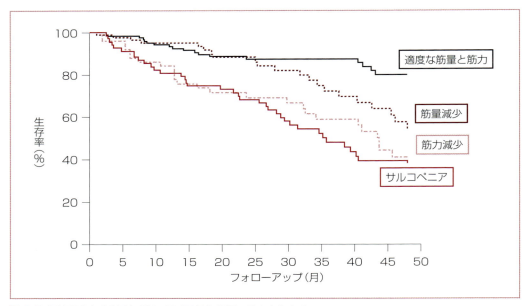

図9 慢性腎疾患(透析患者)における骨格筋量・筋力と生存率
骨格筋量と筋力は,透析患者の予後に影響する.

(文献24)より引用)

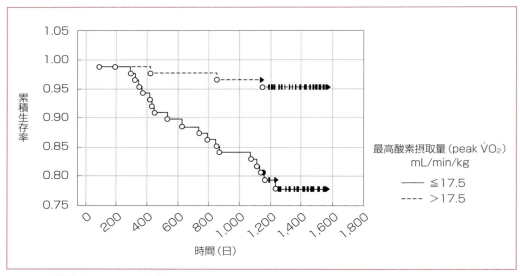

図10 運動耐容能は慢性腎疾患患者の生命予後規定因子
運動耐容能が高い患者の生存率が高い.

(文献9)より引用)

果は,肥満の程度に影響を受けている可能性が高い.運動耐容能低下に分類された患者の体格指数は高いので,mL/min/kgで表される最大酸素摂取量は当然低く計算される.運動耐容能というより,糖尿病の重症度の問題かもしれない.
　身体活動量が多いほど運動耐容能が高く,骨格筋力・量が高いほど生存率が高い.

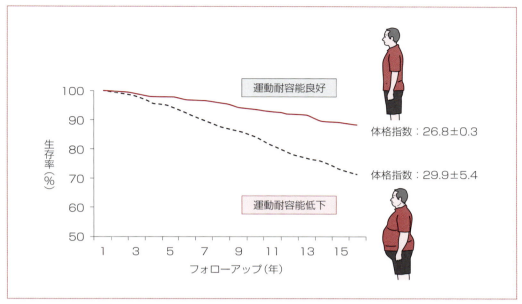

図11 ● インスリン抵抗性を有する患者・2型糖尿病患者の運動耐容能と生存率
運動耐容能はインスリン抵抗性や糖尿病を有する患者の強力な生命予後規定因子である．

(文献8)より引用)

　その理由の1つは，抗酸化酵素量・活性にあるかもしれない．特に日本人の糖尿病患者の死因の第1位は，心血管疾患ではなく，悪性新生物であり[26]，また，心不全患者のがん死亡率が高いことも報告されている[27]．

　次項では，さらにその理由を探求する．

参考文献

1) Kiraly MA et al : The effect of exercise on hippocampal integrity : review of recent research. Int J Psychiatry Med 35(1) : 75-89, 2005
2) Booth FW et al : Exercise controls gene expression. American Scientists 93(1) : 28-35, 2005
3) Paffenbarger RS Jr et al : Physical activity as an index of heart attack risk in college alumni. Am J Epidemiol 108(3) : 161-175, 1978
4) Paffenbarger RS Jr et al : Physical activity, all-cause mortality, and longevity of college alumni. N Engl J Med 314(10) : 605-613, 1986
5) Wannamethee SG et al : Changes in physical activity, mortality, and incidence of coronary heart disease in older men. Lancet 351(9116) : 1603-1608, 1998
6) Wannamethee SG et al : Physical activity and mortality in older men with diagnosed coronary heart disease. Circulation 102(12) : 1358-1363, 2000
7) Myers J et al : Exercise capacity and mortality among men referred for exercise testing. N Engl J Med 346(11) : 793-801, 2002
8) Wei M et al : Low cardiorespiratory fitness and physical inactivity as predictors of mortality in men with type 2 diabetes. Ann Intern Med 132(8) : 605-611, 2000
9) Sietsema KE et al : Exercise capacity as a predictor of survival among ambulatory patients with end-stage renal disease. Kidney Int 65(2) : 719-724, 2004
10) Waschki B et al : Physical activity is the strongest predictor of all-cause mortality in patients with COPD : a prospective cohort study. Chest 140(2) : 331-342, 2011
11) Mancini DM et al : Value of peak exercise oxygen consumption for optimal timing of cardiac transplantation in ambulatory patients with heart failure. Circulation 83(3) : 778-786, 1991
12) Gielen S et al : Exercise training in patients with heart disease : review of beneficial effects and clinical recommendations. Prog Cardiovasc Dis 57(4) : 347-355, 2015
13) Corrà U et al : Cardiopulmonary exercise testing in systolic heart failure in 2014 : the evolving prognostic role : a position paper from the committee on exercise physiology and training of the heart failure association of the ESC. Eur J Heart Fail 16(9) : 929-941, 2014
14) Pajonk FG et al : Hippocampal plasticity in response to exercise in schizophrenia. Arch Gen Psychiatry 67(2) : 133-143, 2010

15) White LJ et al：Exercise and brain health--implications for multiple sclerosis：Part 1--neuronal growth factors. Sports Med 38 (2)：91-100, 2008

16) White LJ et al：Exercise and brain health--implications for multiple sclerosis：Part II--immune factors and stress hormones. Sports Med 38 (3)：179-186, 2008

17) Newman AB et al：Strength, but not muscle mass, is associated with mortality in the health, aging and body composition study cohort. J Gerontol A Biol Sci Med Sci 61 (1)：72-77, 2006

18) Hülsmann M et al：Muscle strength as a predictor of long-term survival in severe congestive heart failure. Eur J Heart Fail 6 (1)：101-107, 2004

19) Leong DP et al：Prognostic value of grip strength：findings from the Prospective Urban Rural Epidemiology (PURE) study. Lancet 386 (9990)：266-273, 2015

20) Heitmann BL et al：Thigh circumference and risk of heart disease and premature death：prospective cohort study. BMJ 339：b3292, doi：10.1136/bmj.b3292, 2009

21) Cutler RG：Evolutionary biology of aging and longevity in mammalian species. Aging and cell function, Johnson, JE (ed), Plenum Press, 1-147, 1984

22) Cutler RG：Oxidative stress profiling：part I. Its potential importance in the optimization of human health. Ann N Y Acad Sci 1055：93-135, 2005

23) Cutler RG：Human longevity and aging：possible role of reactive oxygen species. Ann N Y Acad Sci 621：1-28, 1991

24) Isoyama N et al：Comparative associations of muscle mass and muscle strength with mortality in dialysis patients. Clin J Am Soc Nephrol 9 (10)：1720-1728, 2014

25) Roshanravan B et al：Association between physical performance and all-cause mortality in CKD. J Am Soc Nephrol 24 (5)：822-830, 2013

26) 堀田　饒ほか：アンケート調査による日本人糖尿病の死因―1991〜2000年の10年間，18,385名での検討―. 糖尿病 50 (1)：47-61, 2007

27) Hasin T et al：Patients with heart failure have an increased risk of incident cancer. J Am Coll Cardiol 62 (10)：881-886, 2013

健康を支える内分泌臓器としての骨格筋

　近年の研究により，骨格筋は脂肪組織と並び，サイトカイン（cytokine）を産生・分泌する内分泌器官であることが示されている．脂肪組織から分泌されるサイトカインはアディポカイン（adipokine）と呼ばれ，骨格筋由来のものはマイオカイン（myokine）と呼ばれる．2000年に運動中の骨格筋からinterleukin（IL）-6が遊離することが明らかになり[1]，IL-4，IL-7，IL-8，IL-15，脳由来神経栄養因子brain-derived neurotrophic factor（BDNF），白血病抑制因子 leukemia inhibitory factor（LIF），インスリン様増殖因子 insulin-like growth factor（IGF）-1，グルカゴン様ペプチド glucagon-like peptide（GLP）-1，線維芽細胞増殖因子 fibroblast growth factor（FGF）-2，FGF-21，フォリスタチン類似タンパク（follistatin-like）-1，マイオスタチン（myostatin），マイオネクチン（myonectin），イリシン（irisin）などが次々にマイオカインとして同定され，現在ではさらに多数のものが発見されている[2~5]．

　かつて炎症惹起性サイトカインと考えられていたIL-6は，糖取り込み促進，脂肪酸化亢進，インスリン感受性改善，また，筋細胞の修復・増生など善玉としての働きが明らかになってきている[1~3]．筋の収縮時のエネルギー代謝による化学的（代謝的）ストレスがトリガーとなり，抗酸化物質が誘導され，一方で筋内に種々の成長因子およびマイオカインが産生されてオートクリンに，あるいはパラクリンに作用すると推定されている（**図1**）[6]．

　抗酸化物質は，老化，動脈硬化，腫瘍発生を抑制し，動物種の寿命の長さに関連すると考えられており[7]，一方，マイオカインも，糖・脂質代謝の改善，筋肥大，血管増生，抗炎症，抗酸化ストレス，抗動脈硬化，抗腫瘍性などさまざまな生体防御作用を発揮する（**図2**）[1~6]．これらは多様な運動効果の説明となり，骨格筋機能や筋量が予後に関連するというエビデンスにも当てはまる（第Ⅱ章-1，参照）．

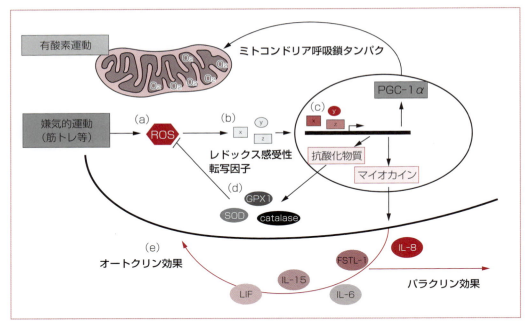

図1 ● 運動に伴うROS発生によるシグナル活性化と抗酸化システムおよびマイオカインの誘導
運動に伴うROS発生によるシグナル活性化
a：ROSは，ミトコンドリア電子伝達系からの電子漏出や前述のhypoxanthineの代謝により発生する．
b：ROSは，レドックス感受性転写因子（x，y，z：未知の因子）に作用し，細胞間シグナル伝達を制御する．それにより，PGC-1α，抗酸化物質（酸化ストレス防御因子）やマイオカインが誘導される．
c：PGC-1αは，ミトコンドリア機能を増大する遺伝子を活性化する．
d：SOD，GPX1およびcatalaseなどの内因性抗酸化物質は増加したROSを緩和する．
e：マイオカインは，オートクリンあるいはパラクリンに働き，筋肥大（IL-6, LIF, IL-15），血管増生（IL-8, FSTL-1），代謝改善作用（IL-6）を発揮する．
PCG-1α：peroxisome proliferator-activated receptor γ coactivator-1α, ROS：reactive oxygen species（活性酸素種）, GPX1：glutathione peroxidase-1, SOD：superoxide dismutase, FSTL-1：follistatin-like1, LIF：leukemia inhibitory factor

（文献6）より引用改変）

1 運動効果における骨格筋と脳・神経系の関連

　大脳が活性化して指令を出さなければ骨格筋は運動しない．「運動は脳の活動」でもある．また，筋の疲労は，脳・神経系への求心性刺激となる．最近，運動療法による海馬の増大など，運動が脳機能に与える影響や脳保護作用（**図3**）についての近年の研究報告には特筆すべきものがあり[8〜10]，これらを加えると，運動の多面的効果を矛盾なく説明できるように思える．

2 骨格筋と脳に共通する液性因子：BDNF

　BDNFは，神経調節因子の1つであり，神経細胞の寿命，成長および維持に中心的な役割をしており，学習，記憶，認知機能に深く関連している[11]．それを裏付け

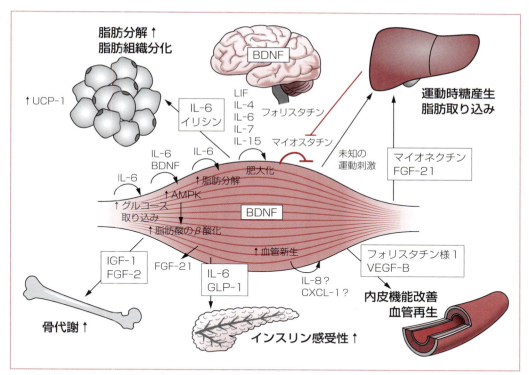

図2 ● 巨大な多機能内分泌器官としての骨格筋
骨格筋はほかの複数の臓器に，そして自らにもマイオカインを分泌し，健康増進効果を発揮する．
UCP-1：uncoupling protein 1（脱共役タンパク質1），VEGF-B：vascular endothelial growth factor B（血管内皮増殖因子B），AMPK：AMP-activated kinase（ATP活性化キナーゼ）

(文献4）より引用改変）

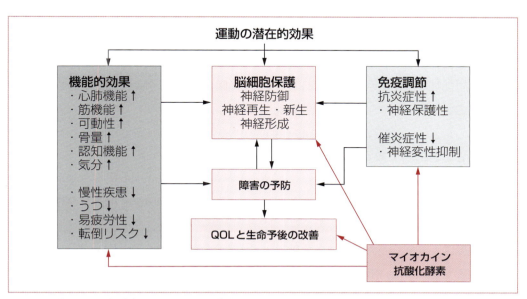

図3 ● 運動による脳保護（neuroprotection）作用
運動が脳神経系の健康に与える影響を表したシェーマ．この一部は，BDNFを介する効果であると思われる．
QOL：quality of life（生活の質）

(文献9, 10）より引用改変）

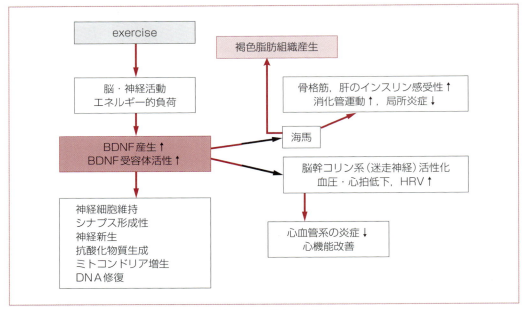

図4 ● 運動効果においてBDNFは中心的役割を担うと推定される
HRV : heart rate variability（心拍変動）

（文献15）より引用改変）

るようにアルツハイマー氏病患者の海馬においてBDNFの発現が低下していること（ドナー献体の調査），アルツハイマー氏病，パーキンソン氏病，うつ病患者の血中BDNF濃度が低下していることが報告されている[12〜14]．最近，このBDNFが，マイオカインの1つとして注目されるようになった[2〜4]．

BDNFは，運動中，脳－大脳皮質・海馬において産生され，循環血液中に放出されるが，骨格筋内でも生成され，運動療法の効果発現において重要な役割を果たしている可能性が次々に明らかにされてきている（図4）[15, 16]．筆者らは，慢性心不全患者の血中BDNFレベルが運動耐容能と正相関し，さらに予後に関連することを明らかにした[17]．このことは，慢性心不全における骨格筋萎縮（悪液質）が生命予後を悪化させる理由の1つではないかと考えている．

3 Exercise is a multi-organ harmony against diseases

運動は，骨格筋と大脳・神経系を中心とした全心体における限りなく調和した生命現象である．また，筋活動に伴い抗酸化防御機構が誘導され，一方でマイオカインが産生される．抗酸化防御機能の強化は，さらなる強度の運動を安全に施行することを可能にする．それらを統括する脳は発達し，神経調節因子を産生しつつ，さらなる調和を実現する．そして，神経性因子とマイオカインは，骨格筋，脳神経系，血管など

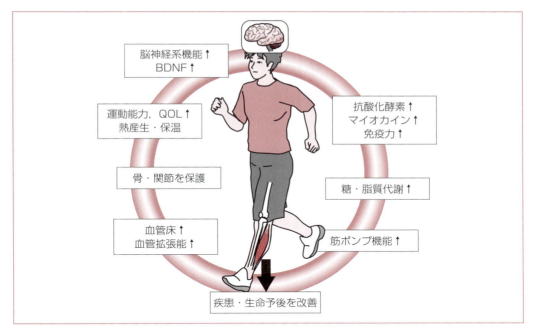

図5 ● 骨格筋が生命予後改善に関わる機序
"Exercise is a multi-organ harmony against diseases" 運動は疾病に立ち向かう多臓器の調和である．

すべての組織に"治療効果"を発現していく．これが，medicineとしての運動療法であり，「運動」が心身の「健康」に寄与できる理由ではないかと考えている（図5）．

参考文献

1) Steensberg A et al : Production of interleukin-6 in contracting human skeletal muscles can account for the exercise-induced increase in plasma interleukin-6. J Physiol 529 (Pt 1) : 237-242, 2000
2) Pedersen BK et al : Role of myokines in exercise and metabolism. J Appl Physiol 103 (3) : 1093-1098, 2007
3) Pedersen BK et al : Role of exercise-induced brain-derived neurotrophic factor production in the regulation of energy homeostasis in mammals. Exp Physiol 94 (12) : 1153-1160, 2009
4) Pedersen BK et al : Muscles, exercise and obesity : skeletal muscle as a secretory organ. Nat Rev Endocrinol 8 (8) : 457-465, 2012
5) Demontis F et al : The influence of skeletal muscle on systemic aging and lifespan. Aging Cell 12 (6) : 943-949, 2013
6) Scheele C et al : ROS and myokines promote muscle adaptation to exercise. Trends Endocrinol Metab 20 (3) : 95-99, 2009
7) Cutler RG : Oxidative stress profiling : part I. Its potential importance in the optimization of human health. Ann N Y Acad Sci 1055 : 93-135, 2005
8) Pajonk FG et al : Hippocampal plasticity in response to exercise in schizophrenia. Arch Gen Psychiatry 67 (2) : 133-143, 2010
9) White LJ et al : Exercise and brain health--implications for multiple sclerosis : Part 1--neuronal growth factors. Sports Med 38 (2) : 91-100, 2008
10) White LJ et al : Exercise and brain health--implications for multiple sclerosis : Part II--immune factors and stress hormones. Sports Med 38 (3) : 179-186, 2008
11) Leal G et al : Regulation of hippocampal synaptic plasticity by BDNF. Brain Res pii : S0006-8993 (14) 01421-8, 2014
12) Laske C et al : Stage-dependent BDNF serum concentrations in Alzheimer's disease. J Neural Transm 113 (9) : 1217-1224, 2006
13) Karege F et al : Decreased serum brain-derived neurotrophic factor levels in major depressed patients. Psychiatry Res 109 (2) : 143-148, 2002
14) Connor B et al : Brain-derived neurotrophic factor is reduced in Alzheimer's disease. Brain Res Mol Brain Res. 49 (1-2) : 71-81, 1997
15) Rothman SM et al : Brain-derived neurotrophic factor as a regulator of systemic and brain energy metabolism and cardiovascular health. Ann N Y Acad Sci 1264 : 49-63, 2012
16) Marosi K et al : BDNF mediates adaptive brain and body responses to energetic challenges. Trends Endocrinol Metab 25 (2) : 89-98, 2014
17) Fukushima A et al : Decreased serum brain-derived neurotrophic factor levels are correlated with exercise intolerance in patients with heart failure. Int J Cardiol 168 (5) : e142-144, 2013

3 サルコペニア，フレイル，ロコモティブ・シンドローム

　古くはカヘキシー，仮面高血圧，かくれ肥満，脂肪肝から脂肪筋，メタボリック・シンドローム（メタボ），そしてサルコペニア，フレイル，日本のみだがロコモティブ・シンドローム（ロコモ）など，魅力的なネーミングがつくと注目され，盛んに取り上げられる．とはいえ，ほとんどは以前から存在していたものであり，新たに発見された疾患や病態ではない．

1 サルコペニア

　サルコペニアは，日本語ではおおむね加齢性筋肉減少症，あるいは加齢性筋肉減弱症と訳されている．老化に伴う身体活動度の低下，低栄養（低カロリー・低タンパク質）に生活習慣病，その他の疾患への罹患などが原因となって骨格筋量が減少する．そのために疲れやすくなり，さらに身体活動量は減少，基礎疾患は悪化し，そのまま体力低下が進行すると，自立性を喪失し要介護状態となる，という概念である．1989年，Rosenbergは，加齢に伴う骨格筋量の低下と身体機能の低下を示す「サルコペニア」という概念を提唱した．サルコはギリシャ語で「筋肉」を意味する「sarx」から，ペニアは同じくギリシャ語で「喪失」を意味する「penia」が語源である．それまでnatural course（自然経過）と認識されてきた老化現象であるが，現在では，サルコペニアの定義および病態解明を目的にした研究が世界レベルで旺盛になっている．しかしながら定義については，研究や臨床で用いるための共通のコンセンサス・標準的定義が確立されるには至っていない．

　2010年の欧州ワーキンググループの報告においては，加齢以外の要因のない原発性サルコペニアと，廃用・炎症・低栄養・基礎疾患などの要因がある二次性サルコペニアに分類されている．

　前述のとおり統一された基準があるわけではないが，サルコペニアの評価には，骨格筋量と機能（筋力や歩行速度など）を組み合わせた基準が考案されている．人種による体格の違いが大きな問題であるため，日本ではアジアワーキンググループが提唱

080 —— 第Ⅱ章　骨格筋という高次機能臓器 (master regulator for health) ―運動器でありながら内分泌機能を有する巨大な臓器―

表1 ● アジアワーキンググループのサルコペニア診断基準

1) 筋量 「骨格筋量指標（体肢骨格筋量／身長^2，kg/m^2）」 二重エネルギーX線吸収測定法（DEXA） 　男性：7.0kg/m^{2}以下，女性：5.4kg/m^{2}以下 生体インピーダンス法（BIA） 　男性：7.0kg/m^{2}以下，女性：5.7kg/m^{2}以下	2) 筋力 　握力　男性：26kg未満，女性：18kg未満 3) 身体機能 　通常歩行速度　0.8m/sec未満

DEXA：dual energy X-Ray absorptiometry，BIA：bioelectrical impedance analysis

（文献1）より引用）

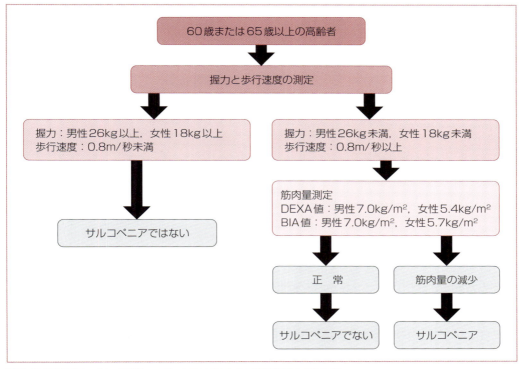

図1 ● アジアワーキンググループによるサルコペニア診断アルゴリズム

（文献1）より引用）

した診断基準が用いられることが多い（**表1**）．

また，**図1**にこれらの基準を用いたアルゴリズムを示す．

そのほか，腹部CT画像ワンスライス（第3腰椎部）における腸腰筋や総骨格筋面積を診断基準に使用する研究グループも多くみられる[2]．

2　ロコモティブ・シンドローム（運動器症候群）

ロコモは「運動器の障害によって，移動機能が低下した状態」であり，2007年に

3．サルコペニア，フレイル，ロコモティブ・シンドローム ── 081

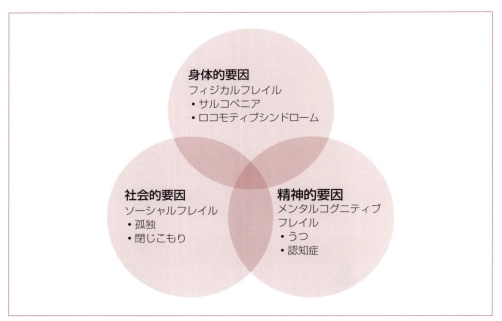

図2 ● フレイルが生じる要因
加齢とともに心身の活力（運動機能や認知機能等）が低下し，複数の慢性疾患の併存などの影響もあり，生活機能が障害され，心身の脆弱性が出現した状態であるが，一方で適切な介入・支援により，生活機能の維持向上が可能な状態像（厚生労働省研究班）．

日本整形外科学会で提唱された概念である．運動器とは，骨格筋・骨・関節であり，その意味でサルコペニアを含む大きな考え方である．ロコモの評価には，日本整形外科学会が提案するロコモ度テスト診断基準が用いられている．これは，下肢筋力（立ち上がりテスト），歩幅（2ステップテスト），25項目からなる自己式諮問表からなる計測と集計点から判定する方法である．詳細は日本整形外科学会のホームページ（https://locomo-joa.jp/check/test/）を参照されたい．

3 フレイル

フレイルはfrailtyの日本語訳であり，本来は，虚弱・老衰・衰弱・脆弱を意味する．しかしながら，frailtyには，適切な介入により再び健常な状態に戻るという可逆性が包含されており，frailtyに陥った高齢者を早期に発見し，適切な介入をすることにより，生活機能の維持・向上を図ることが重要である．フレイルは，筋量・筋力の低下，歩行速度の低下だけではなく，その原因となる低栄養や体重減少などの「身体的要因」，気分（うつ）や認知機能低下などの「精神・心理的要因」，孤独，閉じこもりなどの「社会的要因」まで，多数の要因が複雑に関連して起こる（**図2**）．概念

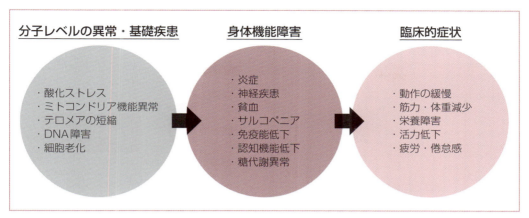

図3 ● フレイルの機序

(文献5)より引用改変)

として，生体機能（身体能力・移動能力・筋力・バランス能力・持久力・栄養・活動性・認知機能・気分）に障害が起きた結果生じる状態，もしくは，加齢に伴う恒常性保持機能の低下や肉体的・精神的負荷に対する受容力の低下により生理的機能の障害を起こしやすい状態とされているが，共通のコンセンサスは得られていない[3,4]．

図3 に示すように，加齢に加え，分子レベルの異常および基礎疾患により，身体機能障害が生じ，臨床的症状が現れ，それらの症状がフレイルサイクル（図4）を形成し，悪循環に陥ると考えられている．

海外報告におけるフレイル高齢者の頻度は7～10％[4]，75歳以上の高齢者におけるフレイルの頻度は20～30％であり，年齢とともにその頻度は増加することが示されている[5]．心臓リハビリテーション（以下，心リハ）患者では，高齢化に加え，各種基礎疾患，心不全，さらに慢性腎疾患 chronic kindey disease（CKD），慢性閉塞性肺疾患 chronic obstructive pulmonary disease（COPD）などの併発により，サルコペニアおよびフレイルの頻度は極めて高くなる．したがって，心リハ現場では，標準的な運動ガイドラインを適用できないフレイル患者などへの対策が大きな課題となっている．

① 心リハ患者の骨格筋機能低下とフレイル

特に心不全では，萎縮，筋線維型の変化（遅筋から速筋へのシフト），筋代謝酵素の変化（好気的酵素の減少），骨格筋エネルギー代謝異常，ergoreflexの亢進などの骨格筋障害が生じることが知られており，これらはサルコペニア，フレイルを相乗的に悪化させ，また予後に影響を及ぼす[6,7]．心不全に骨格筋障害が生じる原因は，

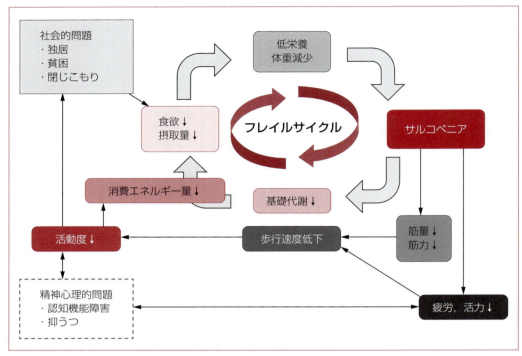

図4 ● フレイルサイクル（心疾患ではサイクルが加速）

（文献3）より引用改変）

第Ⅰ章-6を参照．一方，運動療法は，骨格筋障害・フレイルの最も有効な治療方法であるが，フレイルは多面的な要因で発症するため，それに応じた慢性疾患の管理，栄養管理，うつ・認知機能低下を含む精神・心理面への対応も必要である（図2，3）．最近，各種慢性疾患における骨格筋障害・萎縮に特異的に焦点を当てた新しい薬物療法も臨床応用されつつあり，近い未来には運動，栄養，薬物療法の併用が一般化するかもしれない（第Ⅰ章-7，参照）．

❷ 心リハの実際（表2）

フレイルに対する運動療法に関する論文は蓄積しつつある[8〜10]．有酸素運動，レジスタンス運動のほか[10]，振動板を利用したトレーニングなど[11]さまざまな運動方法の有効性が示されているが，統合されたガイドラインが確立されるには至っていない．ゆえに心リハの現場では，以下のような基本的な心リハガイドラインを踏襲することになる[12]．

Phase Ⅰ（急性期）：日常生活動作 activity of daily living（ADL）低下予防を目的

表2 ● 通常心臓リハビリテーションにおける運動方法例

区　分	Phase I（急性期）	Phase II（回復期）	Phase III（維持期）
場　所	ベッドサイド	ベッドサイド 運動療法室	運動療法室
目　的	ADL 低下予防	全身持久力維持・向上	
		ADL 維持・向上	
	廃用性筋力・筋量低下予防		
トレーニング内容	筋力トレーニング （30％1RM 以下） 握力（上肢） スクワット, カーフレイズ （下肢） タンデム肢位・片足立ち （立位バランス）	筋力トレーニング （30～40％1RM 以下） 握力（上肢） スクワット, カーフレイズ （下肢） タンデム肢位・片足立ち （立位バランス） 歩行（持久力）	筋力トレーニング （40～60％1RM 以下） スクワット, カーフレイズ （下肢） タンデム肢位・片足立ち （立位バランス） 歩行（持久力）

に，臥位または座位より可能な運動療法を開始する．また，可能な限り早期から抗重力活動を増やし，起立・立位の機会を設ける．これは筋力トレーニングとしてのみならず，認知機能低下やせん妄予防として，また血圧など自律神経系の廃用を予防する目的がある．上肢は，食事や洗面など座位でできる ADL を早期に開始し，実施可能な ADL の低下を予防する．運動療法としては pre-training として，起立動作を意識した下肢の屈伸運動などを行い，筋の協調的な活動を促す．

Phase II（回復期）：ADL 自立度を向上させるために，特に移動を伴う身体活動を段階的に増やしていく．また，筋力向上を目的に筋力トレーニングの負荷量を増やしていく．歩行を意識して，立位バランスなどの課題も併せて行う．

Phase III（維持期）：Phase I・II に加えて，筋力向上・筋肥大を目的として筋力トレーニングの負荷量を中等度に増やす．また，全身持久力の向上のために自転車エルゴメータなどの有酸素運動も取り入れていく．

❸ フレイル・心リハ患者に対する応用運動プログラム

通常の心リハでは，医師による運動処方の後，リハ室におけるトレッドミルやエルゴメータでの運動が主体であり，患者は一定以上の運動能力を求められ，また，従来の心筋梗塞後の心リハ・プログラムでも運動強度の増強と持続力の延長が混在し，ステージアップできない症例ではプログラムへの執着性（adherence）が低いのが現状である．大切なのは運動させることであり，必ずしも"型に当てはめる"必要はな

	運動持続時間 →		
Ⅰ（ギャッジアップ）	15分	30分	60分～
Ⅱa（ベッド上座位）	5分	15分	30分～
Ⅱb（端座位）	5分	15分	30分～
Ⅱc（立位）	30秒	45秒	1分～
Ⅲ（ゆっくり歩行：Borg 11以内）	5分	10分	15分～
Ⅳ（歩行：Borg 13以内）	3分	6分	10分～

運動強度（ステージ）↓

リハ室へ（その後も同様の応用が可能である）

図5 ● フレイルサイクル（心疾患ではフレイルが加速）
運動の持続・継続性および執着性に着目したプログラムの概要．強度アップできない例は，持続時間を延長し，繰り返し
行うことで運動を継続する．

（文献3）より引用改変）

い．さらに執着性，継続性と精神的充足度を意識し，症例に応じた適切なリハビリ
テーションを選択していくことが重要である．**図5**の横軸は運動持続時間，縦軸は
運動強度を表している．従来のように1つの運動強度のステージアップをもって直
前のステージを終了するのではなく，前段階も並行して持久力を高めることで，運動
を継続し，運動耐容能の維持・向上を図っていく．ステージの違ういくつかの段階の
運動を同時に行うこともある．特にステージアップできない場合では，持続時間を延
ばし，運動を積み重ねることで，骨格筋への刺激が持続し，プログラムへの執着性も
高めることになる．すべての段階を終え，図が長方形に近づくことが理想であるが，
症例によって院内リハビリテーションの終了パターンは異なってもよい．この考え方
は，長期臥床中から退院間近の患者まで，幅広い段階に応用できる．

　運動機能障害のほか，合併疾患，栄養不良，精神・認知機能低下などを含めた症候
群としてのフレイルを理解し，有効な治療法である運動療法を広い視野から応用し，
さらに新しい治療戦略との組み合わせなど，臨床現場において，より有効で斬新な包
括的な心臓リハが実践されていくことが必要になってくる．

　しかしながら筆者は，フレイルをシンプルに「目的を失った状態」と認識している．
それが，すべての負の連鎖につながっていくと考える．目的や生き甲斐がないまま包

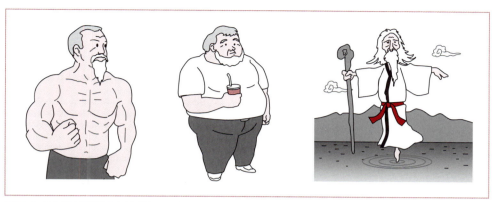

図6 ● どの姿が理想の高齢者なのか？

括的リハビリテーションを受けて，果たして要介護への連鎖を止めることができるだろうか？

　また，サルコペニアの研究が目指す，骨格筋量・質の評価とその改善のゴールはどこなのか？　骨格筋疫学（第Ⅱ章-1，参照）で示したように骨格筋量・筋力・運動耐容能は，生存率に影響している．それならば，それらの指標をただ増加・維持すること（タンパク質合成の促進）を目的とすればいいのか？　しかしながら，動物実験が示した寿命延伸の方法は，カロリー制限やタンパク質合成を抑制する薬剤なのである．人にはどのようなあり方が最適なのだろうか？　低下していたら，正常レベルに戻すことは必要であろう．もし，骨格筋量，筋力，運動耐容能が正常レベルであればどうすべきか？　将来に備えて貯金（筋）すべきなのか？

　筆者は老いてもなお，国体に出場し続ける高齢で痩身の剣道の達人を知っている．彼の食事の基本は，一杯のかけそばであると語っていた．筆者は"仙人"という言葉がとても気になっている．悟りを開き迷いなく，霞を食べて生きるとまで伝えられる仙人，水面をも歩くと表される達人（図6）．筆者の周りには，少食・痩身にして頭脳明晰，身体機能も高い高齢の先達たちが数多い．しかしながら，骨格筋疫学（第Ⅱ章-1，参照）では筋力・筋量が多い例の生存率が高いことが示され，また肥満パラドクス（第Ⅶ章-4，参照）では，疾患があっても体格指数が大きい肥満者（？）の生存率が高いことが示されている．どの姿が理想の高齢者なのか？　サルコペニア・フレイルの研究と臨床は，まだ始まったばかりであるように思える．

参考文献

1) Chen LK et al : Sarcopenia in Asia : consensus report of the Asian Working Group for Sarcopenia. J Am Med Dir Assoc 15(2) : 95-101, 2014

2) Martin L et al : Cancer cachexia in the age of obesity : skeletal muscle depletion is a powerful prognostic factor, independent of body mass index. J Clin Oncol 31(12) : 1539-1547, 2013

3) Xue QL et al : Initial manifestations of frailty criteria and the development of frailty phenotype in the Women's Health and Aging Study Ⅱ. J Gerontol A Biol Sci Med Sci 63(9) : 984-990, 2008

4) Weiss CO : Frailty and chronic diseases in older adults. Clin Geriatr Med 27(1) : 39-52, 2011

5) Walston J et al : Research agenda for frailty in older adults : toward a better understanding of physiology and etiology : summary from the American Geriatrics Society/National Institute on Aging Research Conference on Frailty in Older Adults. J Am Geriatr Soc 54(6) : 991-1001, 2006

6) Morley JE et al : Frailty consensus : a call to action. J Am Med Dir Assoc 14(6) : 392-397, 2013

7) Singh M et al : Importance of frailty in patients with cardiovascular disease. Eur Heart J 35(26) : 1726-1731, 2014

8) Peterson MJ et al : Physical activity as a preventative factor for frailty : the health, aging, and body composition study. J Gerontol A Biol Sci Med Sci 64(1) : 61-68, 2009

9) Bendayan M et al : Therapeutic interventions for frail elderly patients : part Ⅱ. Ongoing and unpublished randomized trials. Prog Cardiovasc Dis 57(2) : 144-151, 2014

10) Cadore EL et al : Strength and endurance training prescription in healthy and frail elderly. Aging Dis 5(3) : 183-195, 2014

11) Lam FM et al : The effect of whole body vibration on balance, mobility and falls in older adults : a systematic review and meta-analysis. Maturitas 72(3) : 206-213, 2012

12) Piepoli MF et al : Exercise training in heart failure : from theory to practice. A consensus document of the Heart Failure Association and the European Association for Cardiovascular Prevention and Rehabilitation. Eur J Heart Fail 13(4) : 347-357, 2011

第 III 章

運動を支える循環系のしくみ
―心臓から毛細血管まで―

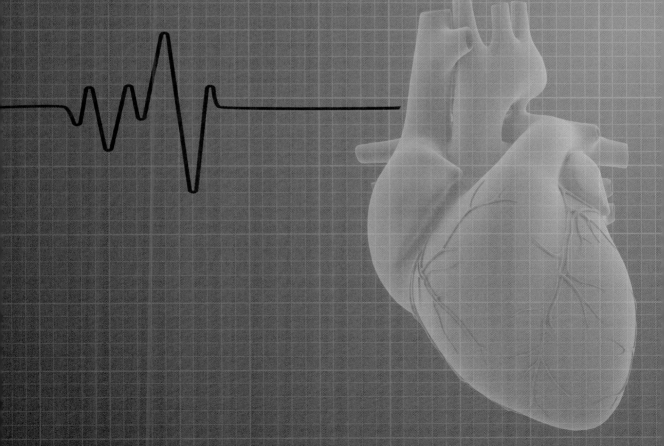

循環生理の要点

1 心臓・循環系

　循環系は，体循環（全身循環）と肺循環に分類される．体循環は，大動脈，動脈分枝，毛細血管，静脈および大静脈からなり，肺循環は，肺動脈，肺毛細血管および肺静脈からなる．いずれも，直列的に結合した閉鎖系回路であり，ポンプ（心臓）と分配系，交換系（毛細血管床）および収集系で構成される（図1, 2）．体循環と肺循環は同様な形式で機能しているが，重要な差異は，肺循環系は体循環系に比べて極めて容量が小さく（体循環系の1/3），血管長も比較的短く，血管壁も薄く，低圧であり，血管抵抗も小さいことである．

　血液は，右心系から肺に送られ，肺から左心系を通して大動脈に送られる（図1）．

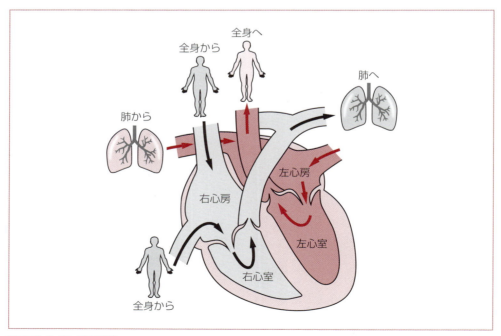

図1 ● 心ポンプの構造

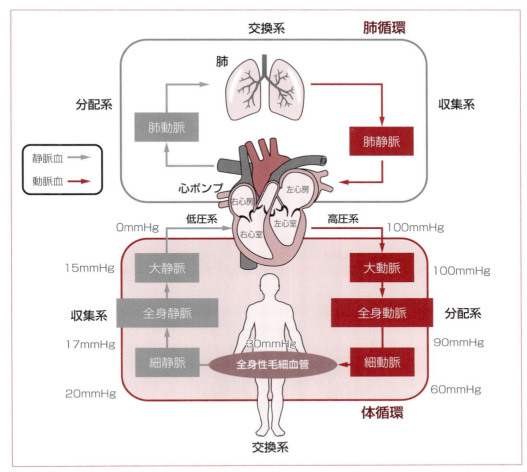

図2 ● 血液循環経路の機能的区分
肺循環は，右心系に収集した静脈血を肺に送り，酸素化するとともに二酸化炭素を排出する．体循環は，酸素化された血液や栄養素などを全身組織に分配する．心ポンプおよび動脈による循環駆動圧は，循環過程を通して抵抗の減少とともに低下し，右心房に入る時は0mmHgとなる．ゆえに心拍出量の確保には，筋ポンプなどが重要な役割を果たす．
（文献1〜3）より引用）

大動脈からの多数の分枝は，全身のほとんどの組織に血液を供給する．全身の動脈は，弾性かつ筋性であるが，そのために高い圧に耐えることができる．血圧は，動脈においては高いが（100 mmHg），循環過程を通して減少し，右心房に入る時は0 mmHgとなる．循環駆動圧は抵抗の減少とともに低下していく（図2, 3）．

2　心臓への静脈還流

　低圧である静脈系からの心臓への還流は，心拍出量・活動筋血流を維持するのに非常に重要である．静脈還流を制御する一次性の因子は，左心室から右心房へ伝達される圧である．しかしながら，図2が示すとおり右心房レベルの圧はほぼ0 mmHgで

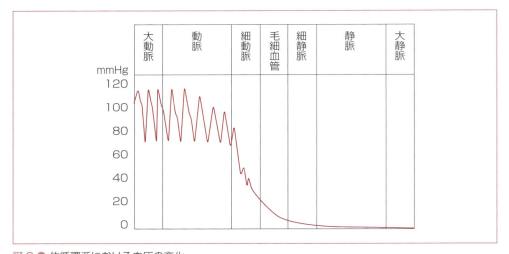

図3 ● 体循環系における血圧の変化
心臓のポンプ作用により血管系に拍出された血液は，血管内を圧の高い方から低い方へ向かって流れる．
（文献1〜3）より引用）

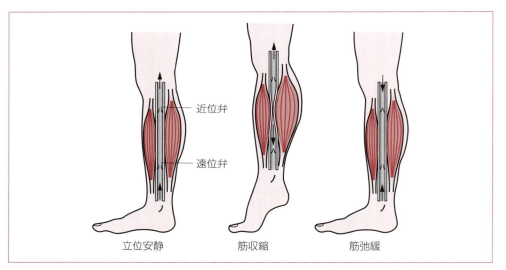

図4 ● 骨格筋ポンプ作用
下腿の静脈弁は立位安静時には心臓に近い側の近位弁も遠い側の遠位弁も開放しており，血液は心臓に向かって緩やかに流れている．筋収縮により静脈が圧迫され，近位弁を通して血液が押し上げられる．一方，遠位弁は閉鎖するため静脈血流は逆流しない．筋弛緩時も圧が下がり，近位弁は閉鎖するため押し上げた血液の逆流が防がれる．そのほか，呼吸性ポンプ，心室収縮・弛緩に伴う心房吸引効果が静脈還流の維持に寄与している．
（文献1〜3）より引用）

あり，それでは不十分である．ゆえに二次性因子として，骨格筋ポンプ・静脈弁の連関，呼吸性ポンプ，心房に及ぼす心室収縮・弛緩に伴う吸引効果が重要になってくる．骨格筋ポンプは，その部位の静脈圧を低下させ，静脈還流を増加させ，うっ血を軽減させる（**図4**）．これにより毛細血管レベルの物質交換が正常に行われ，また一方通行の静脈弁と協調して，律動的な心臓への静脈還流の維持に大きく寄与する．

下肢（骨格筋）は第二の心臓

ふくらはぎは「第二の心臓」と言われる．心不全患者の下腿三頭筋と運動耐容能を詳細に検討した論文もある．静脈は「静かな脈」と書くように，心臓の働き（力）の影響をほとんど受けない．静脈血は，周囲の筋肉の収縮などによって血液を運ぶ．立位の時，血液は重力の影響で足の方にたまりやすくなる．ゆえに，ふくらはぎの筋肉（腓腹筋）などの下肢筋が静脈を圧迫して，血液を上へ押し上げている．また，血液は重力の影響を受け，下肢にたまりやすくなるが，歩いたり運動したりすることで，足の裏や足首・ふくらはぎなど，下肢筋の収縮が起こり，血液を上へ押し上げている（静脈還流）．このような静的循環は，静脈弁の存在が可能にしている．この生理学的現象を「骨格筋ポンプ」と呼び，下肢が「心臓の補助ポンプ（第二の心臓）」と呼ばれる理由である．

1920年，デンマークの生物学者August Kroghは，下肢骨格筋に血流制御機能があることを発見し，骨格筋にポンプ作用があることを明らかにした．この業績により，August Kroghは1920年にノーベル生理学・医学賞を受賞した．

慢性心不全と下腿三頭筋

骨格筋ポンプとしては下腿三頭筋が特に重要であるが，骨格筋障害が起こる慢性心不全でも，やはり下腿三頭筋の萎縮と機能不全が運動耐容能に影響することが報告されている[4, 5]．下肢筋は，上肢筋に比べてdeconditioningの影響も受けやすく，病態に特徴的な所見も現れやすい[4〜7]．入院してベッド上の生活になっても，上肢による食事や着替えなどの生活動作を避けることはできないが，下腿は意識的に動かさなければ運動耐容能は低下する一方である．また，もともと速筋が多い上肢筋と比較して，遅筋が多い下腿筋は，筋線維の速筋化など，心不全による病態の影響を受けやすい．

3 動脈・静脈の構造

動脈・静脈ともに，血管壁は組織学的には内皮細胞・平滑筋・線維（弾性線維と膠原線維）からなり，外側から外膜・中膜・内膜という3層構造で共通している．動脈の中膜は厚く，平滑筋が多い一方，静脈の中膜は平滑筋が少ないので薄くなっている．動脈は平滑筋が伸縮して血圧を適切に保ち，心臓から流れてきた血液を循環させる．静脈の内径は，中膜が薄い分，動脈よりも大きい．また，静脈には弁がついており，その領域の骨格筋が収縮すると静脈が圧迫されて弁が開き，骨格筋が弛緩すると弁が閉じるという動きをする．これにより血液は下から上に向かって，逆流することなく進む（**図4**，**5**）．

毛細血管の壁は非常に薄く，内皮細胞とその外側をとりまく周皮細胞で構成されている．壁が薄いので全身の組織に酸素や栄養素を直接供給し，組織からは老廃物や二酸化炭素を回収できる．血管の面積比は，動脈：毛細血管：静脈でおよそ1：

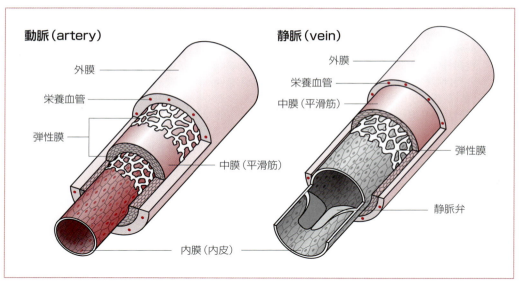

図5 ● 動脈・静脈の構造

（文献1〜3）より引用）

700：2，全身の血液量の分布は，動脈系に約20％，毛細血管に約5％，静脈系に約75％である．体循環と肺循環の血液量の比は，約3：1である．

4 血管平滑筋

　血管平滑筋の配列は，活動組織への血流調節と全身血圧の維持に適している．平滑筋は骨格筋と異なり，線維はより細く，横紋構造ではない．収縮速度は遅いがより張力を発揮し，その長さより広い範囲で収縮する．血管平滑筋は，二枚貝の貝柱（閉殻筋）のような機序でも収縮し，一旦収縮すると神経刺激が減弱しても最大張力を維持することができる．これにより，少ないエネルギーで緊張状態を維持することができる（二枚貝収縮の機序に似ている）．運動中，血管平滑筋は，代謝性，筋性および神経性因子により調節される．

　血管系には2つのタイプの平滑筋が存在し，単位平滑筋（unitary smooth muscle）は，直接神経支配を受けず，高い筋性活性を有する．伸展および化学刺激に高い反応性を示し，前毛細血管括約筋に最も多いタイプである．これは血流の局所調節を担うため，運動筋への血流分配に重要である．もう一方の多ユニット平滑筋（multi-unit smooth muscle）は，交感神経支配を受けており，前毛細血管括約筋の外側，大きな動脈，静脈および皮膚の動静脈吻合部に多いタイプである．動静脈吻合は，毛細血管を介することなく，動脈から静脈へ直接に血流をシャントさせるため，体温冷

却に重要である．

　高強度の運動では，多ユニット平滑筋が単位平滑筋より優位となって，血圧を維持する．その結果，活動筋の血管収縮が起きて血流を制限してしまう．

5 末梢循環系

　末梢循環系は，動脈・細動脈・毛細血管・細静脈および静脈からなり，動脈系は，圧によって組織に血液を送る．血液は，動脈‐細動脈（arteriole）‐メタ細動脈（後細動脈：metarteriole）‐前毛細血管括約筋（precapillary sphincter）‐細静脈（venule）と巡る．細動脈，メタ細動脈，前毛細血管括約筋は，組織への血流を調節するバルブとして機能している．最も大きな血流抵抗はこのエリアで発生するが，これは血圧維持，組織への血流供給確保のため，とりわけ運動中において重要である．血流の調節は，交感神経調節機序と代謝と筋の伸長に対する局所応答により直接行われる．

　毛細血管は，血液と間質腔における交換媒体（exchange medium）となっている．細静脈は，毛細血管からの血液を集め，静脈はそれを心臓に戻す．リンパ管系は，すべての毛細血管と細胞と循環系の交換媒体となっている．

メタ細動脈

　メタ細動脈（metarteriole）とは，細動脈と毛細血管をつなぐ短い血管である．連続性の血管平滑筋層中膜の代わりに，それぞれが個別に平滑筋を持って前毛細血管括約筋を形成し，毛細血管床への入口部を取り囲んでいる．これらの括約筋が収縮すると毛細血管床への血流が低下あるいは遮断され，物質交換が行われず，動静脈シャントとなる（図6）．

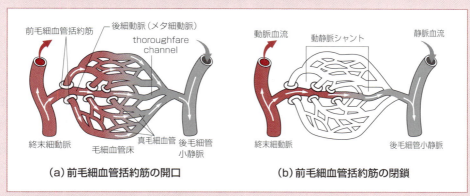

（a）前毛細血管括約筋の開口　　　　　　（b）前毛細血管括約筋の閉鎖

図6 ● メタ細動脈（metarteriole）の構造と役割
前毛細血管括約筋が開口すると，血流は真毛細血管に流れ，酸素，二酸化炭素および物質交換が行われる．一方，前毛細血管括約筋が閉鎖すると血流は真毛細血管をバイパスし，"thoroughfare channel*"に流れ，物質交換が行われず，結果として動静脈シャントとなる．
*thoroughfare channelとは，一般用語であり，大通り，優先通路などの意味である．医学的な日本語訳はないようであるが，非栄養血管あるいは動静脈シャントと訳されている日本語論文がみられる．

（文献1～3）より引用）

安静時は非活動筋の細動脈のほとんどが収縮しており，これによりほかの領域に血流を向かわせることができる．運動時に活動筋の血液が必要になると，細動脈は拡張して筋血流を増加し，組織への酸素と栄養の輸送を可能にする．運動強度がさらに増加すると，たとえ活動筋の血管であっても血圧維持のために収縮することになる．血液が細動脈から毛細血管へ通過する時に，ガス・基質・液体・代謝物などが交換される．毛細血管血流は心臓からの循環駆動圧で調節されるが，細動脈，前毛細血管括約筋および静脈の抵抗にも影響を受ける．

血液量の最も大きな保持部は静脈にあり，それは時に容量血管（capacitance vessels）と呼ばれる．静脈は交感神経刺激や機械的圧迫により収縮するが，双方が運動時に重要な要素となる．筋が収縮している時，静脈は圧縮され，血液は心臓に向かって推進される．静脈にある弁は，心臓へ向かう静脈還流の逆流を防ぐ．

❻ 循環調節

循環調節は運動において重大な意味を持つ．血液は運動に必要な酸素および燃料（糖質・脂質などのエネルギー基質）の需要に対応するために，速やかに運動筋に届けなければならない．一方，脳などの重大な臓器への血流供給を確保するために血圧は適切に維持される必要があり，それを確実にするために血液が障害なく心臓に還流することが重要である．

安静時には，心拍出の大部分は，脾臓・肝臓・腎臓・脳および心臓に分配される．骨格筋は身体組織の 40％以上を占めるが，安静時では，全血流の 20％を占めるに過ぎない．しかしながら，運動時には，骨格筋は全拍出の 85％以上を受けとることになる（図7）．循環調節は増加する骨格筋の代謝需要に見合うべく精密に血圧を維持する役割を果たしている．循環血液量は平均 5L 程度（体格による）であるが，循環予備能は，25L 以上に増加することが可能である．

運動中の末梢血管抵抗は運動筋の血流を増やすために低下する．一方，非活動組織の血管は収縮し，心拍出量は増加して血圧を維持する．言いかえると，循環調節により血圧が維持され，重要臓器に血流が供給され，運動筋の代謝需要が満たされるのである．

心臓と循環は，脳の高次中枢（central command）と脳幹の循環調節中枢によって制御されている．また循環調節は，圧受容器，化学受容器，筋求心性神経，組織局所の代謝および循環ホルモンにも影響を受ける．

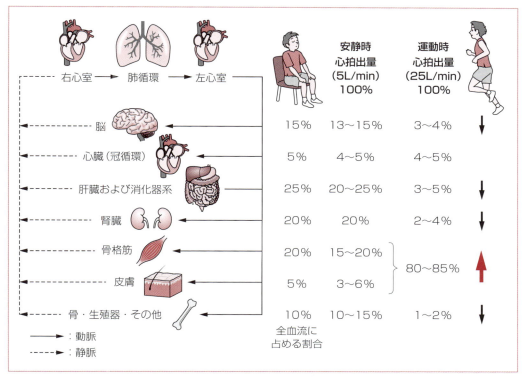

図7 ● 安静時と運動時の心拍出量（血流配分率）

（文献1〜3）より引用）

7 運動中の循環調節

　心血管系調節の目的は血圧の維持にあるが，運動時には局所血流調節が中枢からの指令より優位になり，組織の需要が満たされる（図8）[1〜3]．

心血管系調節中枢：運動が開始されると，中枢指令が心血管系調節中枢 cardiovascular control center（CVC）を刺激し，心血管の応答が始まる．これらの反応には，心拍数増加，心収縮力上昇，血管収縮が含まれる．CVCは中枢神経系と強調し，運動単位の動員および呼吸調節が行われる．

迷走神経（副交感神経系）の抑制：心臓における副交感神経による抑制を取り除き，血圧を上昇させる．

圧受容器（baroreceptor）のリセット：圧受容器のセットポイント上昇はCVCの刺激となり，心拍数増加，心収縮力上昇，血管収縮が起こる．

化学受容器：化学受容器は，大動脈と頸動脈体に存在し，酸素分圧（PO_2）の低下，pHの低下，二酸化炭素分圧（PCO_2）の上昇に反応にしてCVCの圧制御領域にインパルスを送る．また，圧受容器と同調してセットポイントを変えて，負の

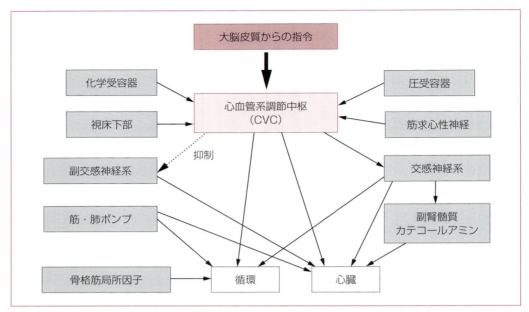

図8 ● 運動時の循環調節に関わる因子

(文献1〜3)より引用)

フィードバックとして作用する．

交感神経活性増加による血流再配分：交感神経刺激の結果・脾臓・腎臓・消化関係・非活動筋において血管収縮が起こる．特に静脈系の血管収縮は，心臓への静脈還流を維持するのに重要である．その他の血管収縮機序として，バゾプレッシンとアンギオテンシンⅡの放出がある．

視床下部活動増加：体温上昇により視床下部が刺激され，CVCがさらに刺激される．

筋求心性神経：タイプⅢ筋求心性神経が，筋収縮と伸展により刺激される．これはCVCを刺激し，心血管系活動性を上昇させる．

筋・肺ポンプ作用：活動している大筋群と呼吸による胸腔内圧の周期的な変化により心臓への静脈還流を促進する．

副腎髄質：カテコールアミンが副腎髄質より放出され，心臓を刺激，筋血管を拡張し，さらに公汎な代謝刺激となる．

局所骨格筋の代謝変化に伴う血流調節：局所骨格筋の代謝の変化（PO_2低下，PCO_2上昇，K^+，H^+および乳酸の増加，温度上昇）は，活動筋の血管を拡張し，非活動筋の血管を収縮する．またアデノシン三リン酸 adenosine triphosphate（ATP）分解により生じるアデノシン二リン酸 adenosine diphosphate（ADP），一酸化窒素（NO），プロスタサイクリンなどが局所因子として重要である．

表1 ● 運動・筋収縮様式による心血管系応答の違い

	動的運動	静的運動
心拍出量	＋＋＋＋	＋
心拍数	＋＋	＋
1回拍出量	＋＋	0
末梢血管抵抗	－－－	＋＋＋
収縮期血圧	＋＋＋	＋＋＋＋
拡張期血圧	0 or ＋	＋＋＋＋
平均動脈圧	0 or ＋	＋＋＋＋
心負荷	容量負荷	圧負荷

0：ほぼ変化なし，＋〜＋＋＋：軽度〜高度の増加，－－－：軽度〜高度の減少

（文献1〜3）より引用）

高強度運動時の血流制御：運動強度が増加するとタイプⅢとⅣ筋求心性神経の活性が上がり，その結果，運動筋における血管収縮が起こる．大筋群の運動では，血流が制限され，一方，体血圧は維持されることになる．さらに運動が進行すると，中枢神経，CVC，視床下部，圧受容器，化学受容器，筋求心性からの指令が均衡し，心拍出量と循環コンダクタンスが釣合い，体血圧を維持する．

しかしながら，これら一連の応答は動的運動の場合であり，静的運動では異なるため，その違いを**表1**に示した．

前負荷と後負荷

前負荷は，心臓が収縮する直前に心室にかかる負荷であり，心室に流入する血液が多いほど，前負荷は大きくなる．前負荷は「容量負荷」とも言われ，静脈環流（循環血液量，心房収縮など）によって決定される．後負荷は，心筋が収縮されるときに直面する力であり（圧負荷），大動脈圧や平均左室圧や末梢血管抵抗などである．

8 慢性心不全の要点

慢性心不全では，心機能低下のため末梢循環予備能が低下しており，また体血圧を維持する機能が亢進している．交感神経系，カテコールアミンの増加，また副交感神経活性の低下，さらに筋求心性神経への反応が過剰になっており（ergoreflex↑），呼吸が亢進しやすいことも知られている．このとおりに，末梢血管抵抗が増加し，運動筋血流が低下するために嫌気性代謝が早期に起こり，運動耐容能が低下しているとすれば，強心薬投与や経皮的僧帽弁交連切開 percutaneous transluminal mitral commissurotomy（PTMC）後に運動耐容能が改善しない例を説明することは難し

く，カテコールアミン spillover による細動脈収縮による血流配分の異常が起こること（メタ細動脈によるシャント）と $P\dot{V}O_2$ が低下することは矛盾してしまう．

参考文献

1) Smith JJ：Circulatory Physiology：The Essentials, Williams & Wilkins, 1990
2) Rowell LB：Human Cardiovascular Control, Oxford University Press, 1993
3) Brooks GA et al：Exercise Physiology：Human Bioenergetics and Its Applications, 3rd ed, 2000
4) Green DJ et al：Soleus Muscle as a Surrogate for Health Status in Human Heart Failure. Exerc Sport Sci Rev 44 (1)：45-50, 2016
5) Panizzolo FA et al：Is the soleus a sentinel muscle for impaired aerobic capacity in heart failure? Med Sci Sports Exerc 47 (3)：498-508, 2015
6) Okita K et al：Muscle high-energy metabolites and metabolic capacity in patients with heart failure. Med Sci Sports Exerc 33 (3)：442-448, 2001
7) Nagai T et al：Comparisons of the skeletal muscle metabolic abnormalities in the arm and leg muscles of patients with chronic heart failure. Circ J 68 (6)：573-579, 2004

第 IV 章
運動療法の実際

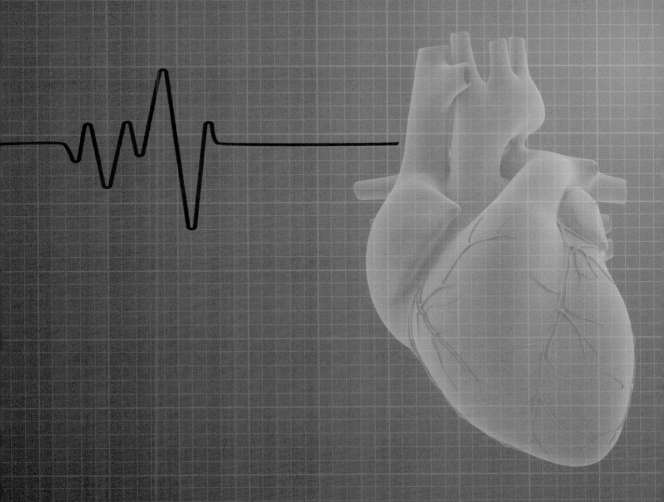

心疾患における運動トレーニング様式
—運動強度・運動時間・運動様式—

　心臓リハビリテーションにおける運動トレーニングの目的は，運動耐容能，quality of life（QOL）および疾患・生命予後の改善である．運動トレーニングにより，骨格筋機能が向上する一方で，虚血性心疾患，慢性心不全のみならず，糖・脂質代謝異常を含むさまざまな病態が改善する．また，運動耐容能あるいは骨格筋量・筋力そのものが，生存率や死亡率に影響を与える（第Ⅱ章，参照）．ゆえに運動トレーニングは，心臓リハビリテーションの最も重要な構成要素となっている．本章では，心臓リハビリテーションにおける標準的な運動ガイドラインを紹介し，さらにさまざまな新トレーニング法を概説し，理想的なトレーニング様式について考察する．

1 有酸素運動トレーニング

　心疾患患者における有酸素運動トレーニング（endurance training）については，多数の成書に記載されており，すでに多くの施設およびスタッフで実地されている．アメリカ心臓協会が監修する "Exercise standards for testing and training" が2013 年に改訂されたが[1]，基本ガイドラインは変わらない．推奨されるのは，有酸素レベルあるいはそれ以下の運動強度である．その概要は，**表 1** のとおりである．わが国では，心肺負荷試験に呼気ガス分析を導入している施設が多く，計測された嫌気性代謝閾値 anaerobic threshold（AT）を目安に運動処方を行っている．AT 以下で虚血や不整脈が発生する場合は，それより 10 心拍以下の強度で運動を行う．ガイドラインにおける運動頻度と持続時間は，AT 前後で 30 分以上とされているが，それ以下（12～20 分，2～3 日/週）でも効果は十分得られるので[2]，病状（disease status）とトレーニング・ステイタスを考慮したメニューを考えることが重要である．

　運動持続時間については，"issues of fractionization of exercise"（運動の分割化の問題）として多数の研究で検討されている[6]．方法や対象の違いにより，若干の差異はあるが，例えば，30 分のジョギングを 1 回で走る場合と 3 回に分けて走る

表1 ● 有酸素運動トレーニングのガイドライン

	一般的ガイドライン（AHA）	これまでの文献より
頻度	5日/週〜	2日/週でも効果あり[2,3]
強度	予測最大心拍数の55〜90% 最大酸素摂取量の40〜80% 心拍予備能（HRR）の40〜80% 自覚的運動強度12〜16	最大酸素摂取量の40%でも有効との報告は当時注目された[2,4]
方法	歩行，トレッドミル，自転車等	単一の方法では特定の筋や関節に負担がかかるので，運動方法を変えるcross-trainingも推奨される[1]
持続時間	30〜60分	20分でも有効[2,5]

予測最大心拍数は，220－年齢で算出．目標心拍数は，（最大心拍数－安静時心拍数）×係数＋安静時心拍数（Karvonenの式）．例えば，安静時心拍数が60/分で，最大心拍数が160/分の患者が50%で行う場合は，目標心拍数＝（160－60）×0.5＋60＝110となる．自覚的運動強度rating of perceived exertion（RPE）は，Borgスケールである．なお，心拍数はβ遮断薬非服用下である．

（文献1〜5）より作表

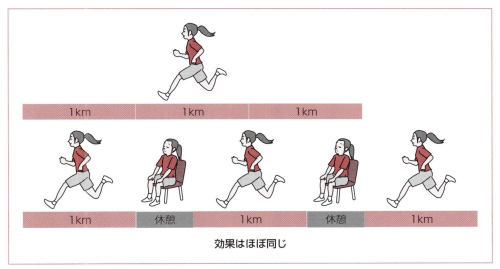

図1 ● 運動トレーニングの分割化（効果はほぼ同様）

場合，同様に3kmの距離を1回で走ってトレーニングした場合と2〜3回に分けて走った場合を比較すると，運動耐容能増加や体重減少などにはいずれも有効であり，大きな差はないことが明らかにされている（図1）．心疾患患者での検討はないようであるが，おそらく同じような結果であろう．運動耐容能が低下した例では，むしろ分割化の方が適しているかもしれない．また，運動強度についても検討が行われており，おおよその総運動量が同じであれば，低強度×長時間と高強度×短時間のプロトコルでは，高強度を用いた方が最高酸素摂取量（peak $\dot{V}O_2$）の増加がやや優位であるものの，糖代謝・脂質代謝などの改善効果はほぼ同様であることが示されてい

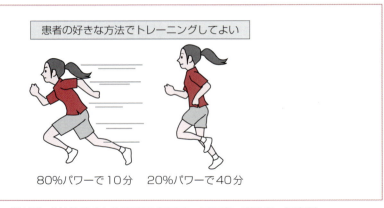

図2 ● 運動トレーニング効果における強度と持続時間（低強度×長時間≒高強度×短時間）
（文献6）より引用）

表2 ● レジスタンス・トレーニングのガイドライン

	NYHA Ⅰ	NYHA Ⅱ～Ⅲ	健常初心者
頻度	2～3日/週	1～2日/週	2～4日/週
運動時間	15～30分	12～15分	15～30分
強度	50～60％1RM	40～50％1RM	60％～1RM
収縮速度	3秒短縮，3秒伸張	3秒短縮，3秒伸張	3秒短縮，3秒伸張
間隔	60秒以上	60秒以上	60秒以上
対象部位	4～9部位	3～4部位	9部位～
セット数	2～3	1～2	2，3～
繰り返し	6～15	4～10	6～12

＊片側性，部位ごとに行うのが望ましい．
＊柔軟性，バランス運動は毎日行う．
1RM：single-repetition maximal lift（最大挙上重量），NYHA：New York heart association（ニューヨーク心臓病学会）

（文献7～9）より作表）

る（図2）[6]．ゆえに患者は好きな方法でトレーニングをしてもよいと思われる．

2 レジスタンス・トレーニング

　骨格筋量・筋力低下が，生存率や死亡率に影響を与えることが報告され，それらを改善するためのレジスタンス運動（トレーニング）が推奨されている[7～9]．アメリカ心臓病協会とヨーロッパ心臓病学会では，運動強度に関して若干のコンセンサスの違いはあるが，表2のような概要である．一部の研究者によりレジスタンス・トレーニングが血管機能に与える悪影響が報告されているが，大半の研究では，筋力・筋量増加のほか，運動耐容能増加，血圧低下，耐糖能改善，骨強度増加などの有効性が示されている．

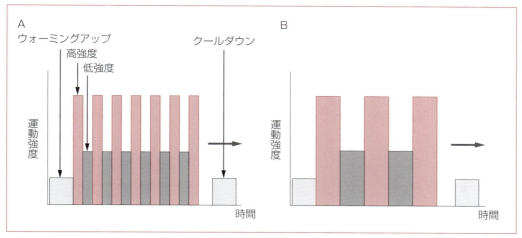

図3 ● 高強度インターバル・トレーニング
A：30〜90秒の高強度運動と低強度運動（あるいは安静）を繰り返す．高強度は最大運動の70〜100％で，低強度は安静〜最大心拍数の70％．
B：3〜4分の高強度運動と低強度運動（あるいは安静）を繰り返す．高強度は最大心拍数の80〜95％で，低強度は安静〜最大心拍数の70％．

（文献10, 11）より引用）

3 その他の運動様式

1 高強度インターバル・トレーニング
high-intensity interval training (HIIT) [10, 11]

　インターバル運動（トレーニング）の定義は明確であるとは言えないが，高強度と低強度の運動を交互に繰り返すトレーニング方法とされている．一方，運動と休息を繰り返す運動方法は，レペティション・トレーニングとして区別されることもある．一般的なインターバル・トレーニングは，無酸素運動レベル（最大負荷90％前後）の高強度と有酸素運動の繰り返しであるが（HIIT），ATより高い強度の負荷を用いることにより，機械的ストレスのみならず，乳酸の蓄積など筋内代謝的ストレスを高めることができる．ゆえに有酸素性運動能力（持久力）のみならず，筋力増加などのレジスタンス・トレーニングに類似した効果も得られる．高強度持続運動が適さない心疾患患者でも，HIITを用いるとそれに近い負荷をかけることが可能になる．

　HIITは，高強度運動と回復運動（あるいは安静）の組み合わせであるので，無限のプロトコルが可能であり（図3），また運動方法もトレッドミル，自転車，歩行，こぎ（rowing），水泳など多彩である．これまでに心不全で用いられた主なプロトコルは，最大自転車運動30秒/安静30秒で40分間，高強度自転車運動（最大運動の70％）60秒/安静60秒で60分間，高強度自転車運動（80％HRR）3分/回復運

表3 ● 高強度インターバル・トレーニングの推奨される方法

頻　度	３日/週
運動時間	計40分
方　法	トレッドミル，自転車など
強　度	高強度：最大心拍数の85〜95％ 回復：安静（休止）〜最大心拍数の70％
間　隔	高強度４分（４回） 回復３分（３回）
ウォームアップ	10分（最大心拍数の60％）
クールダウン	5分（最大心拍数の50％）

（文献10）より引用）

動（40％ HRR）３分で36分間，高強度トレッドミル（最大心拍数の90〜95％）4
分/回復３分（50〜70％）であるが，**表3**に recommendation を示す.

❷ 心臓リハビリテーションにおける最適なトレーニング様式

　最高酸素摂取量を指標とすれば，それが最も改善すると報告されている高強度イン
ターバル・トレーニングや高強度持久運動が最適ということになるが，果たしてそれ
が最も重要なことであろうか？　確かに最高酸素摂取量は，心疾患患者の強力な予後
規定因子であることが明らかにされているが，予後に影響する因子はそれだけではな
い．近年，精神的充足度が生命予後に与える影響の大きさが注目されており[12, 13]，
運動を通して，楽しさを感じること，満足できることは非常に重要な要素であると考
える．さらに運動は，継続できなければ意味がない．ゆえに，心臓リハビリテーショ
ンにおける理想的なトレーニングとは，① 有酸素運動能向上，② 骨格筋量・筋力増
加，③ 体脂肪減少，④ 脳保護，精神機能改善，が得られる方法であろう．さらに
は，⑤ 安全性を兼ね備え，かつ⑥ 継続性，満足度が高いことも重要である．しかし
ながら，心臓リハビリテーションの対象者は，心不全，心筋虚血，各種基礎疾患，骨
格筋異常，運動器障害などさまざまな病態を併せ持っていることが多く，また大半は
高齢者である．必ずしも理想的なトレーニングが最適とは限らない.

　今日では，有酸素，レジスタンス，インターバルに加え，ダンス，ヨガ，太極拳，
コアトレーニングなど，さまざまな運動様式が心臓リハビリテーションに応用されて
きている．一般的に運動効果は，強度依存性に大きくなるが，運動強度の極めて低い
ヨガや太極拳，あるいは電気刺激であってもそれぞれ特有の効果があり，病状によっ
ては適している場合がある．われわれには，個々の病態や特徴に最適なテーラーメイ
ドの運動トレーニングを提供していくことが求められる.

参考文献

1) Fletcher GF et al : Exercise standards for testing and training : a scientific statement from the American Heart Association. Circulation 128(8) : 873-934, 2013

2) Piña IL et al : Exercise and heart failure : A statement from the American Heart Association Committee on exercise, rehabilitation, and prevention. Circulation 107(8) : 1210-1225, 2003

3) Hambrecht R et al : Physical training in patients with stable chronic heart failure : effects on cardiorespiratory fitness and ultrastructural abnormalities of leg muscles. J Am Coll Cardiol 25(6) : 1239-1249, 1995

4) Belardinelli R et al : Effects of aerobic training in patients with moderate chronic heart failure. G Ital Cardiol 22(8) : 919-930, 1992

5) Coats AJ et al : Controlled trial of physical training in chronic heart failure : exercise performance, hemodynamics, ventilation, and autonomic function. Circulation 85(6) : 2119-2131, 1992

6) Hardman AE : Issues of fractionization of exercise (short vs long bouts). Med Sci Sports Exerc 33(6 Suppl) : S421-427, 2001

7) Braith RW et al : Resistance exercise : training adaptations and developing a safe exercise prescription.

Heart Fail Rev 13(1) : 69-79, 2008

8) Braith RW et al : Resistance exercise training : its role in the prevention of cardiovascular disease. Circulation 113(22) : 2642-2650, 2006

9) American College of Sports Medicine : American College of Sports Medicine position stand. Progression models in resistance training for healthy adults. Med Sci Sports Exerc 41(3) : 687-708, 2009

10) Meyer P et al : High-intensity aerobic interval exercise in chronic heart failure. Curr Heart Fail Rep 10(2) : 130-138, 2013

11) Weston KS et al : High-intensity interval training in patients with lifestyle-induced cardiometabolic disease : a systematic review and meta-analysis. Br J Sports Med doi : 10.1136/bjsports-2013-092576, 2013

12) Frey BS : Psychology. Happy people live longer. Science 331(6017) : 542-543, 2011

13) Lamers SM et al : The impact of emotional well—being on long—term recovery and survival in physical illness : a meta-analysis. J Behav Med 35(5) : 538-547, 2012

1．心疾患における運動トレーニング様式—運動強度・運動時間・運動様式—

2 心疾患に対する運動療法・リハビリテーションの実際

　近年の心臓リハビリテーションの発展に伴い，わが国でも多くの医療機関・クリニックで心臓リハビリテーションが行われるようになった．本項では，心臓リハビリテーションの対象である急性心筋梗塞 acute myocardial infarction（AMI）・心不全・心臓手術後を中心に，急性期から回復期，さらには慢性期（維持期）における運動療法のコツ・注意点などを解説する．

1 急性心筋梗塞（AMI）

　近年の経皮的冠動脈インターベンション percutaneous coronary intervention（PCI）をはじめとする冠動脈血行再建術の発展・普及により，わが国の AMI 患者の入院期間は大幅に短縮した．特に合併症や整形外科的疾患など離床を妨げる因子が存在しない場合は，AMI 発症早期（通常 2 日目以降）より離床訓練を開始し，日常生活動作 activities of daily livings（ADL）の回復や社会復帰を目指した運動療法を段階的に行うことが推奨されている．ただし，AMI 発症後 1 週間以内は合併症リスクが高いため，自覚症状の出現やバイタルサインの変化に十分注意しながら，リハビリテーション（以下，リハビリ）を進めなくてはならない．

　AMI に対するリハビリは，3 つの相（Phase）に大きく分類される．第Ⅰ相（Phase Ⅰ）では発症早期の急性期リハビリを行う．第Ⅱ相（Phase Ⅱ）では前期回復期リハビリを開始し，退院後は外来にて後期回復期リハビリを継続する．その後，第Ⅲ相（Phase Ⅲ）の維持期リハビリを行い，① 運動トレーニングと運動処方，② 冠危険因子の軽減と二次予防，③ 心理社会的因子および復職就労に関するカウンセリングを含むプログラムを実施すること，が推奨されている[1]．

　ST 上昇型心筋梗塞 ST elevation myocardial infarction（STEMI）患者では，繰り返す狭心症発作や心不全症状，あるいは重篤な不整脈がない場合，入院早期（入院 12 時間以降）よりベッド上安静を解除することが推奨されている（エビデンスレベル C*）[1]．一方，高齢者では，AMI 発症以前よりフレイルやサルコペニアを合併し

108 —— 第Ⅳ章　運動療法の実際

表1 ● 急性心筋梗塞に対する急性期リハビリテーション負荷試験の判定基準

1. 胸痛，呼吸困難，動悸などの自覚症状が出現しないこと
2. 心拍数が120bpm以上にならないこと，または40bpm以上増加しないこと
3. 危険な不整脈が出現しないこと
4. 心電図上1mm以上の虚血性ST低下，または著明なST上昇がないこと
5. 室内トイレ使用時までは20mmHg以上の収縮期血圧上昇・低下がないこと（ただし2週間以上経過した場合は血圧に関する基準は設けない）

負荷試験に不合格の場合は，薬物追加などの対策を実施したのち，翌日に再度同じ負荷試験を行う.

（文献1）より引用）

表2 ● 心不全患者におけるレジスタンス・トレーニングの実施に関する推奨事項

プログラム	目的	タイプ	強度	回数	量
Step I pre-training	正しい方法やコツを学ぶ，筋群の協調性を改善する	動的	<30% 1RM RPE<12	5～10	2～3セッション/週 1～3サーキット/セッション
Step II resistance/ endurance training	局所有酸素持久力や，筋群の協調性を改善する	動的	30～40% 1RM RPE 12～13	12～25	2～3セッション/週 1サーキット/セッション
Step III strength training. muscle build-up training	筋肉量の増大（肥大），筋個別の協調性を改善する	動的	40～60% 1RM RPE<15	8～15	2～3セッション/週 1サーキット/セッション

1RM：single-repetition maximal lift（最大挙上重量），RPE：rating of perceived exertion（自覚的運動強度）

（文献2）より引用改変）

ている可能性があり，個々のADLに配慮しながら離床・歩行訓練開始に向けたリハビリを進める必要がある．実際には，**表1**の判定基準を用いてリスク管理を行いながら，運動療法の強化およびADL拡大を行う．

また，心不全患者が対象ではあるが，ESC position statement 2011（**表2**）[2]では，3つのStepを個々のレベルに応じて行うレジスタンス・トレーニングが推奨されており，AMI後のリハビリでも応用可能である.

① 第I相（Phase I）

AMI発症早期の安静臥床の状態から，合併症の出現に注意しながら，離床や歩行などの基本動作を中心にADLの自立を目指したトレーニングを行う．まず

---

*エビデンスレベルの定義[1]
　エビデンスレベルA：400例以上の症例を対象とした複数の多施設無作為介入臨床試験で実証された，あるいはメタ解析で実証されたもの
　エビデンスレベルB：400例以下の症例を対象とした多施設無作為介入臨床試験，よくデザインされた比較検討試験，大規模コホート試験などで実証されたもの
　エビデンスレベルC：無作為介入試験はないが，専門医の意見が一致しているもの

pre-training として，筋群の協調性の改善を目的とした 5〜10 回の反復レジスタンストレーニングを行う．具体的には，Borg スケール 12 以下で，胸痛などの自覚症状の出現やバイタルサインの変化に注意し，段階的に運動の負荷強度や施行回数を変えながらトレーニングを行う．なお，臥位または座位での運動プログラムは，入院前の ADL レベルの確認および退院時の目標設定の上でも有用である．特に起立動作の獲得は，移乗・トイレ動作を含む ADL の自立につながる．また，下肢筋群の協調的な活動は，持久性運動の獲得につながり，高齢者においては転倒予防としても有用である．

身体的 deconditioning を認める患者においては，骨格筋の萎縮のみならず，機能低下によりバランス能力の低下が認められ，歩行動作などの ADL 拡大の支障となり得る．特に高齢者においては，若年者と比べて血圧などのバイタルサインの変動や視覚・聴覚の低下，認知機能の低下など複合的な要因がバランス能力の低下につながるため，歩行開始前に転倒リスクをあらかじめ評価しておくことが大切である．

short physical performance battery（SPPB）[3] は，サルコペニアの診断基準としてしばしば用いられるが，起立動作能力や歩行能力に加えてバランス能力が考慮に入れられており，フレイルを有する高齢者の生活機能の測定方法として推奨されている．SPPB におけるバランステストは，閉脚立位・セミタンデム・タンデムの順に 10 秒ずつ保持する内容となっており，支持基底面を変化させたバランス能力の向上は歩行の自立において重要である（**図 6**）．

また，標準的な 14 日間の AMI クリニカルパスにおいて，離床プログラムから運動療法を主体とした心臓リハビリテーションプログラムへ移行する場合，200 m 歩行試験の達成がプログラム移行の目安となる．実臨床では**表 1** の負荷試験の判定基準に準じた歩行距離の達成に加えて，歩行様式や速度，自立度も ADL の拡大にとって大切な要素である．特に高齢 AMI 患者では，歩行速度が低下するとその後の心血管イベント出現リスクが上昇するため[4]，歩行速度の保持も重要である．各運動プログラムは写真解説（**図 1〜24**）を参考に，症例ごとの到達レベルに応じて適宜変更する．

❷ 第Ⅱ相（Phase Ⅱ）前期・後期

第Ⅰ相にて基本的な動作を行うことができ，なおかつ 200 m 歩行試験をクリアした後，回復期リハビリとして，早期の社会復帰を想定した身体活動範囲の拡大，生活習慣改善を含む二次予防のための患者教育，心理カウンセリングなど，多職種による包括的介入を開始する．特に運動療法においては，**表 3** を参考に心肺運動負荷試験

表 3 ● 急性心筋梗塞（AMI）後期第Ⅱ相以降の運動強度決定方法

A. 心拍予備能（＝最高 HR－安静時 HR）の 40〜60％のレベル
   Karvonen の式：（最高 HR－安静時 HR）×k＋安静時 HR
   k：通常（合併症のない若年 AMI など）0.6，高リスク例では 0.4〜0.5，心不全は 0.3〜0.5
B. AT レベルまたは peak $\dot{V}O_2$ の 40〜60％の心拍数
C. 自覚的運動強度：「ややつらいかその手前」（Borg スケール：12〜13）のレベル
D. 簡便法：安静時 HR＋30 bpm（β遮断薬投与例は安静時＋20 bpm）

ただし，高リスク患者 [① 低左心機能（LVEF＜40％），② 左前下行枝の閉塞持続（再灌流療法不成功例），③ 重症三枝病変，④ 高齢者（70 歳以上）] では低強度とする．
HR：heart rate（心拍数），LVEF：left ventricular ejection fraction（左室駆出率）

（文献 1）より引用）

cardiopulmonary exercise testing（CPX）に基づく運動処方やリスク評価を行い，積極的な運動療法を実施する．また，最近は入院期間がより一層短縮される傾向にあり，第Ⅱ相前期における運動プログラムを十分な余裕をもって行うことができないケースもある．その場合，退院後のセルフケアや自主練習の指導を行い，外来通院型の第Ⅱ相後期へ円滑に移行することが求められる．

第Ⅱ相では，さらなる下肢運動機能の向上を目標に筋力の向上を図る．resistance / endurance training として，下肢筋群の協調性の改善を図るため，筋の収縮速度や収縮様式を変化させる．スクワット動作において，筋収縮を保ったまま，ゆっくりとした動作を行うスロートレーニングは，通常速度で行う筋力トレーニングよりも筋断面積を有意に増加させることが報告されている[5, 6]．また，筋パワー（筋力×距離 / 時間）の向上を意識して収縮速度を変化させることも，効率の良い動作能力の獲得には重要である．また足関節底屈筋力は，歩行能力[7]や転倒予測[8]の指標として用いられており，歩行の安定性を向上させることは身体活動量の増加に必要不可欠である．足関節底屈筋のトレーニングとして代表的なカーフレイズは，動作速度を変化させる以外にも，手すりや椅子の背もたれを活用する方法や，片足で行う方法（図 38，43）により負荷量の調整が可能であり，抗重力的な活動を増やす目的でも非監視下運動療法として積極的に導入する．

❸ 第Ⅲ相（Phase Ⅲ）

通院型の慢性期（維持期）リハビリとして，第Ⅲ相では AMI の再発予防（二次予防）が主な目的となる．若年者においては疾病管理に重点を置き，高齢者においては疾病管理に加えて長期に渡って身体的 deconditioning を予防するための運動療法を生活の一部に取り入れることが望ましい．この段階では，下肢のみならず上肢や体幹の強化を意識した運動療法を取り入れることも重要である．写真解説（図 1〜47）を参考に，継続可能な運動療法プログラムを作成することが推奨される．

表 4 ● 運動療法の適応と禁忌

適 応
・少なくとも過去 3 日間で心不全の自覚症状（呼吸困難，易疲労性など）および身体所見（浮腫，肺うっ血など）の増悪がないこと
・過度の体液貯留や脱水状態ではないこと

禁 忌
・過去 3 日以内における心不全の自覚症状の増悪
・不安定狭心症または閾値の低い心筋虚血
・手術適応のある重症弁膜症，特に大動脈弁狭窄症
・重症の左室流出路狭窄
・未治療の運動誘発性重症不整脈（心室細動，持続性心室頻拍）
・活動性の心筋炎
・急性全身性疾患または発熱
・運動療法が禁忌となるその他の疾患（中等度以上の大動脈瘤，重症高血圧，血栓性静脈炎，2 週間以内の塞栓症，重篤な他臓器障害など）

（文献 9）より引用）

② 心不全

　近年わが国では人口の高齢化とともに，高血圧などの生活習慣病，虚血性心疾患，さらにはこれらの終末像である心不全患者の数が増加の一途をたどっている．

　本項では，入院前に ADL が自立していた患者が心不全増悪のため入院したケースを想定し，病態がまだ十分に安定していない急性期として離床期および運動療法導入準備期，病態が安定化した回復期に本格的な運動療法を開始する入院リハビリテーション実施期（以下，入院リハ実施期）および退院準備期，さらに維持期として退院後の外来リハビリテーション実施期（以下，外来リハ実施期）に分けて重要なポイントを解説する．

❶ 離床期

　心不全が十分に代償化しておらず，大動脈内バルーンパンピング intraaortic balloon pumping（IABP）などのメカニカルサポートや強心薬の大量持続静注を必要とする血行動態不良な場合，あるいは運動療法が禁忌であり絶対安静が必要な場合（**表4**）を除き，仮に静注薬投与中であったとしても，個々の病態に合わせて慎重に行う必要はあるものの，より早期に運動療法を開始することが推奨される．

　急性期における運動療法の主な目的は，早期離床により過剰な安静保持の弊害（身体的・精神的 deconditioning，褥瘡，深部静脈血栓症など）の予防である[1]．一方で，この時期は血行動態の変化に細心の注意を払う必要があり，自覚症状，血圧・心拍数・酸素飽和度などのバイタルサインの変化，心電図モニターによる不整脈・ST 変化の出現の有無などを確認しながら，急性期離床プログラム（**表5**）に沿って，慎重に

表 5 ● 急性期離床プログラム

	ステージ 1	ステージ 2	ステージ 3	ステージ 4	ステージ 5	ステージ 6
許可される安静度	ベッド上安静	端座位	室内自由	トイレ歩行	棟内自由（80 m まで）	棟内自由
リハ実施場所	ベッド上	ベッドサイド	ベッドサイド	病棟	病棟（リハ室）	病棟（リハ室）
目標座位時間（1 日総時間）	ギャッジアップ	1 時間	2 時間	3 時間	3 時間	3 時間
ステージアップ負荷試験	端座位	歩行テスト（自由速度）10 m	歩行テスト（自由速度）40 m	歩行テスト（自由速度）80 m	歩行テスト（自由速度）80 m×2〜3 回	6 分間歩行テスト

（文献 9）より引用）

離床を図ることが重要である[9]．安静度・行動範囲のステージを上げる際には，一段階上のステージで求められる動作を試験的に実施し，バイタルサインや心電図に変化の有無をチェックし，問題がないことを確認した上で，ステージアップすることが求められる．また，ステージ 2 以上の歩行テストでは，歩行速度は規定せずに自身のペースで各ステージの目標距離を休まずに歩行できるかをテストする．さらに，6 分間歩行テストで 300 m 程度の歩行ができれば，ステージ 6 をクリアし，運動療法導入準備期へと移行する．なお，軽症例や若年症例など，身体能力が高く病状が安定している患者については，血行動態の変化に注意しつつ，2 つ上のステージへステップアップする，あるいはステージ 6 終了後の 6 分間歩行テストをスキップして心肺運動負荷試験（CPX）を実施することも可能である．

　この時期は，許容される安静度の範囲内で，軽負荷（Borg スケール 12 未満，30％ 1RM 未満）のストレッチや自重でのエクササイズをベッドサイドで実施する[2]．実施するプログラムに関しては，安静度が次のステージに上がった際に，血行動態は安定しているにもかかわらず，身体機能の低下によって病棟内 ADL の拡大が遅延することのないよう，臥床によって生じた身体機能の低下と，次のステージで求められる身体機能を考慮した内容が求められる．写真解説（**図 1〜24**）では臥位，端座位，立位で実施可能なプログラムを列挙している．整形外科疾患や脳血管疾患と同様，身体機能評価に基づいた運動処方を行う．これらの介入により，正しい運動療法に関する理解が深まり，入院リハ実施期におけるレジスタンス・トレーニングの円滑な導入が可能になる[2]．

❷ 運動療法導入準備期

　6 分間歩行テストをクリアし，主治医やリハビリテーション担当医が**表 4** に示す運動

表6 ● 運動療法導入準備期における自覚症状・客観的指標の評価

- ・胸部聴診上の異常や頸静脈怒張，下肢浮腫，四肢冷感の有無等を確認する．
- ・毎日の血圧測定結果を確認する．
- ・経皮的動脈酸素飽和度を確認する．
- ・毎日の体重測定結果を確認する．
- ・胸部写真で心拡大の程度，肺うっ血の有無を確認する．
- ・採血検査から腎機能や肝機能等を確認する．
- ・血中 BNP または NT-proBNP を確認する．
- ・標準 12 誘導心電図検査結果を確認する．
- ・息切れ，呼吸困難などの自覚症状の評価を毎日実施する．
- ・体液量貯留を疑う 3 日間（直ちに対応）および 7 日間（監視強化）で，2kg 以上の体重増加がないか毎日体重を測定する．

BNP：brain natriuretic peptide（B 型ナトリウム利尿ペプチド），NT-proBNP：N-terminal pro-BNP（N 末端プロ BNP）

（文献 9）より引用）

表7 ● 運動療法導入当初の運動プログラム作成

- ・運動療法の目的，目標，プログラム内容など，患者に対して説明し同意を得る．
- ・運動前にウォームアップ，運動後にはクールダウンを含んだプログラムを作成する．
- ・個別に低強度の有酸素運動（屋内歩行 50〜80m／分×5〜10 分間または自転車エルゴメータ 10〜20W×5〜10 分間程度から開始）と筋力トレーニング（Borg スケール 13 以下の運動プログラム）を作成する．
- ・自覚症状や身体所見の経過に応じて，徐々に運動回数と運動時間を増量していく．
- ・開始初期の運動強度の目安として，Borg スケール 11〜13，または安静時心拍数＋30 bpm 程度（β遮断薬投与例では安静時心拍数＋20bpm 程度）を目標心拍数とする．
- ・ゴムバンド，足首や手首への重錘，ダンベル，フリーウエイトを用いた筋力トレーニングを実施する（Borg スケール 13 以下）．
- ・運動中の心電図を連続モニタリングする．
- ・運動前後の血圧を測定する．開始初期は運動中の血圧も測定する．
- ・運動中の危険な症状や安全管理について指導する．
- ・患者の状態に応じて運動処方を修正する．

（文献 9）より引用改変）

療法の適応であることを承認した後，本格的な運動療法の導入準備期へと移行する．この時期は，**表6**に示す自覚症状および血行動態に関する客観的指標の評価を行い，運動療法を実施する上での留意点を念頭に置きながら運動療法を行うことが重要となる．実際には，病棟内 ADL を徐々に拡大し，日中の身体活動量を増加させるとともに，過度の負荷に伴う心不全増悪に留意しながら**表7**に示すレジスタンス運動や有酸素運動を導入していく．写真解説（**図25〜39**）を参考に，安全で個別の病態に対応した運動プログラムを作成する．

❸ 入院リハ実施期

病態が安定した後，**表8**に示す運動負荷試験の絶対禁忌に該当しないことを確認し，CPX を施行する．最高酸素摂取量 peak oxygen uptake（peak $\dot{V}O_2$）や嫌気性

114 —— 第Ⅳ章　運動療法の実際

表8 ● 心不全の運動負荷試験の禁忌

絶対禁忌
・2日以内の急性心筋梗塞
・内科治療により安定していない不安定狭心症
・自覚症状または血行動態異常の原因となるコントロール不良の不整脈
・症候性の高度大動脈弁狭窄症
・コントロール不良の症候性心不全
・急性の肺塞栓または肺梗塞
・急性の心筋炎または心膜炎
・急性大動脈解離
・意思疎通の行えない精神疾患

相対禁忌
・左冠動脈主幹部の狭窄
・中等度の狭窄性弁膜症
・電解質異常
・重症高血圧
・頻脈性不整脈または徐脈性不整脈
・肥大型心筋症またはその他の流出路狭窄
・運動負荷が十分行えないような精神的または身体的障害
・高度房室ブロック

(文献1)より引用)

代謝閾値 anaerobic threshold（AT），心拍応答，換気応答などを確認し，**表9**や**図40〜47**の写真解説のプログラムを参考に，安全かつ有効な運動プログラムを作成する．心不全症状の有無や服薬歴を運動療法実施前に毎回確認し，もし心不全増悪が疑われる場合は主治医と相談し，運動処方の見直しあるいは運動療法の一時中止を検討する（**表10**）．

④ 退院準備期

入院リハ実施期に実施した運動プログラム作成の課程に準じて，心不全増悪や過負荷を疑う徴候がないことを確認し，入院中の運動プログラムに基づいた運動処方を行う．過剰活動による心不全増悪や，低活動による身体機能の低下が生じないよう，CPX の結果に基づき，安全な身体活動の許容範囲について指導する．また，退院後の日常生活あるいは仕事へ円滑に復帰することを目指して，個別化した運動療法を考慮する必要がある．

⑤ 外来リハ

退院後も週2〜3日，外来で通院リハを3ヵ月程度（2〜5ヵ月）実施することが望まれる．診察時および運動療法実施前に，**表11**に示す運動プログラムの評価・修

表9 ● 入院リハ実施期における運動プログラム作成

- 主治医やリハビリテーション担当医が運動療法の適応であることを再承認する
- 運動療法のプログラム内容などを患者に対して説明する
- 運動前にウォームアップ，運動後にはクールダウンを含み，有酸素運動とレジスタンス運動から構成される運動プログラムを作成する
- CPXの結果に基づき，有酸素運動の頻度，強度，持続時間，様式を処方し，実施する
  - ✓ 頻度：週3～5回（重症例では週3回，軽症例では週5回まで増加させてもよい）
  - ✓ 強度：40～60％ peak $\dot{V}O_2$ のレベル，ATレベルの心拍数，心拍予備能の40～60％（実測Karvonenの式[*1]），Borgスケール11～13のいずれか
  - ✓ 持続時間：5～10分×1日2回程度から，20～30分×1日2回まで，1週間程度で徐々に増加させる．心不全の増悪に注意する
- CPXが実施できない場合は，Borgスケール11～13または予測心拍予備[*2]の30～50％（Karvonen係数Kで0.3～0.5）で，軽症（NYHA分類Ⅰ～Ⅱ度）ではk＝0.4～0.5，中等症～重症（NYHAⅢ）ではk＝0.3～0.4で運動処方を行い，有酸素運動を実施する
- レジスタンス運動の頻度，強度，持続時間，様式を処方し，実施する
  - ✓ 頻度：2～3回／週
  - ✓ 強度：低強度から中等強度
    上肢運動は1RMの30～40％，下肢運動では50～60％，1セット10～15回反復できる負荷量でBorgスケール13以下
  - ✓ 持続時間：10～15回を1～3セット
  - ✓ 様式：ゴムバンド，足首や手首への重錘，ダンベル，フリーウエイト，プーリー，ウエイトマシン等
- 運動中の心電図を連続モニタリングする
- 運動前後の血圧を測定する
- 運動中の危険な症状や安全管理について再度指導する
- 患者の状態に応じて運動処方を修正する

Karvonenの式を用いた目標心拍数の算出
[*1] CPXを実地（実測）：（運動時最大心拍数－安静時心拍数）×強度（Karvonen係数）＋安静時心拍数
[*2] CPXを未実地（予測）：（予測最大心拍数－安静時心拍数）×強度（Karvonen係数）＋安静時心拍数
　　　　　　　　予測最大心拍数＝220－年齢
NYHA：New York Heart Association（ニューヨーク心臓協会）

（文献9）より引用改変）

表10 ● 入院リハ実施期の運動プログラム作成のための確認項目

- 服薬内容の変更（特に運動時心機能に影響する薬剤：β遮断薬，抗不整脈薬など）の有無を確認する
- 心不全増悪を疑う自覚症状（胸痛，息切れ，動悸，食欲低下，疲労感等）について運動療法実施前に毎回確認する
- 体液量貯留を疑う3日間（直ちに対応）および7日間（監視強化）で2kg以上の体重増加がないか，運動療法実施前に毎回確認する
- 運動療法実施中に以下の徴候や所見がないか，運動療法実施前に毎回確認する
  - ✓ 同一運動強度での胸部自覚症状の増悪
  - ✓ 同一運動強度での10bpm以上の心拍数上昇または2段階以上のBorgスケールの上昇
  - ✓ 経皮的動脈血酸素飽和度が90％未満へ低下，または安静時から5％以上の低下
  - ✓ 心電図上，新たな不整脈の出現や1mm以上のST低下

（文献9）より引用改変）

正を毎回実施する．万一心不全徴候を認めたときは，運動処方の見直しあるいは運動療法の一時中止を検討する．通院リハ開始当初は監視型運動療法を行い，その後は非監視下型運動療法へ移行し，最終的には運動プログラムを自己管理できるように指導する．必要に応じて，フィットネスクラブなど地域にある健康増進施設で運動療法が円滑に実施できるように配慮する．

表11 ● 外来運動プログラムの定期的評価と修正

- ・日常生活における過剰な身体活動や低活動の有無
- ・現在の運動状況
- ・現在の心不全重症度，心機能や血行動態（LVEF，LVDd/LVDs，心拍数，血圧，BNP 等），虚血や不整脈（心室性不整脈，心房細動）の新規出現，デバイスの新規植え込みの有無
- ・心不全増悪を疑う自覚症状（胸痛，息切れ，動悸，食欲低下，疲労感等）の有無
- ・体液量貯留を疑う 3 日間（直ちに対応）および 7 日間（監視強化）で 2 kg 以上の体重増加の有無
- ・トレッドミルあるいは自転車エルゴメータ使用による症候限界性運動負荷試験の実施状況とその結果
- ・CPX の実施状況とその結果
- ・投与薬剤等，治療内容の変更の有無，服薬アドヒアランス
- ・運動に影響する併存疾患（整形疾患，末梢動脈疾患，脳血管・神経疾患，肺疾患，腎疾患，精神疾患等）の新規出現の有無
- ・握力や膝伸展筋力などから筋力低下の有無

LVDd：left ventricular end-diastolic diameter（左室拡張終期径），LVDs：left ventricular end-systolic diameter（左室収縮終期径）

（文献9）より引用）

③ 心臓手術後

　近年の手術の低侵襲化や心筋保護液・術後管理の進歩により，手術当日に人工呼吸器を離脱，手術翌日より立位保持・歩行を開始し，術後 4～5 日目で自立した病棟内歩行を目指す運動プログラムが広く採用されている[1]．また，心臓手術後は，禁忌がない限り，すべての患者に対して運動療法を行うべきであり，運動耐容能や quakity of life（QOL）の改善のみならず，術後の合併症発生リスクの減少効果も期待される．ただし，運動療法の支障となるような整形外科的疾患などを認める場合は，個々の身体能力に応じた個別化運動プログラムを取り入れることが推奨されている（エビデンスレベル B）[1]．

① 急性期

　心臓手術後の不必要な安静臥床は，骨格筋萎縮などの身体的 deconditioning や術後の合併症発生リスクの増加につながるため，心臓手術後急性期では，循環動態の安定化と並行して離床開始基準（表 12）を参考にしながら，離床を進めていく．また，術後の肺炎などの呼吸器疾患の予防を目的とした呼吸筋トレーニング（図 1）や，関節可動域訓練も推奨される．

　実際の臨床現場では，ベッド上あるいは椅子で座位を保持しながら運動療法を行うことが多いが，特に急性期は血行動態に変化をきたしやすく，自覚症状の出現やバイタルサインの変化の有無を確認しながら，適宜姿勢を調節する必要がある．もし離床が困難な場合には，可能な範囲で ADL 拡大につながる動作訓練や，運動の際の呼吸

表 12 ● 心臓手術後の離床開始基準

以下の内容が否定されれば，離床が開始できる．
1. 低（心）拍出量症候群 low output syndrome（LOS）により
　① 人工呼吸器，IABP，PCPS などの生命維持装置が装着されている
　② ノルアドレナリンやカテコラミン製剤など強心薬が大量に投与されている
　③（強心薬を投与しても）収縮期血圧 80〜90 mmHg 以下
　④ 四肢冷感，チアノーゼを認める
　⑤ 代謝性アシドーシス
　⑥ 尿量：時間尿が 0.5〜1.0 mL/kg/hr 以下が 2 時間以上続いている
2. スワンガンツカテーテルが挿入されている
3. 安静時心拍数が 120 bpm 以上
4. 血圧が不安定（体位交換だけで低血圧症状が出る）
5. 血行動態の安定しない不整脈（新たに発生した心房細動，Lown 分類Ⅳb 以上の PVC）
6. 安静時に呼吸困難や頻呼吸（呼吸回数 30 回/分未満）
7. 術後出血傾向が続いている

IABP：intra aortic balloon pump（大動脈内バルーンポンプ），PCPS：percutaneous cardiopulmonary support（経皮的心肺補助），PVC：premature ventricular contraction（心室期外収縮）

（文献 1）より引用）

調整や換気改善のための深呼吸練習などを行う場合もある．さらにドレーンやルート類などによりリハビリに制限がある場合には，患者の自発的な活動を促す環境の調整も必要になることがある．

また，離床開始前においては，シルベスター法（**図 1**）の実施により胸郭の可動性が拡大し，術後の呼吸器疾患の合併症予防に有効である可能性がある．本法は肩関節の屈曲可動域が増大し，小胸筋をはじめとする呼吸補助筋群はストレッチ効果によるリラクゼーション効果が得られることが期待され，急性期においては，ヘッドアップまたは座位で実施することが多い．離床開始後は，写真解説（**図 1〜24**）を参考に安全に離床が行えるよう，個々の問題点に応じて運動プログラムを作成し，実施する．

❷ 回復期・慢性期

心臓手術後の急性期においては，一般に 30〜100 m 歩行が可能となった術後 4〜10 日目頃に運動負荷試験（可能な限り CPX）を行い，自転車エルゴメータやトレッドミルなどを用いて AT レベルの有酸素運動を開始する．また，ADL の向上や身体的 deconditioning の改善を目指し，レジスタンス・トレーニングなどの各種運動療法を実施する．

118 ── 第Ⅳ章　運動療法の実際

4 各段階における運動プログラム例

1 離床期

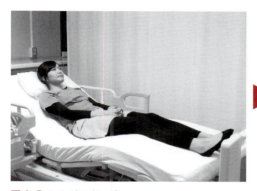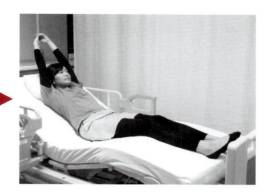

図1 ● シルベスター法
胸の前で手を組み，息を吸いながら挙上し，吐きながら下げる．呼吸筋のトレーニングや胸郭の可動性向上，肩関節の可動域改善などの効果が期待できる．

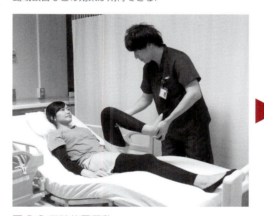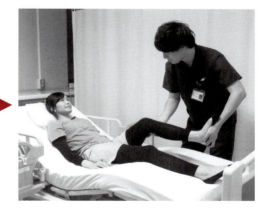

図2 ● 下肢伸展運動
徒手抵抗を加えながら下肢を伸展する．下肢の抗重力筋を鍛えることができる．

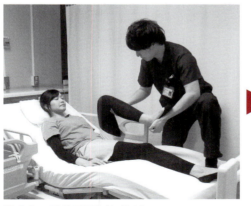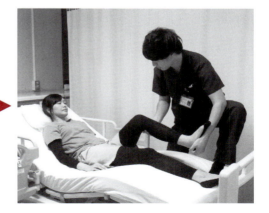

図3 ● 下肢伸展運動（負荷大）
セラピストは患者の抵抗を下肢で受け止めることにより，より高い負荷を掛けることができる．

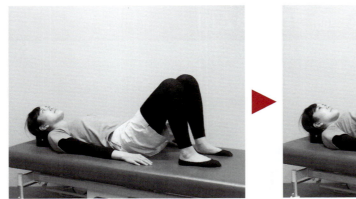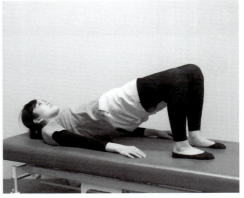

図4 ● ブリッジ
両膝を立て，お尻を浮かす．大殿筋や脊柱起立筋を鍛えることができる．

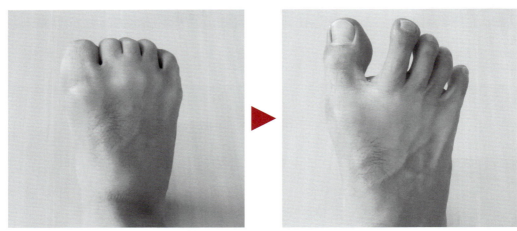

図5 ● 足指屈曲伸展
足指を屈曲・伸展する．バランス機能の改善が期待できる．

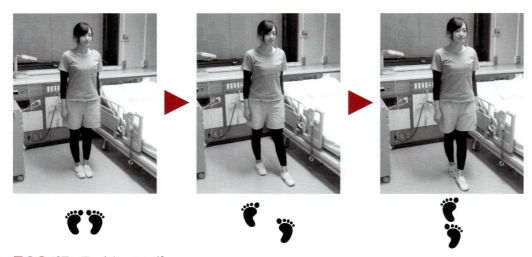

図6 ● バランス・トレーニング
足の位置を変えることにより，難易度の調整が可能．転倒には十分注意する．

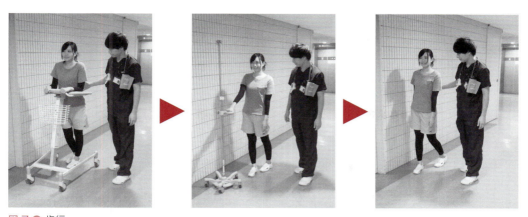

図7 ● 歩行
歩行器・点滴棒・独歩などの種類があり，患者の身体機能に応じて歩行補助具を選択する．

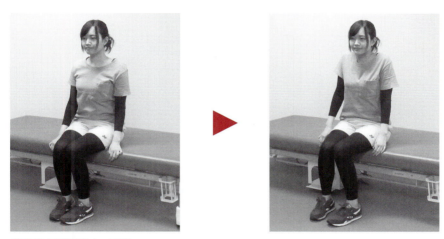

図8 ● 肩甲骨挙上・下制
臥床によって筋緊張が高まりやすい，頸部周囲筋のリラクゼーションを図る．

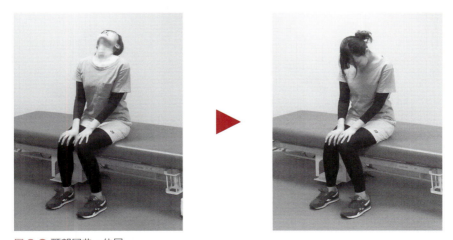

図9 ● 頸部屈曲・伸展
臥床によって筋緊張が高まりやすい，頸部周囲筋のリラクゼーションを図る．

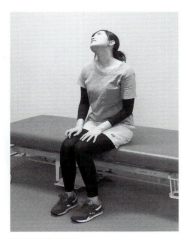 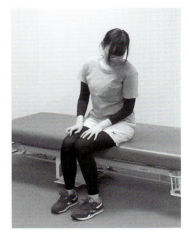

図 10 ● 頭回し
臥床によって筋緊張が高まりやすい,頸部周囲筋のリラクゼーションを図る.

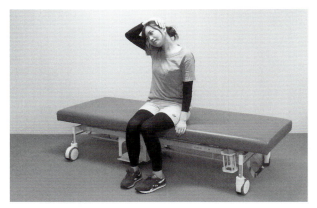

図 11 ● 頸部周囲筋のストレッチ
頭を傾ける角度によって伸びる筋が異なるため,適宜調整する.

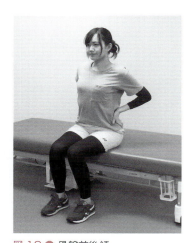 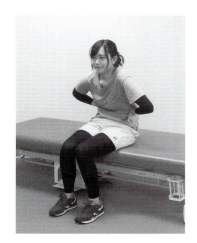

図 12 ● 骨盤前後傾
骨盤を前後に動かし,座位や立位の安定性の向上を図る.自動運動がうまくできない場合は,セラピストが徒手で運動方向を誘導する.

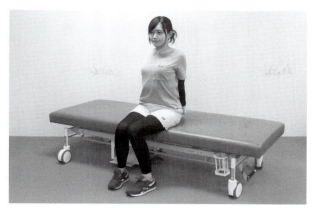

図 13 ● 大胸筋のストレッチ
身体の後ろで手を組み,胸を張る.円背姿勢の改善を図る.

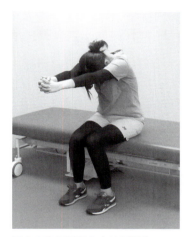 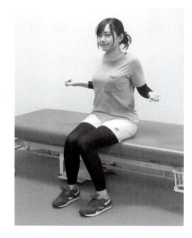

図 14 ● 肩甲骨の内外転運動
胸の前で手を組み遠くへ伸ばし,肩甲骨を外転させる.また,肘を後ろへ下げ,肩甲骨を内転させる.交互に繰り返すことで,肩甲骨周囲筋のリラクゼーションを図る.

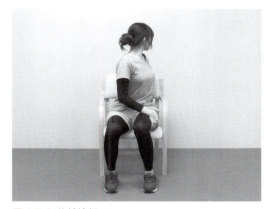 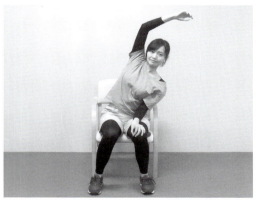

図 15 ● 体幹捻転
背筋を伸ばし,後ろを振り返るようにして腰をひねる.体幹の回旋可動域の改善を図る.

図 16 ● 体幹側屈
片腕を上げ,反対側に倒す.腕を上げた側のお尻が浮かないように注意する.肩が痛い場合は,手を後頭部に当て,肘を天井に向けるように側屈する.腹斜筋,広背筋のストレッチを行う.

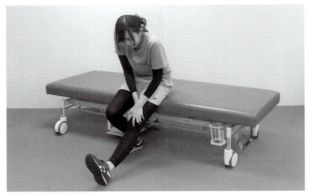

図17 ● ハムストリングスのストレッチ
椅子に浅く腰掛け，片足を伸ばして体幹を前傾させる．つま先を上げた状態で行う．

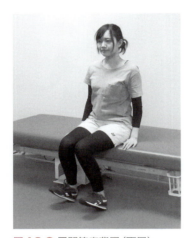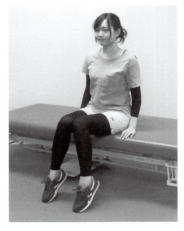

図18 ● 足関節底背屈（両足）
腰掛け，足関節の底背屈を交互に繰り返す．筋ポンプ作用によって血圧低下を予防する．

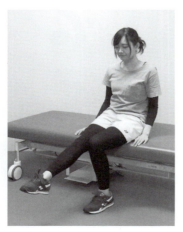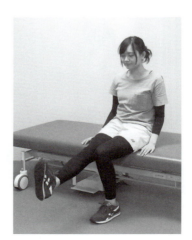

図19 ● 足関節底背屈（片足）
図18の運動を，膝を伸ばした状態で片足ずつ行う．

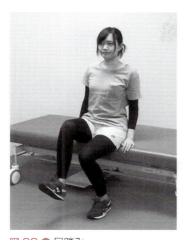 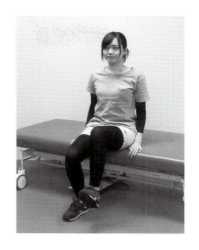

図20 ● 足踏み
腰掛け，左右交互に足踏みを行う．股関節屈筋のトレーニングだけでなく，数十秒〜数分続けることで，歩行よりも低強度の有酸素運動を実施できる．

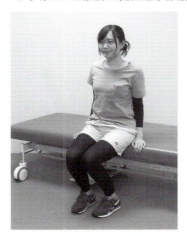 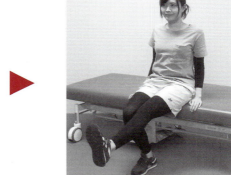

図21 ● 膝伸展運動
腰掛け，膝を伸ばす運動を交互に繰り返す．つま先を上げ，太ももにしっかり力を入れる．

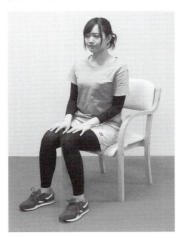 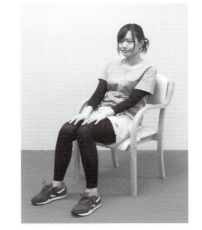

図22 ● 腹筋運動
腰掛け，後ろに倒れる．背もたれがない場合はセラピストが後方から介助する．

2．心疾患に対する運動療法・リハビリテーションの実際 —— 125

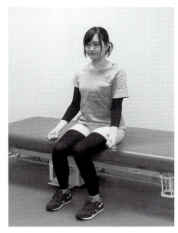 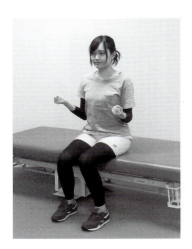

図23 ● アームカール
肘の屈伸を行う．

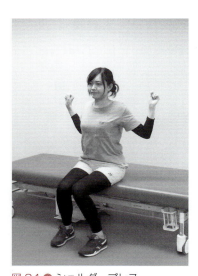 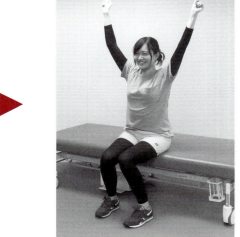

図24 ● ショルダープレス
背筋を伸ばし，手を肩の横から頭の上に挙上する．肩が痛い場合や円背が強い場合は無理のない範囲で行う．

❷ 運動療法導入準備期

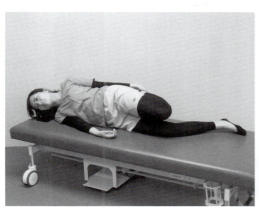

図 25 ● 大腿四頭筋のストレッチ
側臥位になり，上側の手で足首をつかむ．股関節を伸展させると，伸長感が増加する．膝が痛かったり身体が硬い場合は，タオルを足首に引っ掛ける．

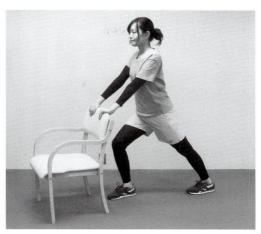

図 26 ● 下腿三頭筋のストレッチ
後足の膝を伸ばし，踵が浮かないように注意する．上肢支持にならないよう，前足で体重を支える．

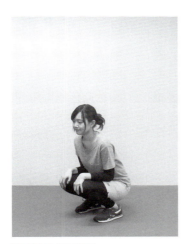 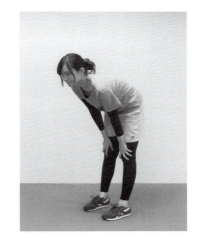

図 27 ● 屈伸運動
下肢の屈伸運動を行う．膝痛や筋力低下，起立性低血圧を認める場合は実施しない．後方への転倒に注意する．

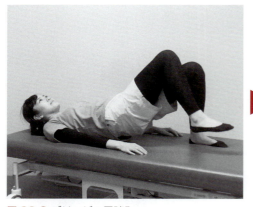 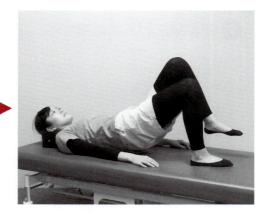

図 28 ● ブリッジ＋足踏み
図 4 の状態から足踏みを行う．骨盤が動かないよう，殿筋群と腹筋群を意識する．

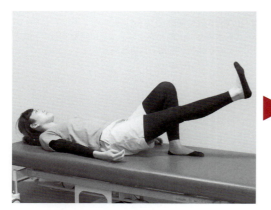 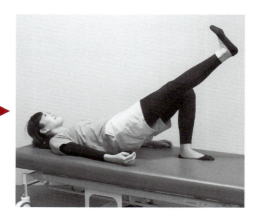

図 29 ● 片足ブリッジ
片膝を立て，反対側は膝を伸ばして足関節を背屈して床から離す．片足のみを使ってお尻を持ち上げる．

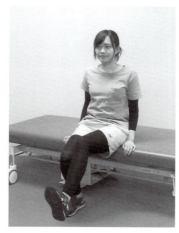 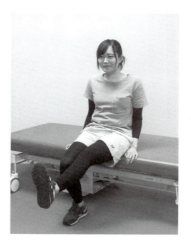

図 30 ● 連続膝伸展運動
図 21 を連続で行う．膝の位置を高く保持し，足を床に着けずに繰り返すことで，強度が高くなる．

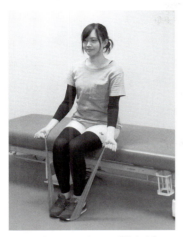 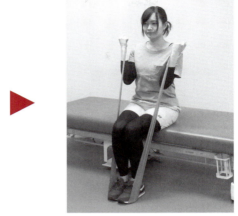

図31 ● アームカール(強度高)
図23の運動をゴムバンド,もしくはダンベルを用いて行う.

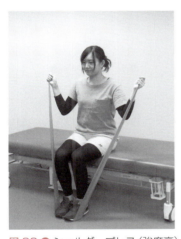 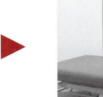 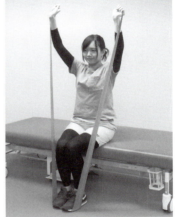

図32 ● ショルダープレス(強度高)
図24の運動をゴムバンド,もしくはダンベルを用いて行う.

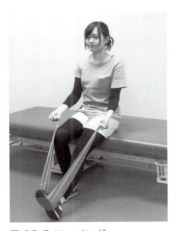 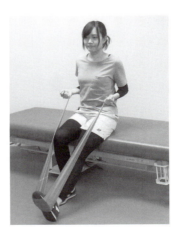

図33 ● ローイング
浅く腰掛け,片足を伸ばす.ゴムバンドを足にかけて,背中を寄せながら腕を引く.僧帽筋,広背筋および上腕二頭筋のトレーニング.

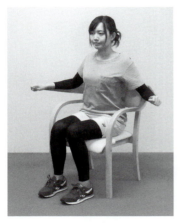 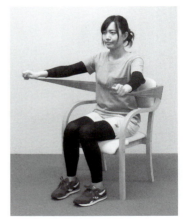

図 34 ● チェストプレス
背もたれつきの椅子に浅く座る．ゴムバンドを背もたれにかけて，腕を前に押し出す．大胸筋および上腕三頭筋のトレーニング．

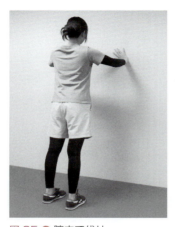 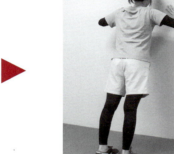

図 35 ● 腕立て伏せ
壁に胸の高さ，手を八の字に置く．高さは胸，幅は肩幅よりやや広めにする．平行棒を用いたり，ベッドで四つ這いになって行うことで，強度の調整が可能．

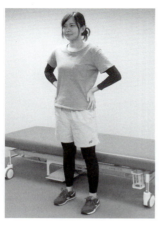 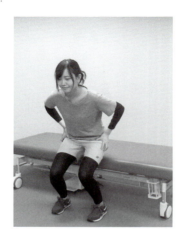

図 36 ● スクワット
足は腰幅に開き，椅子に座るように体幹を前傾させながら中腰になる．後方重心にならないよう注意する．立ち上がる際，膝を完全に伸ばしきらないようにすることで運動強度が上がる．

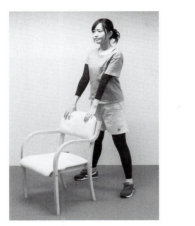 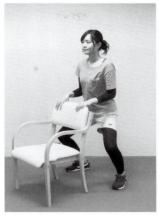

図37 ● ワイドスクワット
足は肩幅よりも広めに開き,つま先は外を向ける.体幹は前傾させず,膝を外に開きながら腰をまっすぐ下へ落とす.

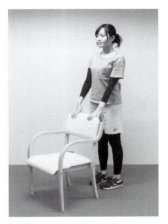 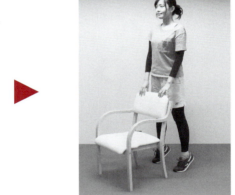

図38 ● カーフレイズ
足は腰幅に開き,つま先立ちになる.腰を反らせないように注意する.

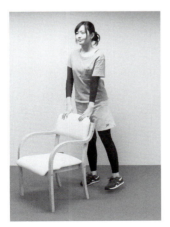 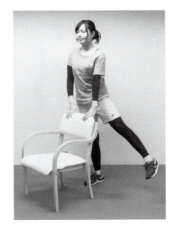

図39 ● 股関節外転
椅子の背もたれなどにつかまりながら片足で立ち,つま先を正面に向けたまま股関節を外転させる.

③ 入院リハ実施期

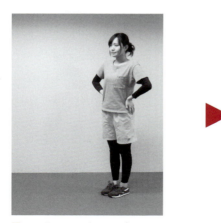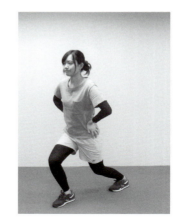

図 40 ● フロントランジ
一歩前へ踏み込み，再び元の位置に戻る．筋力だけでなく，バランスや敏捷性の向上も期待できる．

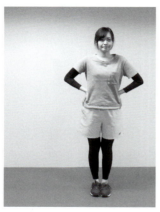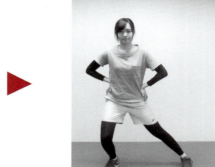

図 41 ● サイドランジ
一歩横へ踏み込み，再び元の位置に戻る．筋力だけでなく，バランスや敏捷性の向上も期待できる．

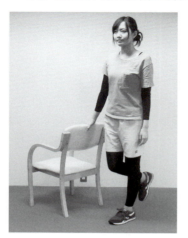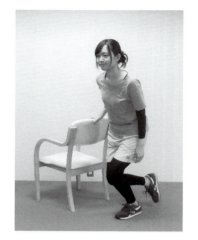

図 42 ● 片足スクワット
椅子の背もたれなどにつかまり，片足でスクワットを行う．

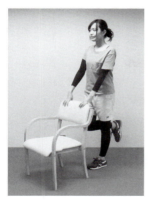 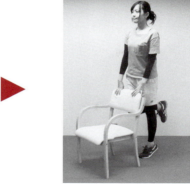

図 43 ● 片足カーフレイズ
椅子の背もたれなどにつかまり，つま先を正面に向けたまま片足でつま先立ちになる．

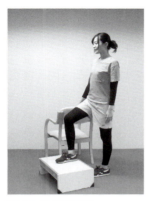 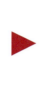 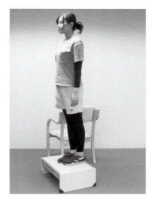

図 44 ● 段差昇降
数回繰り返すことで ADL 動作訓練として，数分繰り返すことで有酸素運動としての効果が期待できる．

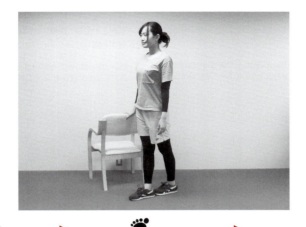

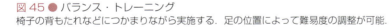

図 45 ● バランス・トレーニング
椅子の背もたれなどにつかまりながら実施する．足の位置によって難易度の調整が可能．

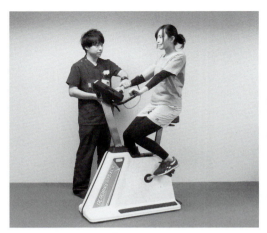

図46 ● 自転車エルゴメータ
運動中もバイタル測定を実施する．

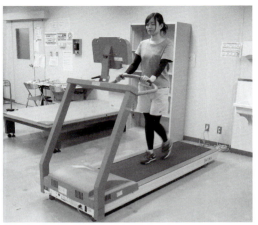

図47 ● トレッドミル
運動強度は速度，または傾斜率によって調整が可能．転倒には十分注意する．

（角谷尚哉，阿部隆宏，横田　卓）

参考文献

1) 日本循環器学会：心血管疾患におけるリハビリテーションに関するガイドライン（2012年改訂版）．http://www.j-circ.or.jp/guideline/pdf/JCS2012_nohara_h.pdf（2018年6月閲覧）
2) Piepoli MF et al：Exercise training in heart failure：from theory to practice. A consensus document of the Heart Failure Association and the European Association for Cardiovascular Prevention and Rehabilitation. Eur J Heart Fail 13（4）：347-357, 2011
3) Guralnik JM et al：A short physical performance battery assessing lower extremity function：association with self-reported disability and prediction of mortality and nursing home admission. J Gerontol 49（2）：85-94, 1994
4) Matsuzawa Y et al：Association between gait speed as a measure of frailty and risk of cardiovascular events after myocardial infarction. J Am Coll Cardiol 61（19）：1964-1972, 2013
5) Watanabe Y et al：Increased muscle size and strength from slow-movement, low-intensity resistance exercise and tonic force generation. J Aging Phys 21（1）：71-84, 2013
6) Watanabe Y et al：Effect of very low-intensity resistance training with slow movement on muscle size and strength in healthy older adults. Clin Physiol Funct Imaging 34（6）：463-470, 2014
7) Melzer I et al：Association between ankle muscle strength and limit of stability in older adults. Age Ageing 38（1）：119-123, 2009
8) 齋藤孝義ほか：踵上げ反復運動回数と最大1歩幅の比較と転倒との関係．理療科 31（6）：907-910, 2016
9) 日本心臓リハビリテーション学会：心不全の心臓リハビリテーション標準プログラム（2017年版）．http://www.jacr.jp/web/wp-content/uploads/2015/04/shinfuzen2017_2.pdf（2018年6月閲覧）

3 心臓リハ・運動療法の実際
（民間病院での実地例）

　離床期から運動療法導入準備期，院内リハビリテーション（院内リハ）期までの流れをカレス札幌北光記念病院での実地例をもとに解説する．

1 離床期

　可能な限り早期から，pre-training として筋ストレッチと徒手的な介助運動を実施している（図1）．

　たとえ介助運動であっても，下肢を高く挙上すると生じる静脈還流の増加が心臓にとって前負荷となるため，留意する．

　徐々に自重や重錘バンド，エラスティック・バンド等を用いた軽いレジスタンス・トレーニングを臥位から座位，立位の順で進めていく（図2）．

　立位での自重を用いた運動は，特に高齢者の場合，正しいフォームで運動することと，不慮の転倒に十分に注意する（図3）．

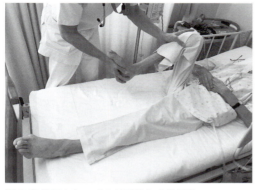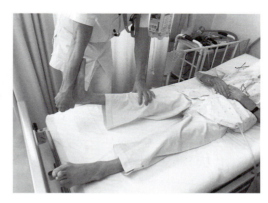

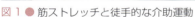

図1 ● 筋ストレッチと徒手的な介助運動

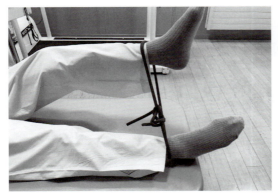
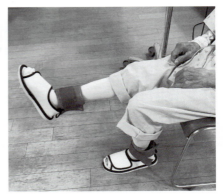

図2 ● バンド等を用いた軽いレジスタンス・トレーニング

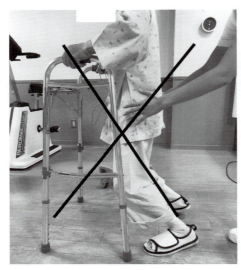
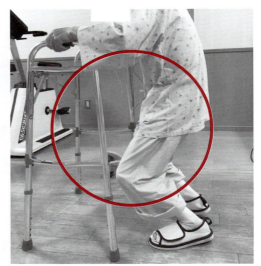

図3 ● 立位での自重を用いた運動

2 運動療法導入準備期

　リハビリ室での運動療法を安全に実施するために最も注意すべきことは，運動開始前の体調確認である（図4）．入院中の患者は，看護師に付き添われ来室すると，体調が良いと思い込んでしまうことがある．事前に体調確認やバイタルのチェックを行うことが重要で，不安な時には中止，もしくは時間を改めて実施することがアクシデントを防止することにつながる．

　運動開始あるいは終了が循環動態の急激な変化とならないよう，ウォームアップ，クールダウンは必ず取り入れる（図5）．運動直後に急激な静脈還流の減少が生じると，迷走神経反射によって失神することもあるので，特に注意する．

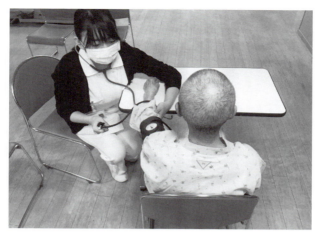

図4 ● 運動開始前の体調確認・バイタルチェック

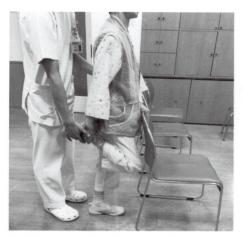
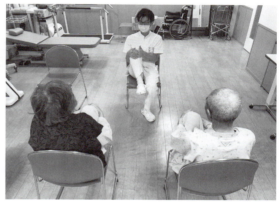

図5 ● ウォームアップ・クールダウン

3 院内リハ期

　有酸素運動を主軸にして運動療法を実施する．運動中は心電図モニターで監視し，定期的に血圧を測定する（図6）．Borgスケールなどを用いて，自覚的運動強度も参考にしている．持続的な運動が困難な症例では低強度負荷（あるいは休息）を間欠的に組み合わせるインターバル・トレーニングを行うこともある．

　自転車エルゴメータでは，乗降時の転倒リスクが高く，注意が必要であるが，踏み台などを利用することでリスクは軽減する（図7）．心電図モニター装着下にて運動を行うが，心房細動症例の心拍数と脈拍数の乖離や交互脈などの評価のために検脈を行うようにしている（図8）．運動中は，安静時には気づかないさまざまな心拍応答が現れることがあるので，注意深く観察する．

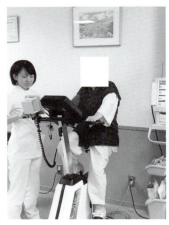
図6● 心電図モニターで監視下の自転車エルゴメータ

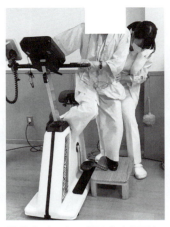
図7● 踏み台の利用（転倒予防）

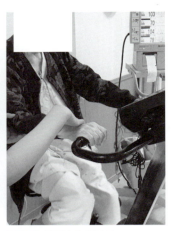
図8● 検脈を心がける

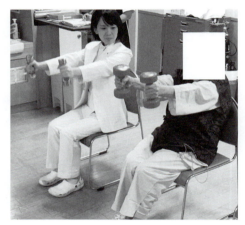
図9● 上肢の筋力トレーニング

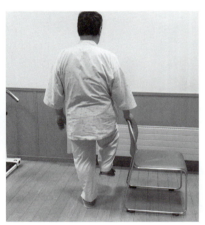
図10● 片脚起立

　さらに，カレス札幌北光記念病院では，上肢の筋力トレーニングも施行している（図9）．重い負荷では息をこらえがちになるため，軽い負荷を用いて筋の弛緩状態を作らないスロートレーニング法を取り入れている．また下肢筋力トレーニングはバランス能力の向上も兼ねて，片脚起立を用いて実施している（図10）．

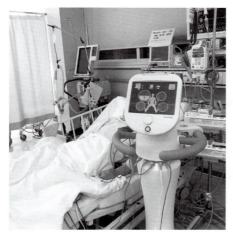
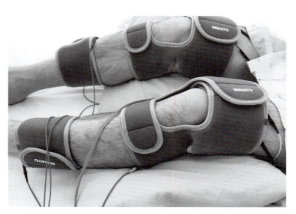

図11 ● NMES

④ 神経筋電気刺激療法（NMES）の応用

　神経筋電気刺激療法 neuromuscular electrical stimulation（NMES）は，ICU関連筋力低下 intensive care unit acquired weakness（ICU-AW）の予防方法として注目されているが，カレス札幌北光記念病院では併発疾患などで長期臥床を余儀なくされる例などにおいて NMES の併用も試みている（図11）．

〈近藤和夫〉

4 高齢者向け運動プログラム

　サルコペニア，フレイルや高度の障害を持つ高齢者への運動指導・運動療法を札幌市健康づくりセンターでの実地例をもとに解説する．

1 筋力強化およびバランストレーニング

1 体幹筋のトレーニング（図1）

目　的：・体幹（腹筋，背筋）深部筋力の強化
　　　　・バランス保持能力の向上
方　法：・四つ這いの姿勢から体側上・下肢を挙上する
　　　　・バランスを保つことが難しければ上肢のみ，下肢のみを挙上する
　　　　・挙上する角度保持秒数を変えることで負荷量の調整が可能

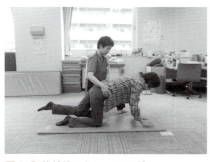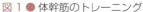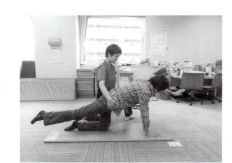

図1 ● 体幹筋のトレーニング

❷ 膝曲げ運動（図2）

目　的：膝を曲げる筋肉（ハムストリングス）の筋力強化
方　法：・うつ伏せになり，膝をゆっくりと曲げ（斜め45°程度がベスト）5秒間保ち，ゆっくり戻す
　　　　・強度を上げる場合は，足首に重りをつける

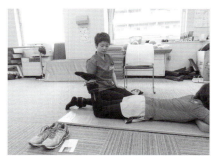
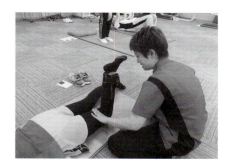

図2 ● 膝曲げ運動

❸ 大殿筋のトレーニング（図3）

目　的：大殿筋（お尻の筋肉）の筋力強化
方　法：・うつ伏せになり，片脚をできるだけ高くゆっくりと持ち上げ，ゆっくり元に戻す
　　　　・強度を上げる場合は，足首に重りをつける

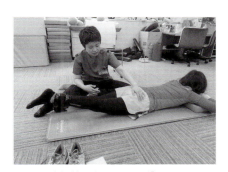

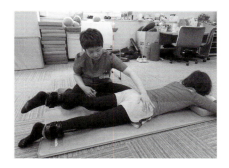

図3 ● 大殿筋のトレーニング

❹ 腹筋運動（図4）

目　的：・腰椎，骨盤の可動性のコントロール
　　　　・腹筋（深部筋）の収縮力強化
方　法：・膝を立てた仰向けの状態で，背中で床を押すように意識することで腹筋の収縮を促す
　　　　・上記の状態を保ったまま頭をゆっくりと持ち上げ5秒間保ち，ゆっくり戻す

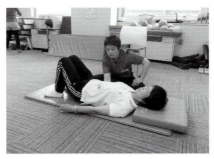 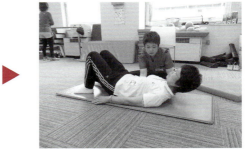

図4 ● 腹筋運動

❺ スクワット（図5）

目　的：下肢全体の筋力強化
方　法：・足の指先と膝を正面に向け，足を肩幅ぐらいに広げて立つ
　　　　・膝を60°くらいまでゆっくりと曲げていき，ゆっくりと戻す
　　　　・強度を上げる場合は，お尻を突き出すようにして膝を90°くらいまで曲げ，またゆっくりと戻す

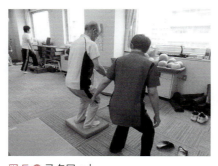 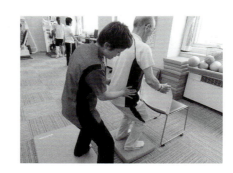

図5 ● スクワット

❻ 膝立ちでのバランストレーニング（図6）

目　的：バランス能力を鍛えることで，外部からの刺激に反応できる体を作り，歩行中などの転倒防止につなげる

方　法：・両膝立ちの姿勢から，片膝立ちの姿勢（安全のため，何かにつかまって行っても良い）
　　　　・片膝立ちになる際，支えている側の足へ十分に体重を移動させる
　　　　・片膝立ちの姿勢から，支えている側へ十分に体重を移動させながら，両膝立ちの姿勢へ戻る

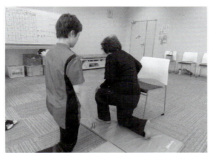
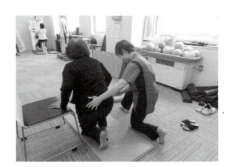

図6 ● 膝立ちでのバランストレーニング

❼ 股関節前面の筋肉を強くする運動（図7）

目　的：股関節を曲げ，足を持ち上げる筋肉を鍛え，歩行時の足の振り出しが十分に行えるようにすることで，つまずきの予防につなげる

方　法：・椅子に座り，なるべく背もたれに触れずに背筋を伸ばし，足踏みをするように片足全体を持ち上げる
　　　　・十分に持ち上げられるようになったら，足首に重りをつけて負荷量を増やす

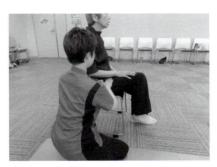

図7 ● 股関節前面の筋肉を強くする運動

8 ステップ練習（図8）

目　的：・踏み出す方の足のコントロールの練習と，踏み出した後，十分に体重を支える練習
　　　　・支えている側への重心移動練習
　　　　・バランス能力の強化，歩行時の転倒予防

方　法：・両足で立った状態から，その場で片足を前へ踏み出す
　　　　・足を前へ踏み出す際，支えている側の足へ十分に体重を移動し，踏み出し後，踏み出した側の足へ体重を移動する
　　　　・支えている側の足へ体重を移動し，踏み出した足を戻し両足で立つ姿勢に戻る（安全のためイスや壁につかまっても良い）

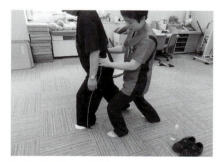 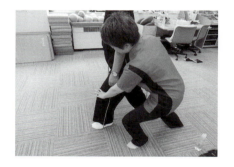

図8 ● ステップ練習

（月岡真理，沖田孝一）

2 マシーンの利用

❶ レッグプレス（図9, 10）

目　的：日常生活動作（歩く・座る・階段昇降など）に欠かせない下肢の筋力を強化する

動　作：① シートにしっかりと座り，フットプレートに足を乗せ，後頭部をシートにつける
　　　　② 足の位置は膝の角度が90°くらいになるように乗せ，足幅は腰幅に開く
　　　　③ 両足に力を入れ，フットプレートを押す

注意点：・円背が強く，シートに後頭部がつかない患者はシートと後頭部の間にクッションを入れる
　　　　・動作時に膝が内側に入りやすい患者は，膝の間にクッションやボールなどを入れ，膝の向きを調整する
　　　　・背中で押しやすいため，足でしっかりと押すように声がけをする
　　　　・息を吐きながら行う

補　助：・膝の向きが正しいか確認する
　　　　・指導者は太もも全体に力が入っているかを触って確認し，患者本人にも力の入れる場所を確認してもらう
　　　　・無理に押しすぎると膝が過伸展するため，両手を膝の裏側に当てて補助する

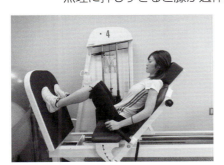 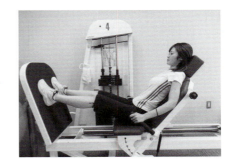

図9 ● レッグプレスの動作

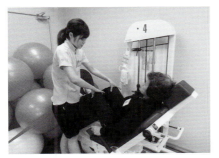 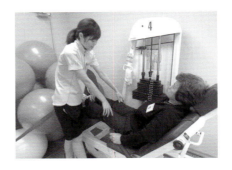

図10 ● レッグプレスの補助

4. 高齢者向け運動プログラム ── 145

❷ エクステンション(図11, 12)

目　的：大腿部前面を強化することで，膝への負担を減らし，階段昇降の安定性や歩行スピードを上げる

動　作：① シートにしっかりと座る
　　　　② 足幅は腰幅に開く
　　　　③ 太もも前面に力を入れながら膝をしっかりと伸ばす

注意点：・体幹の力が緩むと膝の伸展時に腰が反るため，しっかりと体幹を保持させる
　　　　・膝に痛みのある患者は，痛みの出ない範囲で実施するか，中止する
　　　　・息を吐きながら行う

補　助：・膝の向きが正しいか確認する
　　　　・指導者は太もも全体に力が入っているかを触って確認し，患者本人にも力の入れる場所を確認してもらう

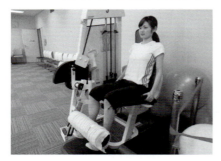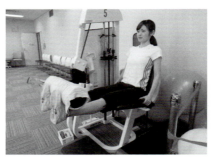

図11 ● エクステンションの動作

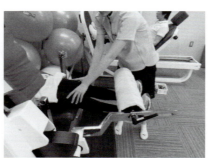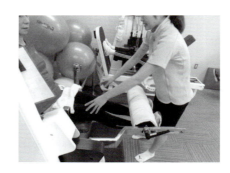

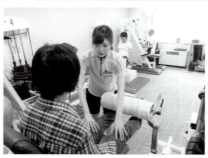

図12 ● エクステンションの補助

❸ ヒップアブダクション（図13, 14）

目　的：股関節の外転筋（中殿筋）を強化することで，歩行を安定させる

動　作：① シートに深く座り，体幹を締める．つま先は上げる

　　　　② 殿部に力を入れながら足を開き，ゆっくりと戻す

注意点：・体幹が緩んだり，無理に足を開きすぎると腰が反るため，しっかり体幹を保持させながら，開ける範囲で足を開かせる

　　　　・息を吐きながら行う

補　助：指導者はしっかり中殿筋に力が入っているかを触って確認し，患者本人にも力の入れる場所を確認してもらう

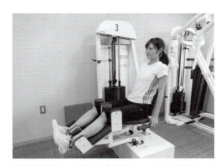
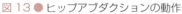
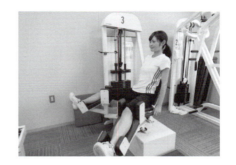

図13 ● ヒップアブダクションの動作

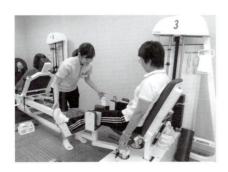
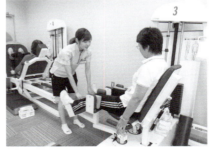
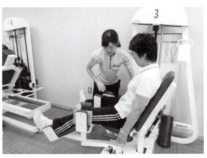

図14 ● ヒップアブダクションの補助

❹ ローイング（図15, 16）

目　　的：肩甲骨周辺の筋群を強化し，円背の予防・改善をする

動　　作：グリップを軽く握り，足は浮かないように固定して，肩甲骨をしっかりと引き寄せる

注意点：・背筋を伸ばして実施することで肩甲骨がしっかりと寄るため，体幹を締めて姿勢を保持させる
　　　　・腕・肩に力が入っていないか確認する

補　　助：高齢者は肩甲骨周辺の筋肉が硬いため，肩甲骨を押さえて寄せやすいように誘導する．肩甲骨を引き寄せた時に体幹が抜けていないか確認する

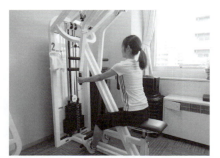
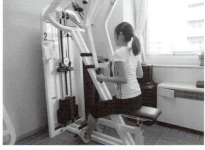
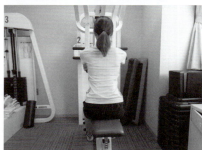
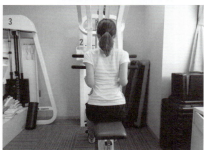

図15 ● ローイングの動作

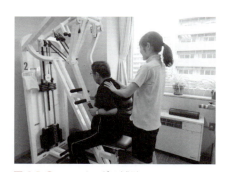

図16 ● ローイングの補助

（奥塚みなみ，高橋睦子）

5

多様な運動療法・運動療法実地の工夫

1 屋外の利用─北海道循環器病院の例─

　北海道循環器病院では，維持期心臓リハビリテーション（以下，維持期心リハ）は屋内にて，有酸素運動（自転車エルゴメータ，トレッドミル）や卓球，ミニテニスを行っているが，これに加えて「野外スポーツ」を行っている．夏季（4〜11月）にノルディックウォーキング，登山，パークゴルフ，冬季（1〜3月）には，歩くスキー，かんじきハイキング（スノーシュー・ウォーキング）を行っている．

　野外スポーツの対象患者は，維持期心リハを定期的に行い，さらに心肺運動負荷試験 cardiopulmonary exercise testing（CPX）の結果から，担当医師の許可が得られた患者である．実施頻度は夏季が月2回，冬季が月3〜4回で，すべて土曜日に実施している．

　同行職員は健康運動指導士2名，理学療法士1〜2名，医師1名であり，AEDや携帯型心電図，救急薬剤等を携行している．実施する数日前に使用するコース（場所）の下見を行い，この際，運動強度が強いことが予想される箇所や，転倒に注意が必要な箇所等を確認する．

　実施当日の流れは，まず患者の体調確認と服薬状況の確認から始め，体調不良がないかなどを医師が判断し，患者の状態によっては実施中止となることもある．

　実施場所までは専用バスで移動し，実施の際は脈拍，血圧，自覚的運動強度の測定を行う．測定値は医師が確認し，問題があれば休憩を長くとるか，中止となる（実際には，運動強度を適切に調整するため中止になる患者はほとんどいない）．実施後は体調確認と整理体操を行い，終了する．すべての運動種目は，同様の手順で行っている．野外スポーツの参加患者は運動種目によって差はあるが10〜15名であり，一方，屋内での維持期心リハを行っている患者は現在約90名である．

1 ノルディックウォーキング(図1)

　札幌市内の公園等を利用して行っている．距離は3〜5kmで，休憩時間や体調確認の時間も含めて約90分行う．参加される患者間で体力差に開きが生じるため，運動耐容能の高いグループと低いグループの2つに分かれて行っている．グループ分けは事前に実施しているCPXの結果と心機能をもとに判断している．また，実施前には健康運動指導士がノルディックポールの調整方法や使用方法を，実施中はフォーム等の指導を行っている．特別な技術を必要としないため，人気が高い運動種目である．

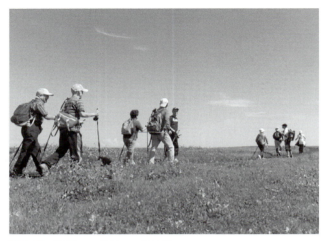

図1 ● ノルディックウォーキング

2 登　山(図2)

　病院に近い円山や大倉山，藻岩山をよく利用して行っている．基本的にはノルディックポールを使用して登る．運動強度が過負荷にならないよう，健康運動指導士がペースを調節し，健常者が登る場合よりも約1.5倍の時間をかける．場所によっては下りはロープウェイやリフトを使う場合もある．しかしながら，ほかの運動種目よりも強度が強いため，運動耐容能が低い患者は実施できないのが現状である．一方で，心臓病を発症する前に登山を愛好していた患者も多く，また達成感が大きいため，人気のある運動種目でもある．

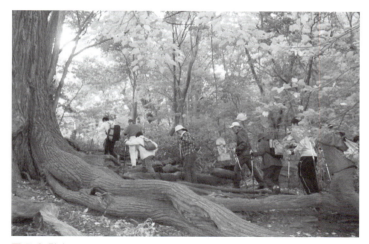

図2 ● 登山

❸ パークゴルフ（図3）

　近隣のパークゴルフ場を利用して行っている．ゲーム性があるため，野外リハビリテーションの中では最も人気が高い種目である．パークゴルフは北海道発祥のスポーツであり，多くの患者に経験があるのも人気の理由の1つである．ノルディックウォーキングと同様に，運動耐容能と心機能をもとに3〜4人で一組のグループ分けを事前に行う．この際，参加者個々の技術レベルも考慮している．初心者や低体力の患者は理学療法士と一緒にプレーする．ホール数はグループによって異なるが，18〜36ホールであり，18ホールは約90分，36ホールは約180分を要する．プレー前には健康運動指導士がクラブの握り方や構え方，打ち方を指導する．

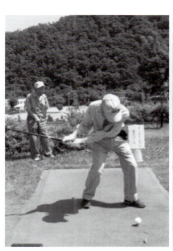
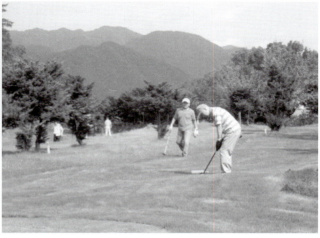

図3 ● パークゴルフ

❹ 歩くスキー（図4）

　公共施設を利用して行っている．シーズン初めは，スキーの装着方法や滑走練習等の基礎練習に重点を置いて実施する．シーズンの後半は3～5kmのコースを用いて行う．滑走時間は休憩を含めて60～90分であり，健康運動指導士が先導し，ペースを調節する．コースを滑走する場合は一列になって行う．寒冷下の運動は，心血管系への負荷が懸念されるが，実際には，ウエアの進歩，運動による熱産生もあり，天候不良でなければ，ほぼ問題は起こらない．冬期に積雪がある地域においては，有効な運動方法である．

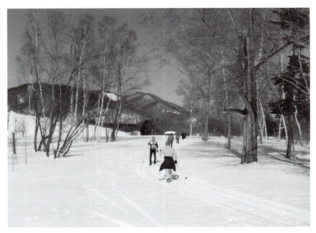

図4● 歩くスキー

❺ スノーシュー・ウォーキング（図5）

　スノーシュー・ウォーキングも近隣の公園などを利用して行っている（滝野すずらん公園，札幌芸術の森，定山渓自然の村）．歩くスキーより運動強度が低く，運動耐容能の低い患者やスキーに苦手意識のある患者が多く参加する．歩くスキーと同様にストックを用いて，スノーシューズまたはかんじき（木製）を履いて行う．骨粗鬆症があり，転倒の不安が強い患者にも適している．健康運動指導士が先導して2～3kmの道のりを歩き，コースによっては深雪の中を進む．普段の歩行と異なり，森の中での活動となるため，運動だけではなく気分転換にもなると評判である．

　このように北海道循環器病院では，医師，看護師，理学療法士および健康運動指導士が協力し，冬期積雪期間もさまざまな工夫をしながら，急性期から維持期まで切れ目のない心リハ・運動療法を行っている．

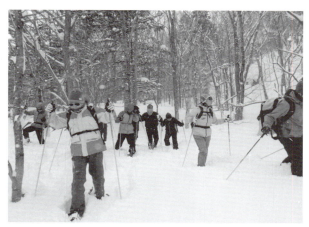
図5 ● スノーシュー・ウォーキング

2 Exercise card（エクササイズカード）の利用
―北海道社会事業協会帯広病院の例―

　心大血管疾患リハビリテーションでは集団療法が認められており，多くの施設で実施されている．しかしながら，集団療法で提供できる運動プログラムは単一となり，個々の身体機能に応じた個別プログラムの提供は困難である．また，スタッフ不足も深刻化しているため，人員を増加させて個別対応することも難しい．そこで当院では，"Exercise card" を独自に開発・運用することで，この課題に取り組んでいる（図6）．

　Exercise card には6つのプログラムを写真つきで掲載しており，ストレッチ，レジスタンス・トレーニング，コンディショニングの3種類に大別される（図7）．理学療法士は外来心臓リハビリテーションの初回時に，評価に基づき骨格筋異常の改善（筋量・筋力の向上）および身体機能の向上（歩行速度，身体活動量の向上）の双方を目的とした運動処方を行う．その際，プログラムは Exercise card に掲載されているものの中から選択する．患者は Exercise card を参考にしながらプログラムを遂行し，理学療法士は適時口頭指示を行うことで運動療法の質を向上させる．ストレッチおよびレジスタンス・トレーニングの Exercise card は身体機能別に各々8パターン作成しているため，あらゆる身体機能の患者に対応できる．

　また，コンディショニングの Exercise card には腰痛や膝痛，バランス機能低下に対するプログラムを掲載している．これは，高齢化に伴い整形外科疾患や転倒歴を有する心疾患患者が増加している実臨床において，スポーツ医学・心臓リハビリテーションセンターという各診療科の垣根を越えた診療体制が整備されている当院ならではの取り組みである．

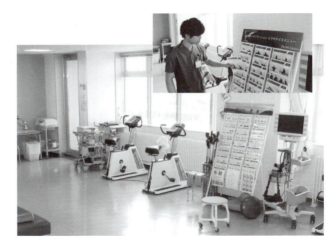

図6 ● 帯広協会病院のリハビリ室
Exercise cardが設置してある．

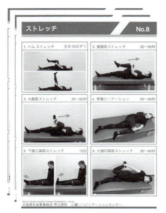 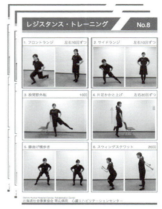 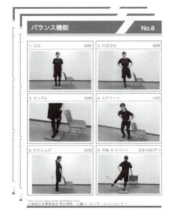

図7 ● Exercise card
Exercise cardには，ストレッチ，レジスタンス・トレーニング，コンディショニングの3種類があり，6つのプログラムを写真つきで掲載している．それぞれのExercise cardは身体機能別に各々8パターン作成されているため，あらゆる身体機能の患者に対応できる．

　　Exercise cardを活用することで，運動耐容能の改善だけでなく，疼痛の軽減や人員削減の効果も認めた．また，集団療法の環境が維持されることで患者同士の関わり（ピアサポート）も促すことができ，運動継続の内発的動機づけを促進することができる．さらにExercise cardには，個別プログラムを提供できる個別性，人員削減の効率性に加えて，汎用性という特徴も有している．Exercise cardに掲載されているプログラムは，高価な機械を使用しないもので構成されているため，ほかの施設でも運用可能である．また，今後は整形外科疾患や脳卒中，高齢者を専門とする理学療法士への協力を仰ぐことで，Exercise cardの質は著しく向上することが期待される．高齢者が増加し，フレイルという新たな概念が心疾患領域で話題になる昨今において，運動療法もそれに応じて変化していく必要がある．

第 V 章

心肺運動負荷試験・運動機能評価法・運動効果モニタリング

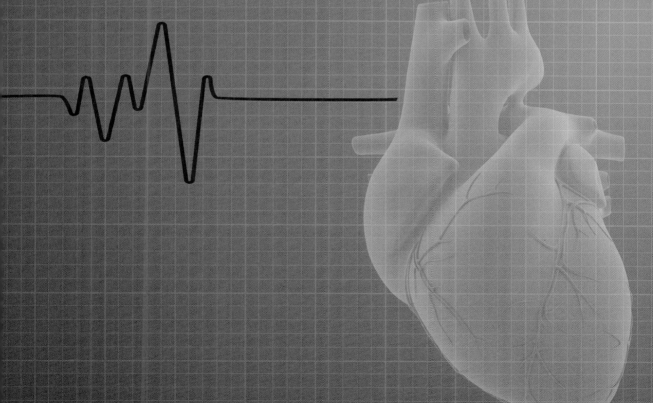

心肺運動負荷試験の要点

　心臓リハビリテーションへの理解および保険適用・診療報酬の改定などを追い風に，呼気ガス分析を併用した運動負荷試験である心肺運動負荷試験 cardiopulmonary exercise testing（CPX）が，各地の機関病院において普及してきている（**図1**）．運動負荷自体は非侵襲ではないが，心機能，呼吸機能，肺循環，末梢循環，骨格筋機能など，全身からの統合的な情報を非観血的に得ることができる．CPX から得られる最高酸素摂取量（peak $\dot{V}O_2$），嫌気性代謝閾値（AT），分時換気量/二酸化炭素排出量

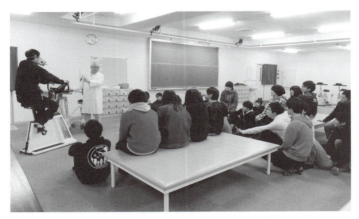

図1 ● CPX 実習風景（札幌医学技術福祉歯科専門学校）

自転車エルゴメータの単位

　自転車エルゴメータの物理学的運動量の単位には，キロポンドメートル（kpm）やワット（watt）が用いられる．kp は，正常な重力加速度下において 1kg の質量に加わる力で，9.80665 ニュートン（N, newton）であり，1kpm とは 9.80665 ジュール（J, Joule：1 ニュートンの力がその力の方向に物体を 1m 動かすときの仕事）である．watt は，仕事率の単位で 1 秒間に 1 ジュールの仕事をする仕事率が 1 watt である．これらに時間を乗ずると仕事量になる（1 watt＝0.01433 kcal/min）．watt という名称は，蒸気機関の発展に貢献した James Watt に由来する．1 ニュートンは，1kg の物質に 1m/s^2 の加速度を生じさせる力である．

（二酸化炭素換気当量）の傾き（$\dot{V}E/\dot{V}CO_2$ slope）は，心不全患者の重症度と予後を反映する重要な指標である．

1 メディカルチェック[1〜5]

1 運動を始める前に

　心不全などの疾患を有する運動療法対象者の基本的検査は，通常は運動療法開始前に済んでおり，基礎疾患や病状は把握されているので，確認するのは当日のコンディション等であるが，一般的に運動療法を開始する際は，運動を安全に行うためにメディカルチェックを施行することが望ましい．特にフレイル・サルコペニアを有する中高年以降の対象者に運動を行う場合は必須である．

2 メディカルチェックとは

　健康維持・増進のための運動に関心が高まる一方で，運動・スポーツ中の突然死がたびたび報道されている．運動・スポーツは，生活習慣病を予防・改善し，また身体能力維持・向上から介護予防につながる，いわば "exercise is medicine" であり，その治療の中で死亡を含む有害事象が起こってはならない．メディカルチェックは運動する人のコンディションを把握するための有益な情報を提供すると同時に，潜在的疾患を発見する手段であり，最も重要な目的は，突然死を起こすような疾患（多くは心疾患）の有無を確認することである．**表1**にメディカルチェックの概要を示した．

1）問診（最も大切である）

　自覚症状，現病歴，既往歴，家族歴などを聴取し，胸痛，動悸，強い息切れ，疲労感，めまい・失神などがないかを確認する．

　急性冠症候群などの場合は，何らかの前駆症状があることがあり，呼吸・循環器系に関わる自覚症状を注意深く聴取することが重要である．失神やめまい（回転性ではなく乏血感）が不整脈による場合もあり，特に動悸に伴うめまい・失神発作の既往がなかったかを確認する．しかしながら，肥大型心筋症，Brugada 症候群，QT 延長症候群では，全く前触れなく心室細動に起因する突然死は起こり，虚血性心疾患でも初回発症が突然死ということもある．高血圧，脂質異常症，糖尿病などの現病歴，とりわけ喫煙は（喫煙病と言っても過言ではない），虚血性心疾患の強力な危険因子である．また，自己免疫疾患，サルコイドーシスなど潜在的に心病変を起こす疾患もある．既往歴としては，川崎病罹患者は治癒しても冠動脈に病変を残すことがあり，

1. 心肺運動負荷試験の要点 ── 157

表1 ● メディカルチェックの概要（必須検査まで）

	内　容	評価項目	対処方法
問　診	自覚症状，現病歴（内服も含む），既往歴，個人歴，運動歴，家族歴など	胸痛，動悸，強い息切れ，疲労感，めまい・失神など，呼吸・循環器系の症状が重要	不安定狭心症の疑いや運動に伴う失神やめまいの既往がある場合は，専門医受診を優先する．
診　察	内科的診察	胸部聴診による病的心雑音の有無，不整脈，身体的特徴の有無	心雑音を認める場合は心エコー検査を行う．不整脈は心電図で確認する．
	整形外科的診察	運動に支障のある関節など，運動器障害の有無	重症度によっては整形外科受診あるいは障害に応じた運動を選択する．
検査所見	心　拍	基準 50〜100／分	スポーツ競技者あるいはβ遮断薬などの内服者ではしばしば50／分以下である．100／分以上では活動性の炎症や内分泌疾患を疑う必要がある．
	血　圧	200／110mmHg 以上は相対的な運動禁忌	高血圧治療として運動療法を実施することが多いが，拡張期が105mmHg を超える場合は，運動療法の効果が得られにくいとされ，原則として 140／90mmHg 以上は薬物治療の対象として推奨される．
	心電図検査	心肥大，不整脈および WPW 症候群，QT 延長症候群など催不整脈性疾患の有無	心肥大が疑われる場合は，心エコー検査を行う．WPW 症候群は運動禁忌ではないが，QT 延長症候群では専門医受診を優先する．
	胸部 X 線撮影	心陰影，大動脈陰影，肺感染症の有無	心および大動脈拡大が疑われる場合は心エコー検査で確認する．活動性の肺病変が疑われる場合は，治療を優先する．
	血液検査 貧血検査		原因疾患の検索と高度貧血の場合は，治療を優先する．
	肝機能（AST，ALT など）		重度あるいは急性肝障害が疑われる場合は専門医受診を優先するが，軽度〜中等度高値の場合は脂肪肝のことが多い．
	腎機能（BUN，クレアチニン）		著しい腎障害がある場合は専門医受診．
	糖代謝（空腹時血糖，HbA1c）		新規糖尿病および空腹時血糖250mg／mL 以上は治療を優先する．
	血清脂質（総コレステロール，HDL，LDL，中性脂肪）		虚血性心疾患のリスクを評価できる．
	尿検査	尿タンパクの有無	著しいタンパク尿では，血液所見と合わせて腎疾患の検索が必要である．
	運動負荷試験	虚血性変化，運動誘発性不整脈の有無および運動能力	虚血性変化陽性の場合は，冠動脈の評価が必要である．不整脈が出現した場合は，ホルター心電図および心エコー検査により器質的心疾患の有無を確認することが望ましい．

AST：aspartate aminotransferase（アスパラギン酸アミノトランスフェラーゼ），ALT：alanine aminotransferase（アラニンアミノトランスフェラーゼ），BUN：blood urea nitrogen（血中尿素窒素），HbA1c：hemoglobin A1c（ヘモグロビン A1c），HDL：high density lipoprotein（高比重リポタンパク），LDL：low density lipoprotein（低比重リポタンパク）

（文献1〜5）より作表）

重要である．また，ウイルス感染症の一部では，心筋に炎症を起こすことがあるので（心筋炎），それまでの感染症の既往，風邪症状の有無を聴取することも重要である．家族歴としては，原因不明の突然死，若年発症（55歳未満）の心筋梗塞の有無が重要である．また，使用中の薬剤，運動歴を把握することも必要である．

2）診察（理学所見）

胸部聴診と血圧測定が主たる内容である．病的心雑音あるいは不整脈の有無を，胸部聴診により確認する．心雑音が存在すれば心エコー検査を実施し，器質的心疾患の有無を確認する必要がある．不整脈があれば安静時心電図で確認し，運動負荷試験，24時間心電図記録検査（ホルター心電図）を行い，運動負荷による変化や日常生活中における不整脈の出現状況を検討しておくことが重要である．また，特に水泳や潜水を行う場合は潜水反射試験などを行う．高血圧症の場合には，治療を優先することも考慮する．Marfan症候群（大動脈瘤破裂の危険）など，身体的特徴（長身で手足が長い）が重要な診断根拠になる疾患もあり，可能な限り，細かくチェックしておくことが望ましい．

3）一般的血液検査および尿検査

潜在的な肝機能異常や腎機能異常の有無を確認し，運動・スポーツ実施の可否判定を行う．異常が認められたものすべてがスポーツ禁止理由になるわけではないが，スポーツ実施の可否判定の上では重要な情報を与える．特に血清酵素であるAST，ALT，LDH，γGTP，CK（肝障害や筋障害指標）や血清クレアチニンの値（腎障害指標）が有用である．また脂質（総コレステロール，HDL，LDL，中性脂肪），血糖，HbA1c，尿酸などにより動脈硬化のリスクが確認できる．尿タンパク排泄量が多量であったり，高度の高血糖（空腹時血糖が250mg以上の場合には，一時的に運動・スポーツを避けることが必要である．また，明らかな糖尿病で無治療の場合，網膜症による失明の危険を避けるため，眼科診察により増殖網膜症の有無を確認する必要がある．

4）安静時心電図検査

心肥大の有無や不整脈を診断することができる．Wolff-Parkinson-White（WPW）症候群では，発作の既往がなければ問題ないが，明らかなQT延長症候群やBrugada症候群が疑われる場合は，専門医受診を優先した方が無難である．心肥大所見が認められる場合は，心エコー検査を行う．また，不整脈が認められた場合には，前述したように運動負荷試験，ホルター心電図の実施が必要となる．

5）胸部X線撮影

一般的な目的は，肺炎や気管支炎といった急性炎症の有無の判定である．特に初期の結核では，自覚症状に乏しいことがあり，運動・スポーツ施設を介しての集団感染

の原因となり得る．スポーツに際しては心陰影拡大，大動脈陰影（瘤の有無）の確認も重要となる．問題がある場合は，心エコー検査やコンピュータ断層撮影 computed tomography（CT）検査で確認する．

6）運動負荷試験（後述）

運動負荷による心血管系の反応をみる検査である．運動負荷試験では，自覚症状，心拍，血圧および心電図が記録される．心電図によって，心筋の虚血性変化や運動誘発性不整脈の有無を確認する．また，最大心拍数などから至適運動レベルを推定できる．運動負荷試験はスポーツのためのメディカルチェックとして，必須の検査である．しかしながら，虚血性変化に自覚症状を伴わない例（無症候性），また虚血以外の理由で ST 変化をきたす例（偽陽性）がある．このように診断が難しい場合，運動負荷試験中に心筋に取り込まれる放射性同位元素を静脈投与し，心筋虚血の有無を調べる検査（運動負荷心筋シンチグラフィ）を行う．しかしながら，費用が高く，施行できる施設が限られる問題がある．最近では，磁気共鳴画像法 magnetic resonance imaging（MRI）を用いた心筋還流イメージングにより，心筋虚血を評価できるようになってきている．

7）心エコー検査（心臓超音波検査）

前述したように，心肥大所見や心雑音を認めた際などに，心エコー検査が実施されることになる．非侵襲的に心筋肥厚，弁膜症，先天性心疾患，心室拡大の有無など，器質的心疾患の有無を判定できる．特に若年スポーツ選手において，スポーツに関連した突然死の主要な原因である肥大型心筋症の診断には欠かせない．また，心機能を推定することもできる．ただし，冠動脈奇形（若年者の運動中突然死の主因の 1 つ）が疑われる場合は，CT や MRI の方が有用である．

8）ホルター心電図（24 時間心電図記録検査）

日常生活時の心電図を記録し，虚血性変化や不整脈の発現の有無を確認する．失神やめまいが診察時に起こることはまれであり，24 時間通して心電図を記録することでその原因を推測できる可能性がある．また，通常心電図で軽症と判断された不整脈でも 24 時間の中で重症化していることもある．心房性および心室性期外収縮例や問診で動悸，脈の乱れがある場合は，施行しておくことが望ましい．

9）自律神経反射試験（diving reflex 試験，head-up tilt 試験など）

潜水反射試験（diving reflex 試験）は，顔面を冷水（4～5℃）に浸水し，極端な洞徐脈，房室ブロック（第 1 度，第 2 度，完全）や不整脈の有無を心電図記録にて判定する．水泳やダイビングを開始する前のメディカルチェックとして重視されている．スポーツや運動の場では，急激な血圧低下や徐脈をきたす例が度々みられるが，head-up tilt 試験は，めまい・失神が自律神経系の異常（神経調節性失神）に起因す

るかどうかを調べる検査である.

10）冠動脈造影（CT および心臓カテーテル）

　問診や前述の検査により，虚血性心疾患が疑われた場合は，最終的に心臓カテーテル法による冠動脈造影を行わなければならない．しかしながら，近年の冠動脈 CT や MRI による心筋還流イメージングの進歩により，非侵襲的にある程度の診断が可能になった．

　筆者は，札幌市中央健康づくりセンターにおいて 20 年以上にわたり，運動を愛好する市民のメディカルチェックを行ってきた．突然死に関わる心疾患がみつかる頻度は少ないが，メディカルチェックには一般健診項目のほかに筋力テストや運動負荷試験が含まれており，受診者は，生活習慣病などの動脈硬化危険因子の推移を知るだけではなく，身体能力の程度や変化を知ることができる．そして，それらは健康・スポーツを継続するための motivation となり，健康維持・増進につながる．

　メディカルチェックは，簡便な問診から高度医療検査に至るまでの洗練されたスクリーニング・ストラテジーであるが，すべての突然死が予防できるわけではなく，体調管理や適切な運動指導，そして現場の救急体制が重要であることを付け加えたい．

② 運動負荷試験[6〜10]

　運動負荷試験とは，身体ストレスに適応する能力を決定するために，定量的運動中の心血管系の反応を観察し，記録する検査であり，実際に運動をしてもらい，その時の心拍，血圧，心電図の状態をみて，心臓の状態（心機能，不整脈や虚血性心疾患の有無など）を評価するものである．自覚症状がある場合はもちろん，自分が自覚しない，または自覚できない循環器系の異常を知る検査として大切である．その主な目的は次のとおりである．

1）運動負荷試験の目的の要点

1）運動時の血圧，心拍数の反応に異常がないか
2）虚血性心疾患の診断および重症度・予後の推定
3）心疾患の内科的・外科的治療効果の判定
4）運動能力（運動耐容能）の測定（どの程度まで安全に運動ができるのか）
5）運動によって危険な不整脈が出ないか，不整脈を持っているならばそれが運動で悪化しないか

1. 心肺運動負荷試験の要点 —— 161

6）息切れの原因あるいは疲労の原因を推定する

7）特に一般者の場合は，最大心拍数などから至適運動レベルを決める

2）運動負荷試験前の問診の要点

1）自覚症状（胸痛の有無，強い息切れ，めまい，失神，動悸などの有無）．
　＊胸痛は安定しているか不安定かが重要

2）現病歴（心臓病，整形外科的疾患など運動に支障をきたすもの，肝疾患，腎疾患，膠原病なども）

3）既往歴（特に心臓病）

4）家族歴（特に心臓病，突然死など）

5）喫煙，飲酒について（個人歴）＊喫煙者は狭心症のハイリスクである．

6）スポーツ歴，生活活動度（歩行量など）＊運動能力を推察する．

7）服用薬剤（β遮断薬などの降圧薬に注意：心拍が上昇しないので配慮が必要である）

3）運動負荷試験の禁忌（やってはいけない例）

1）急性心筋梗塞

2）不安定狭心症

3）左冠動脈主幹部狭窄

4）コントロールされていない重症不整脈

5）コントロールされていないうっ血性心不全

6）高度の大動脈弁狭窄

7）急性心血管疾患：大動脈解離，心筋炎，心外膜炎，血栓塞栓症など

8）感染症の急性期

9）コントロールされていない高血圧症：安静時収縮期 200 mmHg 以上，拡張期圧 120 mmHg 以上

10）電解質異常（特に低カリウム血症）

11）大動脈瘤（増大傾向のあるもの，一定以上の径），心室瘤

12）コントロールされていない代謝性疾患：糖尿病，甲状腺機能異常など

13）全身疾患（肝炎活動期など）

14）運動が困難な状態（神経，骨格，筋，関節疾患）

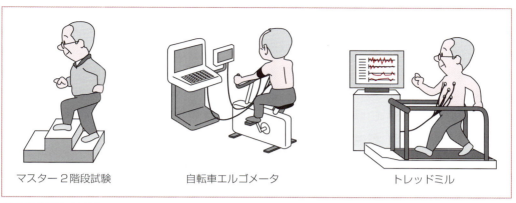

図2 ● 運動負荷方法

（左から）マスター2階段試験／自転車エルゴメータ／トレッドミル

4）運動負荷方法の要点（図2）

1）マスター2階段試験：運動機器が簡単で便利であるが，単一の負荷量のみを行うものである．したがって体力が低下した心臓病の患者にとっては楽な運動ではなく，急な過負荷となる可能性がある．
2）自転車エルゴメータ：RAMP法（3分間の無負荷後，毎分5〜30Wの割合で負荷を増大させる）が一般的であるが，ほかには段階漸増プロトコルがある．
3）トレッドミル：Bruce法，Balke法など多くのプロトコルがある．

ポイント：マスター2階段試験は虚血性心疾患のスクリーニングには利用可能であるが，運動耐容能の測定や細かな病態評価・効果判定には適さない．自転車エルゴメータの特長は，負荷量の調節が容易であり定量負荷が可能で，外的負荷量が正確に定量化できるため，運動強度－酸素摂取量（$\dot{V}O_2$）関係の評価が可能である点である．さらに，被験者の体位変動が少ないため，各種の測定が容易である．しかしながら，動員される筋群がトレッドミルに比べて少ないため，負荷が増すとペダルを回す大腿筋力が必要なことから，最大負荷をかけにくい．さらに自転車に乗れない人や高齢者では十分な負荷をかけにくいという欠点もある．トレッドミルの特長は，速度および傾斜を自由に設定できるため柔軟性のある負荷試験が可能で，被験者がよく慣れた歩行運動をほぼ最大負荷まで行うことができる点である．欠点としては，運動量を定量化できないこと，転倒などの危険性があることなどが挙げられる．自転車エルゴメータとトレッドミルでは動員される筋群が異なることや，骨格筋ポンプ作用の違いから測定データが乖離することがある．報告によって多少異なるが，最大酸素摂取量（$\dot{V}O_2max$）はトレッドミルよりも5〜20％低いので，運動処方を目的とする場合には運動の種類を考慮することも重要である．

5）検査の中止基準の要点（原則的には症候限界である）

1）患者が止めると言った時：症候限界性で，息切れ，脚疲労など
2）胸痛：安全のために中等度の胸痛で中止する
3）2mm 以上の ST 低下：ただし，胸痛や血圧異常などがなく，患者の様子に大きな変化がない場合は中止理由にはならず，症候限界まで行う）
4）血圧の低下：重篤な所見であるので直ちに中止する.
5）重篤な心室性不整脈：心室頻拍症，心室性期外収縮（多源性，3 連発以上，R on T など）
6）上室性頻拍症，心房細動の出現
7）2 度ないし 3 度の房室ブロック
8）血圧の過度の上昇（一般的には，250/130mmHg 以上）
9）心電図モニターの故障，重大な心電図ノイズ

6）運動負荷試験の解釈の要点

1）症状：症候限界性の運動負荷の終点症状は，通常息切れ，脚疲労またはその類似症状である. 胸痛の出現は常に異常であり，心電図変化の有無にかかわらず，重要な陽性所見である. 心筋虚血の胸痛は，部位は漠然としていて限局していないのが特徴であり，胸部絞扼感，圧迫感，重苦感などと表現される. 前胸部（胸骨後部）に最も多いが，右胸部，心窩部もあり，時には耳，下顎，下顎歯，喉，左上肢のこともある. しかしながら，左側腹部は一般的ではない.
2）不整脈：運動誘発性の不整脈には，心室性期外収縮，上室性期外収縮，発作性心房細動，上室性頻拍，心室頻拍，房室ブロックなどがある. しかしながら，これらは心筋虚血に特異的所見ではない.
3）心拍反応：健常人では，心拍数と血圧は運動とともに増加する. 運動早期の心拍数増加は迷走神経の緊張低下，後期では交感神経の緊張亢進に依存する. 健常人では体力のある人ほど反応が遅い. 一方，最大心拍数は年齢とともに低下する（最大心拍数＝220－年齢）. 虚血性心疾患では運動段階ごとの心拍数が少なく，また最大心拍数も低い傾向にある.
4）血圧反応：健常者では，運動強度の増加に伴い心拍出量が増加するため収縮期血圧は上昇する. 拡張期血圧は通常有意には変化しない. 標準的な血圧増加度は，1METs（METs＝安静座位時の酸素摂取量：3.5mL/kg/min）あたり約 8～10mmHg の上昇である.

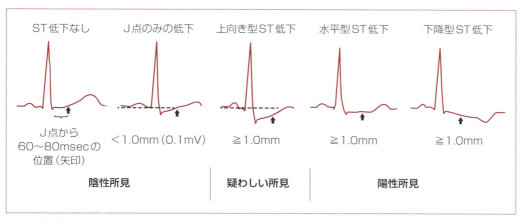

図3 ● 運動中のST部分の低下パターン

（文献10）より引用改変

5) 異常血圧反応：運動段階の進行につれて血圧が異常に上昇する場合と，十分に上昇しない（最大運動にて増加度が25mmHg以下）または下降する場合の2パターンがある．虚血性心疾患では通常，後者が問題となる．これは運動時の心筋虚血の大きさ，すなわち虚血による壁運動異常の重症度による心拍出量の増加制限が主な原因と考えられ，重症冠動脈疾患（多枝冠動脈病変，左主幹部病変，陳旧性心筋梗塞合併例）または弁膜疾患，心筋疾患などの重症例の可能性が高く，予後不良の徴候である．一方，前者の血圧の運動時異常上昇は，高血圧の既往がある患者に多い．

*回復期の血圧は，運動後1〜3分と徐々に下降するが，運動時に虚血が生じた場合には運動後1〜3分間上昇してからその後に下降することがある（リバウンド現象）．これは，運動中の血圧低下または不十分な上昇の後に出現することが多く，重要な所見である．

7) 虚血性心疾患検出のための心電図診断基準の要点（図3）

1) 上向き型ST低下（30°以上）
   J点から80 msec後での1.0〜2.0mm以上の低下（文献により異なる）．
   特異性は，水平型，下降型に比べると低い．
2) ST低下（水平型，下降型）
   J点から60〜80 msecでの1.0mm以上の低下．
   虚血のST低下は偽陽性の低下に比べて心拍増加に対してのST低下度が大き

い傾向がある．また，回復期には偽陽性の低下は心拍の回復より早く軽減するのに対して，虚血性のST低下は心拍の回復とともに増悪，また回復が遅れる傾向にある．運動中は水平型だったST低下が，運動後に下降型になるのはよく観察されることである．これらの現象を利用したST/HR slope，HR-ST loopなども報告されている．さらに，ST変化の出現する心拍数または負荷量（低いほど真の陽性の可能性大），運動耐容能（低いほど真の陽性の可能性大），運動負荷時の胸痛（出現した方が真の陽性の可能性大）および患者のリスクファクターを考慮して，統合的に判断すると診断精度が高くなると思われる．

3）ST上昇

心筋梗塞のQ波のある誘導か，Q波のない誘導かで解釈が異なる．Q波を伴う場合の多くは，収縮異常（akinesisやaneurysm）と関連し，STは上に凸で，陰性Tは残ることが多い．虚血による場合では，先鋭化したT波を伴い上に凹の形となる．Q波がない場合は，程度のいかんにかかわらず陽性所見である．この場合，高度の虚血である場合が多い（近位部の強い狭窄かvasospasm）．ST上昇が主要所見の場合は，その誘導は責任血管を表す．また，ST上昇はreciprocal change（鏡面変化）としても起こるので，ほかの誘導に注意する．

4）安静時心電図にて脚ブロックを呈する場合

右脚ブロック：ST-Tが正常であるV4～V6の1mm以上のST低下を陽性とする．

＊運動誘発性の右脚ブロックは，心拍依存性の伝導障害であることが多いが，虚血を表すこともある．

左脚ブロック：ST低下には診断的意義がない．また，運動誘発性の左脚ブロックは心筋虚血と関係ないことが多い．

5）ST以外の心電図変化

U波：運動誘発性の虚血性陰性U波は，特に左前下降枝（または左主幹部）病変に関連が深い．ただし，冠動脈疾患以外でも，左室肥大，大動脈弁閉鎖不全，僧帽弁閉鎖不全で認められことがあり，左室拡張能の異常に関連すると考えられている．

P波：運動負荷中，P波は増高し（下部誘導で著明，幅は不変），RR，PQ，QTは，短縮し，Ta波が出現する（Ta：Pの再分極によりPQ部分が盆状となる）．

Q波：V5，V6の中隔Q波は，健常人では有意に増大するが，冠動脈疾患で

は不変か減少傾向である.

6) 偽陽性について：偽陽性の原因は, 左室病変, ジギタリス, 低カリウムなどの場合を除いては, 明らかではない. しかし原因不明の偽陽性例は, 予後が良好なことが示されているので心配は少ない. 実際に問題なのは偽陰性例である. 運動負荷心電図で陰性と判定した症例が, ある日アテロームの破裂, 血栓などにより心筋梗塞あるいは突然死することは起こり得る. 運動負荷心電図の限界を理解し, 病歴, 危険因子の数などから慎重に対応することが重要である.

③ 心肺運動負荷試験[6〜12]

① 呼気ガス分析の併用（図4）

　運動負荷試験の主な目的は, 運動中の心臓の異常とその程度を把握し, どの程度の運動まで安全に行えるかを評価すること, 被検者の運動耐容能を評価することであるが, 近年, 呼気ガス分析を併用して行われる運動負荷試験（心肺運動負荷試験, CPX）により, 非観血的に求められる最高酸素摂取量 peak oxygen uptake（peak $\dot{V}O_2$）や嫌気性代謝閾値 anaerobic threshold（AT）などの運動耐容能指標が運動処方に用いられ, また, 酸素脈（O_2 pulse）, $\dot{V}E/\dot{V}CO_2$ slope, $\Delta\dot{V}O_2/\Delta WR$（work rate）などの指標が治療効果の判定や予後の評価に用いられている.

　呼気ガス分析装置の基本的測定項目は, 1回換気量, 呼吸数, 酸素濃度, 二酸化炭素濃度の4つであり, これらから $\dot{V}E$（換気量）, $\dot{V}O_2$（酸素摂取量）, $\dot{V}CO_2$（二酸化炭素排出量）などの基本的パラメーターとR（ガス交換比）*, $\dot{V}E/\dot{V}O_2$, $\dot{V}E/\dot{V}CO_2$, 呼気終末酸素分圧（$PETO_2$）, 呼気終末二酸化炭素分圧（$PETCO_2$）（図5）などを算出する.

　呼気ガス分析は, 前述の理由（p163「ポイント」参照）により, 主に自転車エルゴメータを用いて行われる. Ramp負荷中の $\dot{V}O_2$ は常に直線的に増加する. 一方, $\dot{V}CO_2$ と $\dot{V}E$ については, 低強度の運動では直線的に増加するが, 運動強度がATを超えると増加率が大きくなる. これは, 乳酸産生が増加し（$CH_3-CH(OH)-COOH \rightarrow CH_3-CH(OH)-COO^- + H^+$）, 水素イオンが重炭酸イオンによって緩衝される時に CO_2 が発生するためである（$H^+ + HCO_3^- \rightarrow H_2O + CO_2 \uparrow$）. 運動強度がATを超えたあと, しばらくは $\dot{V}E$ と $\dot{V}CO_2$ は平行して増加し, $\dot{V}E/\dot{V}O_2$,

---

*R（ガス交換比）：単位時間あたりの $\dot{V}CO_2$ の $\dot{V}O_2$ に対する割合であり, 努力の目安にもなる.

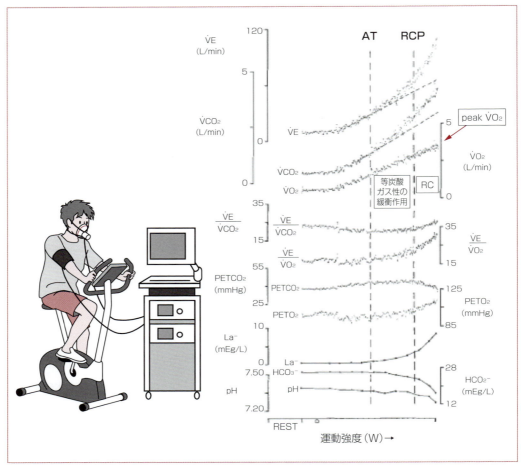

図4 ● 心肺運動負荷試験―呼気ガス分析―
peak $\dot{V}O_2$, : peak oxygen uptake（最高酸素摂取量）, AT : anaerobic threshold（嫌気性代謝閾値）, RCP : respiratory compensation point（呼吸性代償点）, $PETCO_2$: end-tidal carbon dioxide tension（呼気終末二酸化炭素分圧 or 濃度）, $PETO_2$: end-tidal oxygen tension（呼気終末酸素分圧 or 濃度）

（文献8）より引用改変）

　　$PETO_2$は増加するが，$\dot{V}E/\dot{V}CO_2$と$PETCO_2$は変化しない．しかし，さらに運動強度が増加するとアシドーシスが生じ，血中pH減少などに末梢化学受容器である頸動脈小体（carotid body）が反応することで代償性過換気が起こり，$\dot{V}E$は$\dot{V}CO_2$の上昇を上回って増加する．この乳酸性アシドーシスに対する呼吸性代償 respiratory compensation（RC）により，$\dot{V}E/\dot{V}O_2$はさらに増加し，$\dot{V}E/\dot{V}CO_2$は増加し，$PETCO_2$が減少し始める．ATからRCまでを isocapnic buffering（等二酸化炭素性緩衝：増加した乳酸がHCO_3^-によって緩衝される時期）と呼び，過換気の始まりを呼吸性代償点 RC point（RCP）と呼ぶ．

　　最高酸素摂取量（peak $\dot{V}O_2$）は，漸増運動負荷試験において得られた$\dot{V}O_2$の最大

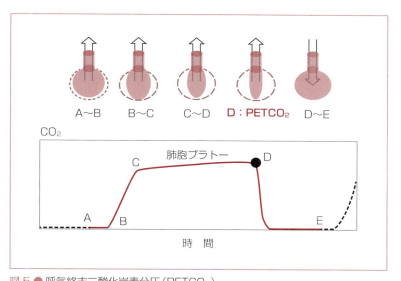

図5 ● 呼気終末二酸化炭素分圧（PETCO₂）
呼気の始めは死腔のガスが呼出されるため，CO₂は0であり（A～B），その後急激に呼気中のCO₂が増加し（B～C），さらに呼気が進むと，緩やかに上昇（C～D：肺胞プラトー）する．呼気が開始すると口元のCO₂の濃度は急激に0になる（D～E）．肺胞プラトーにおける最終点の最も高い値を呼気終末二酸化炭素分圧（PETCO₂）とする．

値であり，ATと異なり簡単に得られる指標であるが，被検者の努力に依存するという問題点がある．一方，$\dot{V}O_2$max（最大酸素摂取量）は，負荷量の増加にもかかわらず$\dot{V}O_2$が増加せず頭打ちになった時の$\dot{V}O_2$と定義されるが，第Ⅰ章で述べたとおりこの現象が，心疾患患者でみられることはほぼない．

ATは，特に呼気ガス分析で測定された時は換気閾値 ventilatory threshold（VT），あるいは gas exchange threshold と呼ばれることもある．一方，乳酸測定により得られた際は，乳酸閾値 lactate threshold（LT）と呼ぶ．

1）呼気ガス分析におけるAT決定の要点

1) ガス交換比（R）の運動強度（$\dot{V}O_2$）に対する上昇点
2) $\dot{V}CO_2$の$\dot{V}O_2$に対する上昇点（$\dot{V}$ slope method）
3) $\dot{V}E/\dot{V}CO_2$が増加せずに$\dot{V}E/\dot{V}O_2$が増加する点
4) 呼気終末二酸化炭素分圧（PETCO₂）が変化せずに呼気終末酸素分圧（PETO₂）が増加する点
5) $\dot{V}E$の$\dot{V}O_2$に対する上昇点

2）主要パラメーターの正常値の要点

- 最高酸素摂取量（peak $\dot{V}O_2$）　>84％予測値
- 嫌気性代謝閾値（AT）　>40％ peak $\dot{V}O_2$（40〜80％）
- 最大心拍数　>90％年齢予測値
- 最大酸素脈[*1]（O_2 pulse，$\dot{V}O_2$／心拍数）　>10 mL／beat　or　>80％予測値
- 換気予備能 ventilatory reserve（VR）　MVV−$\dot{V}$Emax>11 L あるいは（$\dot{V}$Emax／MVV）×100<85％
- 呼吸数　<60 回／分
- minimum$\dot{V}E$／$\dot{V}CO_2$（AT〜RCP）　<30
- $\dot{V}E$／$\dot{V}CO_2$ slope　<34
- 呼気終末二酸化炭素分圧（$PETCO_2$），呼気終末酸素分圧（$PETO_2$）[*2]

[*1] 酸素脈：計算式は，$\dot{V}O_2$／心拍数であるが，Fick の原理［$\dot{V}O_2$＝心拍数×1 回拍出量×C（a-v）O_2］から考えると，1 拍あたりの $\dot{V}O_2$，$\dot{V}O_2$＝CO（心拍出量）×C（a-v）O_2（動静脈酸素含有量較差）なのであり，O_2 pulse ＝SV（1 回拍出量）×C（a-v）O_2 と表すことができる．理論上は，心拍出量の指標ではあるが，$\dot{V}O_2$ には，心機能のみならず末梢因子（骨格筋や微小循環）が関与するので，骨格筋障害などがあり酸素利用能が低下すると運動強度に対する $\dot{V}O_2$（$\dot{V}O_2$／WR）が低下するため，必然的に O_2 pulse も低下する．したがってあくまで目安であり，個人の変化として用いるのが無難である．

[*2] $PETCO_2$，$PETO_2$：ともに呼気終末部の分圧（濃度）なので，肺胞内に残存した空気の影響を受けにくく，肺塞栓などがなければ，血中の $PaCO_2$，PaO_2 を反映すると考えられている．肺血管の閉塞があると，肺胞死腔（血流がない肺胞）のため，$PETCO_2$ は低下してしまう．一方，過換気などがあると上昇する．生理的条件では $PaCO_2$ 40 mmHg に対し，$PETCO_2$ 36〜38 mmHg である．心不全では心拍出量低下による換気血流不均衡のため，安静時および運動時ともに低い値をとる．

MVV：maximal voluntary ventilation（最大換気量）

　　$PETO_2$ も同様な考えではあるが，例えば，運動強度 AT を超えた時，SpO_2 が不変あるいは低下傾向を示しても，$PETO_2$ は上昇し，解離がみられるので，むしろ P_AO_2（alveolar-arterial oxygen tension）を反映すると考えた方がよいかと思われる[13]．

　　AT では，$PETCO_2$ が変化せずに $PETO_2$ が増加するとされるが，このことの明確な理由はこれまでの文献には記載されていない．運動中の酸素摂取量（$\dot{V}O_2$）は，AT にかかわらず漸増負荷に対して直線的に増加する．AT から嫌気性代謝が亢進し，酸素利用が鈍って $PETO_2$ が増加するなら，$\dot{V}O_2$ の上昇も鈍るはずではないか？

　　この現象に関しては，以下のように考えている．AT 点より速筋が動員され，嫌気性代謝の亢進が始まったとしても，平行してミトコンドリアによる酸素摂取も継続している．嫌気性代謝による ATP 産生量は極めて少ないので，その ATP 分のミトコンドリアによる酸素利用量が鈍ることはなく，増加し続けると考えられる．一方，乳酸緩衝のために増加した二酸化炭素は換気亢進により順調に排出されて蓄積しないので，$\dot{V}CO_2$ は増えても $PETO_2$ は変化しない．一方，二酸化炭素排出のために増加

した換気に付随して P_AO_2, $PETO_2$ は増加傾向を示すと考えている.

❷ 主な疾患などの特徴

1) 心疾患

- 運動耐容能低下（peak$\dot{V}O_2$, AT↓）
- 心拍数の急上昇（β遮断薬非使用例）
- 1回拍出量の低下（酸素脈：$\dot{V}O_2$/HR↓<10mL/beat）
- 心拍出量低下か骨格筋障害（peak$\dot{V}O_2$, AT↓）
- 運動が呼吸機能に制限されない（$\dot{V}E$<predicted）
- 換気効率低下（Vd/Vt↑, $\dot{V}E$/$\dot{V}CO_2$↑>30）

2) 肺疾患（COPD など）

- 運動耐容能低下（peak$\dot{V}O_2$, AT↓）
- 運動が心機能に制限されない（HR<predicted）
- 運動が呼吸機能に制限される（$\dot{V}E$ reserve↓↓）
- 換気効率低下（Vd/Vt↑, $\dot{V}E$/$\dot{V}CO_2$↑）
- 1回換気量の増加不良（平坦な Vt/$\dot{V}E$）
- 換気予備能低下（RCP がない）
- 酸素飽和度低下
- 骨格筋障害もあり得る

3) 肺血管疾患

- 運動耐容能低下（peak$\dot{V}O_2$, AT↓）
- 心拍予備能低下（HR reserve↓）
- 酸素脈↓
- 換気効率低下（$\dot{V}E$/$\dot{V}CO_2$↑）
- 酸素飽和度↓
- $P(A\text{-}a)O_2$↑↑

1. 心肺運動負荷試験の要点 —— 171

4）末梢動脈疾患（下肢）

- ・運動耐容能低下（peak$\dot{V}O_2$，AT↓）
- ・骨格筋に運動が制限される（HR reserve↑↑，$\dot{V}E$ reserve↑↑）

5）努力不足

- ・Peak$\dot{V}O_2$低下，AT は正常
- ・HR reserve↑↑，$\dot{V}E$ reserve↑↑
- ・RCP がない

6）運動不足

- ・運動耐容能低下（Peak$\dot{V}O_2$低下，AT も低下）
- ・HR reserve↓↓，最大酸素脈＜15 mL／beat
- ・$\dot{V}E$ reserve↑↑

❸ 運動処方の要点

　実際に運動負荷試験および呼気ガス分析を行った場合は，AT および $\dot{V}O_2$max を測定し，それに基づく有酸素レベルの運動強度あるいは心拍数で運動を行う（**図6**）．

呼気ガス分析ができない場合

運動負荷試験のみの場合
1）％HRmax（heart rate maximum）：達成された最大心拍数の70〜85％の心拍数で行う（$\dot{V}O_2$max の55〜75％に相当） 2）％HRR（heart rate reserve）：安静時と最大心拍数の差の40〜70％を安静時に加えた心拍数で行う 　Karvonen の式：（最高心拍数−安静時）×運動強度＋安静時心拍数 　運動強度の目安 　高齢者：40％（0.4），中高年：50〜60％（0.5〜0.6），若年者：50〜70％（0.5〜0.7）
運動負荷試験も施行しない場合
・予測最大心拍数：その年齢の予測最大心拍数を求め，その70〜85％で行う 　例えば→ 20 才なら（220−20）×0.7＝140 ・自覚的運動強度に基づいて行う（Borg scale 12〜16 で） ・経験的な方法により行う

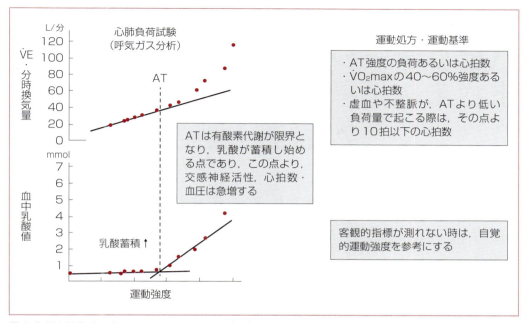

図6 ● 嫌気性代謝閾値 anaerobic threshold (AT) —心疾患における有酸素運動は，AT を目安に—
(文献8) より引用改変)

参考文献

1) 川久保 清ほか：心疾患患者の学校，職域，スポーツにおける運動許容条件に関するガイドライン [循環器病の診断と治療に関するガイドライン (2001-2002 年度合同研究班)]
2) 長嶋正實ほか：心疾患患者の学校，職域，スポーツにおける運動許容条件に関するガイドライン (2008 年改訂版) [循環器病の診断と治療に関するガイドライン (2007 年度合同研究班報告)]
3) 野原隆司ほか：心血管疾患におけるリハビリテーションに関するガイドライン (2012 年改訂版) [循環器病の診断と治療に関するガイドライン (2011 年度合同研究班報告)]
4) 新 スポーツのためのメディカルチェック．村山正博 (監修)，武者春樹 (編集)，南江堂，2002
5) 公認アスレティックトレーナー専門科目テキスト ワークブック：健康管理とスポーツ医学．財団法人日本体育協会指導者育成専門委員会アスレティックトレーナー部会 (監修)，赤間高雄 (編集)，文光堂，2011
6) 谷口興一ほか：運動負荷テストとその評価法．南江堂，1990
7) 心肺運動負荷テスト—呼気ガス分析による心肺疾患の新しい見方．谷口興一 (編集)，南江堂，1993
8) 斎藤宗靖：心臓病と運動負荷試験．中外医学社，1988
9) 伊東春樹ほか：循環器負荷試験法．水野 康ほか (編集)，診断と治療社，1991
10) Fletcher GF et al：Exercise standards for testing and training：a scientific statement from the American Heart Association. Circulation 128 (8)：873-934, 2013
11) Wasserman K et al：Exercise physiology in health and disease. Am Rev Respir Dis 112 (2)：219-249, 1975
12) American Thoracic Society：ATS/ACCP statement on cardiopulmonary exercise testing. Am J Respir Crit Care Med 167 (2)：211-277, 2003
13) Bengtsson J et al：End-tidal to arterial oxygen tension difference as an oxygenation index. Acta Anaesthesiol Scand 45 (3)：357-363, 2001

2 リハビリテーション現場における さまざまな指標

　近年のリハビリテーション現場では，運動耐容能および各種呼気ガス指標や筋力のほかにも，さまざまな指標を用いて患者を評価している．実際に北海道大学病院にて用いられている主な指標を紹介する．

1 Short Physical Performance Battery（SPPB）

　SPPB（**図1**）は，アメリカ国立老化研究所 National Institute on Aging（NIA）によって開発された下肢の運動機能を短時間で評価できる臨床評価指標である[1]．SPPBは，サルコペニア診断基準の1つとしても用いられているほか，国際的なワーキンググループによって，虚弱高齢者の臨床試験における生活機能の測定方法として推奨されている[2]．また，高い信頼性や，心筋梗塞や心不全などの新たな発症に関連する感受性も報告[3]されており，予後予測指標としても有用であることが示されている．サルコペニアを判定する際のカットオフ値は8点以下とされる．また，総得点12点と比較して，7～9点の場合は歩行障害のリスクが2倍，4～6点の場合は5倍高いとされる．

■測定方法

　測定項目は，バランステスト，歩行テスト，椅子立ち上がりテストの3つからなり，各テストの合計を0～12点で評価する．

① バランステスト

　閉脚立位，セミタンデム，タンデムの順で，各10秒間保持する．膝を曲げたり手でバランスをとっても良いが，杖などの歩行補助具を使用してはいけない．

② 歩行テスト

　通常の歩行速度で4mの歩行路を歩く時間を測定する．2回測定して，より速い方の結果を使用する．

174 ── 第Ⅴ章　心肺運動負荷試験・運動機能評価法・運動効果モニタリング

③ 椅子立ち上がりテスト

　腕を組んだまま，できるだけ速く椅子から5回立ち上がるのに要した時間を測定する．

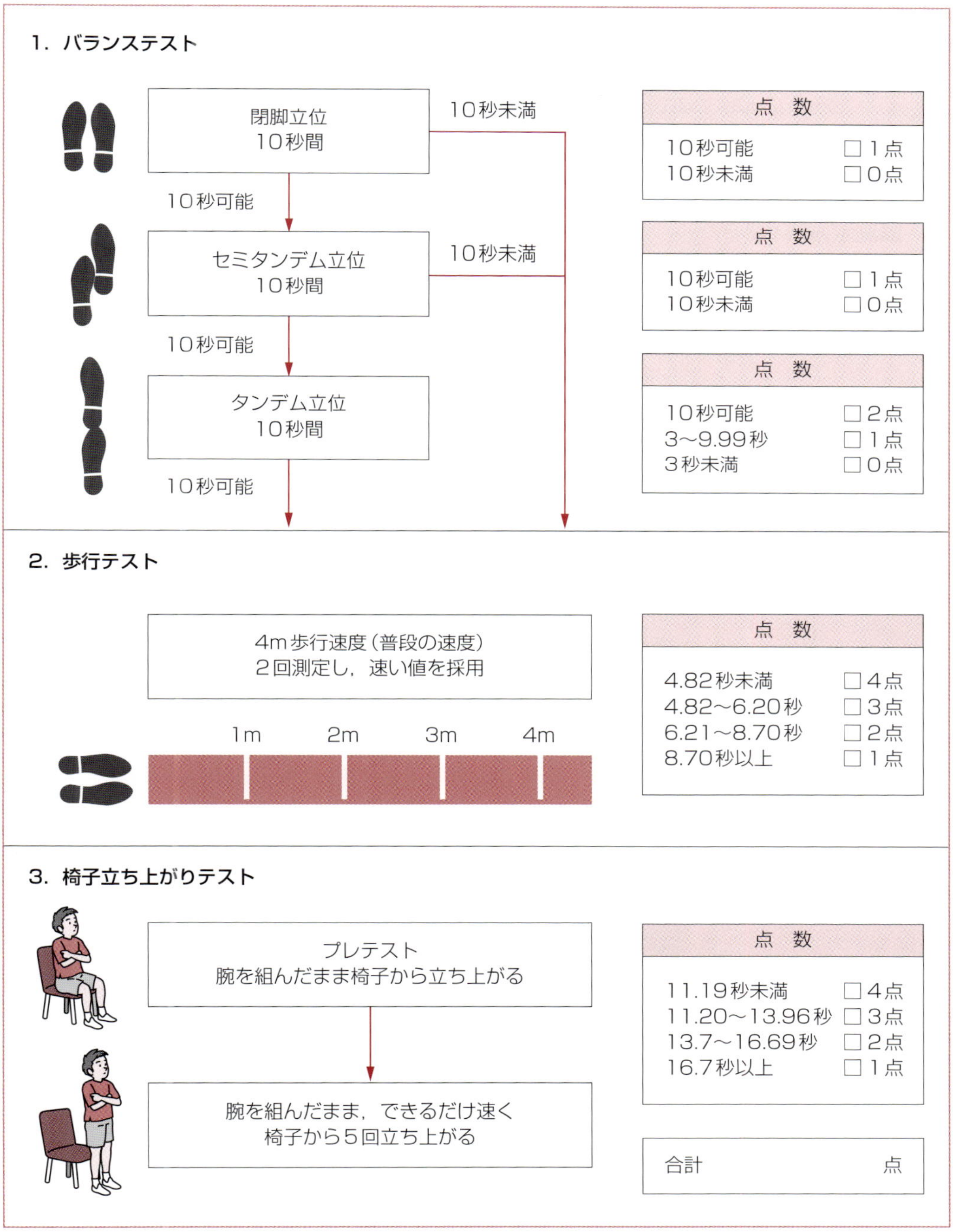

---

1. バランステスト

閉脚立位 10秒間	10秒未満

点　数	
10秒可能	□1点
10秒未満	□0点

10秒可能

セミタンデム立位 10秒間	10秒未満

点　数	
10秒可能	□1点
10秒未満	□0点

10秒可能

タンデム立位 10秒間	

点　数	
10秒可能	□2点
3〜9.99秒	□1点
3秒未満	□0点

10秒可能

2. 歩行テスト

4m歩行速度（普段の速度） 2回測定し，速い値を採用

1m　　2m　　3m　　4m

点　数	
4.82秒未満	□4点
4.82〜6.20秒	□3点
6.21〜8.70秒	□2点
8.70秒以上	□1点

3. 椅子立ち上がりテスト

プレテスト 腕を組んだまま椅子から立ち上がる

点　数	
11.19秒未満	□4点
11.20〜13.96秒	□3点
13.7〜16.69秒	□2点
16.7秒以上	□1点

腕を組んだまま，できるだけ速く 椅子から5回立ち上がる

合計	点

図1 ● SPPB

（文献1）より引用改変）

2. リハビリテーション現場におけるさまざまな指標 —— 175

2 Functional reach test (FRT)

　FRTは，Duncanら[4]によって開発された，特別な機材を必要とせずに簡便に動的なバランス能力を測定する方法である．健常者および有疾患患者において高い信頼性が多数報告されている[4~7]．FRTは，片脚立位保持時間や歩行速度，日常生活動作 activities of daily livings（ADL）との関連や，年齢別の平均値も報告されている[5]．さらにDuncanらは，FRTは転倒リスクと関連し，高齢者の転倒を予測するカットオフ値は，15.3 cm と報告している[8]．

■測定方法（図2）

　被検者は，壁の横で自然立位をとり，肩峰の高さに合わせたメジャーに沿って前方へリーチする．両足部の間隔は特に指定せず，裸足で測定する．計測は第3中手骨の遠位端の位置を記録し，開始姿勢から足を踏み出したりバランスを崩したりすることなく，上肢を壁に取り付けたメジャーと平行に保ちながら，できる限り前方にリーチした距離で行う．

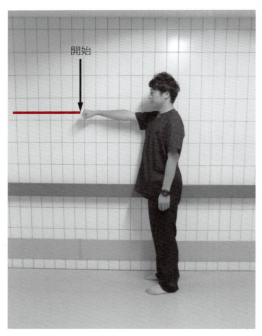 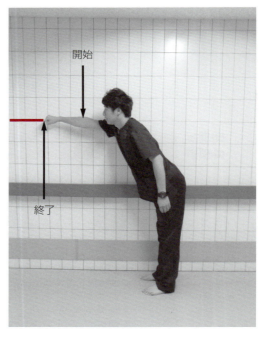

図2 ● FRTの測定方法

3 Timed-up and go test (TUG)

　TUGは，Podsiadloら[9]により考案された，椅子座位から3m前方の目印を回って着座するまでの時間を測定することにより，バランス，歩行機能を総合的に評価できる方法である．TUGは検者内信頼性，検者間信頼性が高く，下肢筋力やバランス，歩行能力，ADLとの関連が高いことが報告されている[9〜11]．Shumway-Cookら[12]は，転倒の予測を判断する際のカットオフ値を13.5秒と報告しているが，測定方法は最大努力下での測定であることに注意する．そのほか，通常歩行速度では，Podsiadloら[9]は10秒以内であれば正常，20秒以上であれば日常生活に介助を要すると報告しており，日本整形外科学会が提唱している運動器不安定症の診断基準としては，11秒がカットオフ値として報告されている．

■**測定方法（図3）**

　背もたれ付きの椅子を用意し，3m先に目印（コーン，ポールなど）を配置する．開始肢位は，椅子の背もたれに軽くもたれかけ，肘かけまたは膝の上に手を置いた座位をとる．検者の合図に合わせて立ち上がり，目印を回って，再び椅子に座るまでの時間を測定する．歩行速度は通常の歩行速度で行い，右回り，左回りどちらでも構わない．また，日常生活において歩行補助具を使用している場合は，それを使用して構わない．

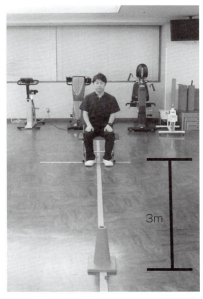

図3 ● TUGの測定方法

4 10m 歩行テスト

　10m 歩行テストは，10m の歩行速度や歩数を測定する方法である．歩行速度については，日常生活において通常歩いている速度（通常速度）と最大限速く歩行した速度（最大速度）がある．それぞれ高い信頼性や妥当性が報告されており，日常のリハビリテーション診療において幅広く使用されている．日本の歩行者用信号機は少なくとも毎秒 1m 以上の歩行速度が必要な設定となっており，毎秒 1m 以下になると下肢障害や予後に影響を与える報告がある[13] 一方で，歩行速度と転倒には非線形 U 型の関係があると報告されており[14]，さまざまな解釈がある．さらに歩行速度は，サルコペニアの診断基準として，European Working Group on Sarcopenia in Older People（EWGSOP）[15] および Asian Working Group for Sarcopenia（AWGS）[16] は，毎秒 0.80m 未満を提唱している．

■測定方法（図 4）

　10m の歩行路の前後に 2～3m の予備路を設けて，10m 区間における歩行速度や歩幅を測定する．歩数と時間から歩行率（ケイデンス：歩数／歩行時間）を計算することができる．歩行補助具の使用は問わないが，再評価の際には同一の条件に揃えるか，異なる条件の場合には解釈に注意を要する．

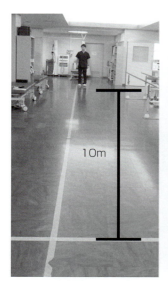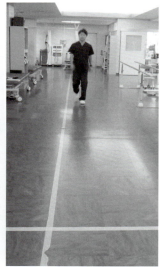

図 4 ● 10m 歩行テストの測定方法

5 Barthel index

Barthel index（**図5**）は，1965年にBarthelら[17]により報告された，基本的な日常生活動作における「できるADL」を評価する尺度である．食事，移乗，整容，トイレ動作，入浴，歩行，階段昇降，更衣，排便コントロール，排尿コントロールの10項目からなり，それぞれ0～15点で評価し，合計は最大100点になる．

患者氏名		様	生年月日	年	月	日
傷 病 名			性 別		年 齢	歳
評 価 日			評価担当			

評価項目	点数	コメント	得点
食　事	10	自立，自助具などの装着可，標準的時間内に食べ終わる	
	5	部分介助	
	0	全介助	
車椅子とベッド間の移乗	15	自立，ブレーキ，フットレストの操作も含む	
	10	軽度の部分介助または監視を要する	
	5	座ることは可能であるがほぼ全介助	
	0	全介助または不可能	
整　容	5	自立	
	0	部分介助または不可能	
トイレ動作	10	自立	
	5	部分介助，体を支える，衣服，後始末に介助を要する	
	0	全介助または不可能	
入　浴	5	自立	
	0	部分介助または不可能	
歩　行	15	45m以上の歩行，補装具の使用の有無は問わず	
	10	45m以上の介助歩行，歩行器の使用を含む	
	5	歩行不能の場合，車椅子にて45m以上の操作可能	
	0	上記以外	
階段昇降	10	自立，手すりなどの使用の有無は問わない	
	5	介助または監視を要する	
	0	不能	
更　衣	10	自立，靴，ファスナー，装具の着脱を含む	
	5	部分介助，標準的な時間内，半分以上は自立で行える	
	0	上記以外	
排便コントロール	10	失禁なし，浣腸，坐薬の取り扱いも可能	
	5	ときに失禁あり，浣腸，坐薬の取り扱いに介助を要する者も含む	
	0	上記以外	
排尿コントロール	10	失禁なし，収尿器の取り扱いも可能	
	5	ときに失禁あり，収尿器の取り扱いに介助を要する者も含む	
	0	上記以外	

合計点数	

図5 ● Barthel index

（文献17）より引用改変）

2. リハビリテーション現場におけるさまざまな指標 —— 179

6 機能的自立度評価法（FIM）

　機能的自立度評価法 Functional Independence Measure（FIM）（**図6**）とは，1983年に米国リハビリテーション医学会の Granger らによって開発された ADL 評価法であり[18]，実際の日常生活動作場面で行われている「している ADL」を評価する尺度である．運動項目と認知項目の2つの大項目からなり，全部で18の小項目で構成される．各項目は，完全自立，修正自立，監視，最小介助，中等度介助，最大介助，全介助の順序尺度で評価され，合計は最大126点となる．わが国においては，千野らによって採点の具体例が報告されている[19]．

患者番号		様	生年月日	年	月	日
傷 病 名			性　　別		年　齢	歳
評 価 日			評価担当			

レベル	7　完全自立（時間，安全性含めて） 6　修正自立（補装具使用）	介助なし
	部分介助 　5　監視 　4　最小介助（患者自身で75%以上） 　3　中等度介助（50%以上） 完全介助 　2　最大介助（25%以上） 　1　全介助（25%未満）	介助あり

		評価項目	点数	コメント
運動項目	セルフケア	食　事		
		整　容		
		清　拭		
		更衣・上半身		
		更衣・下半身		
		トイレ動作		
	排泄コントロール	排尿管理		
		排便管理		
	移　乗	ベッド・椅子・車椅子		
		トイレ		
		浴槽・シャワー		
	移　動	歩行・車椅子		
		階　段		
認知項目	コミュニケーション	理　解		
		表　出		
	社会的認知	社会的交流		
		問題解決		
		記　憶		

合計点数	

図6 ● FIM 評価表　　　　　　　　　　　　　　　　　　　　　（文献18）より引用改変）

180 ── 第Ⅴ章　心肺運動負荷試験・運動機能評価法・運動効果モニタリング

7 Katz index

Katz index（**図 7**）は，1959 年に Katz らにより考案された方法[20]で，入浴，更衣，トイレ，移動，排尿・排便自制，食事の 6 項目の ADL に関して，自立から介助までの判定を行う評価指標である．6 項目は，自立か介助の 2 段階で評価し，それに基づいて A から G までの 7 段階に分類する．近年では，心臓血管外科領域において，フレイルの評価としても有用であることが報告されている[21]．

ADL 自立の指標は，入浴，更衣，トイレ移動，移乗，尿便自制，食事における患者の機能的自立または介助の評価に基づいている．機能的自立または介助の具体的な定義を指標の下に示す
A　食事，尿便自制，移乗，トイレ移動，更衣および入浴が自立
B　これらの機能が，1 つを除いて，すべて自立
C　入浴ともう 1 つの機能を除いて，すべて自立
D　入浴，更衣ともう 1 つの機能を除いて自立
E　入浴，更衣，トイレ移動ともう 1 つの機能を除いて自立
F　入浴，更衣，トイレ移動，移乗ともう 1 つの機能を除いて自立
G　6 つの機能すべてに介助を要する
その他　少なくとも 2 つ以上の機能に介助を要するが，C，D，E，F には分類できない

自立とは，下記の個々の事項を除いて，監視，指示，あるいは積極的な人的介助を要しないことを意味する．これは能力ではなく実際の状態に基づくものである．患者がある活動を拒否する場合，できると推定される場合であっても，行っていないとみなす．

活　動	自　立 （1 点）	介　助 （0 点）
入浴 ＿＿＿点	背中や障害のある手足など 1 ヵ所だけ洗うための手助けが居るか，または完全に 1 人で入浴可能な場合	1 ヵ所以外にも洗えない所がある．浴槽の出入りが 1 人でできない
更衣 ＿＿＿点	タンスや引き出しから衣類を出し，服や外套，装具を身に着ける．ファスナーを締める，靴紐を結ぶことは除外	全部または一部の更衣動作ができない
トイレ ＿＿＿点	トイレに行く，便器に近づき離れる，衣類を操作する，後始末する（夜間だけはベッドで便器を使うことは可能）	いつでもベッドで便器を使用，またはトイレの使用に介助が必要
移動 ＿＿＿点	自力でベッドに入り，ベッドから離れる．椅子に腰かけ，椅子から離れる（自助具の使用は構わない）	ベッドや椅子への移動が 1 つまたはそれ以上できない
排尿・排便自制 ＿＿＿点	排尿・排便操作が完全に自分でできる	完全または不完全な失禁状態．浣腸，カテーテル，便器，尿器使用について部分的介助または管理・監視が必要
食事 ＿＿＿点	食物を皿から取り，口に入れる（あらかじめ食物を切ったり，ほぐしたり，パンにバターを塗ったりすることは評価に入らない）	左記の行為に介助が必要．一部または全部の摂食行為ができない

図 7 ● Katz index

（文献 20）より引用改変）

2. リハビリテーション現場におけるさまざまな指標 —— 181

8 International Physical Activity Questionnaire(IPAQ)

　IPAQ は，平均的な 1 週間における高強度および中強度の身体活動を評価する簡易質問票（**図 8**）である[22]．生活場面別に質問する long version と強度別に質問する short version があり，short version は，高齢者でも行い得る活動が含まれ，5 分以内で実施可能であるとされる．long version と short version では，信頼性，妥当性に明らかな差を認めないと報告されている[23, 24]．

回答にあたっては，以下の点にご注意ください．
◆強い身体活動とは，身体的にきついと感じるような，かなり呼吸が乱れるような活動を意味します．
◆中等度の身体活動とは，身体的にやや負荷がかかり，少し息がはずむような活動を意味します．
以下の質問では，1 回につき少なくとも 10 分間以上続けて行う身体活動についてのみお答え下さい．

質問内容			回　答
質問1	a	平均的な 1 週間では，強い身体活動（重い荷物の運搬，自転車で坂道を上ること，ジョギング，テニスのシングルスなど）を行う日は何日ありますか？	☐ 週＿＿＿日 ☐ ない（質問2aへ）
	b	強い身体活動を行う日は，通常，1 日合計してどのくらいの時間そのような活動を行いますか？	＿＿＿時間＿＿＿分
質問2	a	平均的な 1 週間では，中等度の身体活動（軽い荷物の運搬，子どもとの鬼ごっこ，ゆっくり泳ぐこと，テニスのダブルス，カートを使わないゴルフなど）を行う日は何日ありますか？ 歩行やウォーキングは含めないでお答え下さい．	☐ 週＿＿＿日 ☐ ない（質問3aへ）
	b	中等度の身体活動を行う日には，通常，1 日合計してどのくらいの時間そのような活動を行いますか？	＿＿＿時間＿＿＿分
質問3	a	平均的な 1 週間では，10 分以上続けて歩くことは何日ありますか？　ここで，歩くとは仕事や日常生活で歩くこと，ある場所から場所へ移動すること，あるいは趣味や運動としてのウォーキング，散歩など，すべてを含みます．	☐ 週＿＿＿日 ☐ ない（質問4aへ）
	b	そのような日には，通常，1 日合計してどのくらいの時間歩きますか？	＿＿＿時間＿＿＿分
	c	通常どのような速さで歩きますか？ 　　☐ かなり呼吸が乱れるような速さ 　　☐ 少し息がはずむような速さ 　　☐ ゆったりした速さ	
質問4	a	最後の質問は毎日座ったり寝転んだりして過ごしている時間（仕事中，勉強中，余暇時間など）についてです．すなわち，机に向かったり，友人とおしゃべりをしたり読書をしたり，座ったり，寝転んでテレビを見たり，といったすべての時間を含みます．なお，睡眠時間は含めないでください． 平日には，通常，1 日合計してどのくらいの時間座ったり寝転んだりして過ごしますか？	＿＿＿時間＿＿＿分
	b	休日には，通常，1 日合計してどのくらいの時間座ったり寝転んだりして過ごしますか？	＿＿＿時間＿＿＿分

以上です．ご協力ありがとうございました．

図 8 ● IPAQ short version（日本語版）　　　　　　　　　　　　　　　（文献 24）より引用改変）

9 基本チェックリスト

　基本チェックリスト（厚生労働省作成，**図9**）は，手段的生活活動度，社会的生活，運動機能，栄養，口腔機能，認知機能，そして抑うつの7項目からなる自記式質問票であり，フレイルのスクリーニングとして用いることができる．現在，厚生労働省が実施している二次予防事業対象者の選択基準は，① 抑うつの5項目を除く20項目のうち10項目以上の該当者，② 運動機能評価5項目のうち3項目以上の該当者，③ 栄養評価2項目の該当者，④ 口腔機能評価3項目のうち2項目以上の該当者，のいずれかを満たす場合とされており，この基準値を用いた場合，1年後の要介護新規発生を予測する精確性については，感度78.1%，特異度63.4%であったと報告されている[25]．

氏　名		様	男女	明・大・昭　　年　　　月　　　日生		
	No.	質問項目		回答（いずれかに〇を付けてください）		
手段的生活活動評価	1	バスや電車で1人で外出していますか		0. はい		1. いいえ
	2	日用品の買い物をしていますか		0. はい		1. いいえ
	3	預貯金の出し入れをしていますか		0. はい		1. いいえ
社会的生活活動評価	4	友人の家を訪ねていますか		0. はい		1. いいえ
	5	家族や友人の相談にのっていますか		0. はい		1. いいえ
運動機能評価	6	階段を手すりや壁をつたわらずに昇っていますか		0. はい		1. いいえ
	7	椅子に座った状態から何もつかまらずに立ち上がっていますか		0. はい		1. いいえ
	8	15分くらい続けて歩いていますか		0. はい		1. いいえ
	9	この1年間に転んだことがありますか		1. はい		0. いいえ
	10	転倒に対する不安は大きいですか		1. はい		0. いいえ
栄養評価	11	6ヵ月で2～3kg以上の体重減少がありましたか		1. はい		0. いいえ
	12	身長　　cm　体重　　kg　（BMI＝　　　　）(注)				
口腔機能評価	13	半年前に比べて固いものが食べにくくなりましたか		1. はい		0. いいえ
	14	お茶や汁物等でむせることがありますか		1. はい		0. いいえ
	15	口の渇きが気になりますか		1. はい		0. いいえ
社会的生活活動評価	16	週に1回以上は外出していますか		0. はい		1. いいえ
	17	昨年と比べて外出の回数が減っていますか		1. はい		0. いいえ
認知機能評価	18	周りの人から「いつも同じことを聞く」などの物忘れがあると言われますか		1. はい		0. いいえ
	19	自分で電話番号を調べて，電話をかけることをしていますか		0. はい		1. いいえ
	20	今日が何月何日かわからない時がありますか		1. はい		0. いいえ
抑うつ	21	（ここ2週間）毎日の生活に充実感がない		1. はい		0. いいえ
	22	（ここ2週間）これまで楽しんでやれていたことが楽しめなくなった		1. はい		0. いいえ
	23	（ここ2週間）以前は楽にできていたことが今はおっくうに感じられる		1. はい		0. いいえ
	24	（ここ2週間）自分が役に立つ人間だと思わない		1. はい		0. いいえ
	25	（ここ2週間）わけもなく疲れたような感じがする		1. はい		0. いいえ

（注）BMI＝体重（kg）÷身長（m）÷身長（m）が18.5未満の場合に該当とする

図9 ● 基本チェックリスト
（厚生労働省：介護予防のための生活機能評価に関するマニュアル（改訂版）．http://www.mhlw.go.jp/topics/2009/05/dl/tp0501-1c_0001.pdf（2018年6月閲覧）より引用改変）

2. リハビリテーション現場におけるさまざまな指標 ── 183

⑩ Lubben Social Network Scale 短縮版（LSNS-6）

　LSNS（**図10**）は，1988年にLubbenが開発した高齢者のためのソーシャルネットワーク尺度であり[26]，2003年にはLSNSを上回る実用性と心理測定学的特性を有する短縮版（LSNS-6）が開発された[27]．LSNS-6は，家族ネットワークに関する3項目，非家族ネットワークに関する3項目の合計6項目について回答するものであり，これらの項目はソーシャルサポートとして特に重要な，情緒的・手段的サポートを含んでいる[28]．得点範囲は0点～30点で，得点が高い方がソーシャルネットワークは大きく，12点未満は社会的孤立を意味するとされている．栗本ら[29]によりLSNS-6の日本語版が作成されており，また，LSNS-6の高い信頼性，妥当性について報告されている．

家族，ここでは，家族や親戚などについて考えます

1．少なくとも月に1回，会ったり話をしたりする家族や親戚は何人いますか？
　0＝いない　1＝1人　2＝2人　3＝3，4人　4＝5～8人　5＝9人以上
2．あなたが個人的なことでも話すことができるくらい気楽に感じられる家族や親戚は何人いますか？
　0＝いない　1＝1人　2＝2人　3＝3，4人　4＝5～8人　5＝9人以上
3．あなたが助けを求めることができるくらい親しく感じられる家族や親戚は何人いますか？
　0＝いない　1＝1人　2＝2人　3＝3，4人　4＝5～8人　5＝9人以上

友人関係，ここでは，近くに住んでいる人を含むあなたの友人全体について考えます

4．少なくとも月に1回，会ったり話をしたりする友人は何人いますか？
　0＝いない　1＝1人　2＝2人　3＝3，4人　4＝5～8人　5＝9人以上
2．あなたが個人的なことでも話すことができるくらい気楽に感じられる友人は何人いますか？
　0＝いない　1＝1人　2＝2人　3＝3，4人　4＝5～8人　5＝9人以上
3．あなたが助けを求めることができるくらい親しく感じられる友人は何人いますか？
　0＝いない　1＝1人　2＝2人　3＝3，4人　4＝5～8人　5＝9人以上

　＊LSNS-6の総得点は，これらの6項目の各点数を加算して，0点～30点の範囲で求めます．

図10 ● 日本語版 Lubben Social Network Scale 短縮版

（文献29）より引用改変）

11 ヨーロッパ心不全セルフケア行動尺度（EHFScBS）

ヨーロッパ心不全セルフケア行動尺度 European Heart Failure Self-care Behavior Scale（EHFScBS）（**図11**）は，Jaarsma らによって 2003 年に報告された，心不全患者の自己ケア行動の程度を測定するための 12 項目の自己管理アンケートである[30]．信頼性，妥当性が確認されており，広く利用されている[30,31]．

この尺度は心不全の方のセルフケア（自己管理）に関するものです．各項目についてご自身に当てはまると思う番号に○を付けて回答してください．各項目の答えは，両端が「全くその通りである」から「全く当てはまらない」の5段階の選択肢からなっていることに注意してください．項目によりはっきりと答えにくい場合でも，ご自身に最も近いと思う番号に○を付けて下さい．

	まったくその通りである				まったく当てはまらない
1. 毎日体重を測っている	1	2	3	4	5
2. 息切れがした時には，少し休む	1	2	3	4	5
3. 息切れがひどくなった時には，病院または医師や看護師に連絡する	1	2	3	4	5
4. 足がいつもよりもむくんだ時には，病院または医師や看護師に連絡する	1	2	3	4	5
5. 1週間で体重が2kg増えた時には，病院または医師や看護師に連絡する	1	2	3	4	5
6. 水分量を制限している（1日あたり1.0〜1.5Lを超えないように）	1	2	3	4	5
7. 日中のどこかで，休むようにしている	1	2	3	4	5
8. 倦怠感（だるさ）が増した時には，病院または医師や看護師に連絡する	1	2	3	4	5
9. 塩分の少ない食事を摂っている	1	2	3	4	5
10. 指示通りに薬を飲んでいる	1	2	3	4	5
11. 毎年，インフルエンザの予防接種を受けている	1	2	3	4	5
12. 定期的に体を動かしている	1	2	3	4	5

図11 ● ヨーロッパ心不全セルフケア行動尺度（日本語版）

（文献30）より引用改変）

（阿部隆宏，沖田孝一）

参考文献

1) Guralnik JM et al : A short physical performance battery assessing lower extremity function : association with self-reported disability and prediction of mortality and nursing home admission. J Gerontol 49 (2) : M85-94, 1994

2) Working Group on Functional Outcome Measures for Clinical Trials : Functional outcomes for clinical trials in frail older persons : time to be moving. J Gerontol A Biol Sci Med Sci 63 (2) : 160-164, 2008

3) Ostir GV et al : Reliability and sensitivity to change assessed for a summary measure of lower body function : results from the Women's Health and Aging Study. J Clin Epidemiol 55 (9) , 916-921, 2002

4) Duncan PW et al : Functional reach : a new clinical measure of balance. J Gerontol 45 (6) : M192-197, 1990

5) Weiner DK et al : Functional reach : a marker of physical frailty. J Am Geriatr Soc 40 (3) : 203-207, 1992

6) Giorgetti MM et al : Reliability of clinical balance outcome measures in the elderly. Physiother Res Int 3 (4) : 274-283, 1998

7) Rockwood K et al : Feasibility and measurement properties of the functional reach and the timed up and go tests in the Canadian study of health and aging. J Gerontol A Biol Sci Med Sci 55 (2) : M70-73, 2000

8) Duncan PW et al : Functional reach : Predictive validity in a sample of elderly male veterans. J Gerontol 47 (3) : M93-98, 1992

9) Podsiadlo D et al : The timed "Up & Go" : a test of basic functional mobility for frail elderly persons. J Am Geriatr Soc 39 (2) : 142-148, 1991

10) Bischoff HA et al : Self-reported exercise before age 40 : influence on quantitative skeletal ultrasound and fall risk in the elderly. Arch Phys Med Rehabil 82 (6) : 801-806, 2001

11) Samson MM et al : Relationships between physical performance measures, age, height and body weight in healthy adults. Age Ageing 29 (3) : 235-242, 2000

12) Shumway-Cook A et al : Predicting the probability for falls in community-dwelling older adults using the Timed Up & Go Test, Phys Ther 80 (9) : 896-903, 2000

13) Cesari M et al : Prognostic value of usual gait speed in well-functioning older people—results from the Health, Aging and Body Composition Study. J Am Geriatr Soc 53 (10) : 1675-1680, 2005

14) Quach L et al : The nonlinear relationship between gait speed and falls : the Maintenance of Balance, Independent Living, Intellect, and Zest in the Elderly of Boston Study. J Am Geriatr Soc 59 (6) : 1069-1073, 2011

15) Cruz-Jentoft AJ et al : Sarcopenia : European consensus on definition and diagnosis : Report of the European Working Group on Sarcopenia in Older People.

Age Ageing 39 (4) : 412-423, 2010

16) Chen LK et al : Sarcopenia in Asia : consensus report of the Asian Working Group for Sarcopenia. J Am Med Dir Assoc 15 (2) : 95-101, 2014

17) Mahoney FI et al : Functional evaluation : The Barthel Index. Md State Med J 14 : 61-65, 1965

18) Hamilton BB et al : A uniform national data system for medical rehabilitation. In : Fuhrer MJ : Rehabilitation outcomes : analysis and measurement. Baltimore, pp137-147, 1987

19) 千野直一ほか：脳卒中患者の機能評価—SIAS と FIM の実際．シュプリンガー・フェアラーク東京，1997

20) Katz S et al : Studies of illness in the aged. The index of ADL : a standardized measure of biological and psychosocial function. J Am Med Assoc 185 (12) : 914-919, 1963

21) Lee DH et al : Frail patients are at increased risk for mortality and prolonged institutional care after cardiac surgery. Circulation 121 (8) : 973-978, 2010

22) Craig CL et al : International physical activity questionnaire : 12-country reliability and validity, Med Sci Sports Exerc 35 (8) : 1381-1395, 2003

23) Clemes SA et al : How many days of pedometer monitoring predict monthly ambulatory activity in adults? Med Sci Sports Exerc 40 (9) : 1589-1595, 2008

24) 村瀬訓生ほか：身体活動量の国際標準化—IPAQ 日本語版の信頼性，妥当性の評価—．厚生の指標49 (11) : 1-9, 2002

25) Tomata Y et al : [Validation of the Kihon Checklist for predicting the risk of l-year incident long-term care insurance certification : the Ohsaki Cohort 2006 Study] . Nihon Koshu Eisei Zasshi 58 (1) : 3-13, 2011

26) Lubben JE : Assessing social networks among elderly populations. Family & Community Health 11 (3) : 42-52, 1988

27) Lubben JE et al : Centrality of social ties to the health and well-being of older adults, In : Social work and health care in an aging world, Berkman L et al (eds) , Springer Press, pp319-350, 2003

28) Heitzmann CA et al : Assessment of methods for measuring social support. Health Psychol 7 (1) : 75-109, 1988

29) 栗本鮎美ほか：日本語版 Lubben Social Network Scale 短縮版 (LSNS-6) の作成と信頼性および妥当性の検討．日老医誌 48 (2) : 149-157, 2011

30) Jaarsma T et al : Development and testing of the European Heart Failure Self-Care Behaviour Scale. Eur J Heart Fail 5 (3) : 363-370, 2003

31) Kato N et al : Validity and Reliability of the Japanese Version of the European Heart Failure Self-Care Behavior Scale. Eur J Cardiovasc Nurs 7 (4) : 284-289, 2008

運動療法・心臓リハビリテーションの効果と科学的モニタリング

臨床現場では，体力・身体活動能力に関する指標とともに，心疾患・心不全の原因となった危険因子への効果を評価し，その動向をモニタリングすることが重要である．

1 心血管危険因子への運動療法・心臓リハビリテーションの効果

心臓リハビリテーションの有効性は，疫学的あるいは生理的手法を用いてさまざまな方面から研究され，多くの効果が科学的根拠を持って証明されている．死亡率低下，quality of life（QOL）の向上が得られることは言うまでもないが，本項では，少し詳細に，心血管危険因子（冠危険因子），血管内皮機能および自律神経などにおける運動効果について概説する．

心血管危険因子については，可変なものの中で，高尿酸血症を除く主な因子は運動療法・心臓リハビリテーションにより改善する[1~3]．しかし厳密に言うと，一般的に言われている運動療法の効果のすべてが心不全を併発しているような患者を対象とした狭義の心臓リハビリテーションで証明されているわけではない．また，運動療法と食事療法の効果がかならずしも区別されているわけではない．

1 肥 満

運動はカロリー消費を伴う活動であるから，多少の骨格筋重量の増加があったとしても体脂肪の減少による体重減少は起こり得る．しかし，実際には運動療法単独での減量効果は小さいとされる[1, 2]．Lavie らの運動療法のみを心臓リハビリテーションの方法とした介入研究では，その減量効果は小さかったが（3~4ヵ月で 1％の体重減少，1.5％の BMI 減少），体脂肪では 5％の減少を示し，骨格筋量は 2％増加したことが報告されている[4]．また体重減少は認められなかったとの報告もあるが，体脂肪の有意な減少が認められ，血清脂質や糖代謝は顕著に改善している[5]．また，心

3. 運動療法・心臓リハビリテーションの効果と科学的モニタリング —— 187

臓病患者における骨格筋が種々の原因で萎縮している[6]ことも運動による骨格筋量増加が起こりやすい原因となり，全体としての体重が変化しにくいことに関連しているかもしれない．

　一方，食事療法を含む包括的な心臓リハビリテーションでは，より効果的な減量効果が得られることは言うまでもない（4〜9％のBMI減少）[1,2]．特に，肥満を有する虚血性心疾患患者が減量から得られる利点は絶大である．心臓リハビリテーションにおいて減量を達成するためには運動療法と食事療法は欠かせない支柱であり，スタッフはこのことを踏まえて教育・指導・支援していかなければならない．さらに長期に及ぶ減量効果の維持については，運動療法と食事療法を併用した方が有効であるとされている[7]．

❷ 高血圧

　運動療法による血圧低下効果については多数の報告があるが，これらが運動療法単独によるものなのか，食事などほかの因子による相互効果なのかは判然としていない．とはいえ，単回の運動後においても血圧が降下することは明らかであり，運動自体の血圧低下作用はあると考えていいだろう[8,9]．運動療法による血圧低下の機序としては，交感神経活性の低下，副交感神経活性の増加，カテコールアミンの減少，ナトリウム排泄の増加，末梢血管抵抗の低下，インスリン感受性の増加，血管内皮機能の改善，細動脈の構造的変化などが考えられている[8〜11]．降圧効果の程度については，運動療法を施行した対象者により異なるが，Hagbergは25件の臨床研究論文をまとめ，収縮期で平均10.8mmHg，拡張期で平均8.2mmHgの血圧低下が得られると報告している[9]．

　高血圧に対する運動療法は有酸素運動を意味しているが，古くは高血圧患者や心不全患者に禁忌とされていたレジスタンス・トレーニング（いわゆる"筋トレ"）による降圧効果を検討した報告も近年複数みられる．ただ，レジスタンス・トレーニングはその強度，頻度など，方法が統一されておらず，また施行した対象によりレスポンスが異なるためか，無作為化試験では有効性についての一定の結果が得られていない．しかしながら，Kellyらによるメタアナリシスによると，アメリカスポーツ医学会American College of Sports Medicine（ACSM）が推奨するガイドラインに沿った継続的なレジスタンス・トレーニング療法により，安静時血圧（収縮期および拡張期）が3mmHg低下することが示されている[12]．この数字は臨床的には小さいかもしれないが，冠動脈疾患死亡率では5〜9％，脳血管障害死亡率では8〜14％，全死亡率では4％のリスク低下の意義がある[11,12]．

❸ 脂質代謝

　運動によりリポタンパクリパーゼ lipoprotein lipase（LPL）活性が増加すること
が示されている．LPL は筋組織および脂肪組織で合成され，内皮細胞表面のヘパラ
ン硫酸プロテオグリカン heparan sulfate proteoglycan（HSPG）に結合して血管
壁に局在し，血中のカイロミクロンや超低比重リポタンパク very low density lipo-
protein（VLDL）に作用し［トリグリセリド triglyceride（TG）水解］，高比重リポタ
ンパク high density lipoprotein（HDL）や低比重リポタンパク low density lipo-
protein（LDL）の生成に関与している．

　また，運動により lecithin cholesterol acyltransferase（LCAT）活性が増加（あ
るいは不変）することが報告されている．LCAT は主として肝臓で生成され，HDL
と LDL の表面に存在し，末梢細胞から引き抜かれた遊離コレステロールをエステル
化し，HDL を基質として（未熟な HDL を成熟させ），肝臓へ逆転送する働きがあ
る[11]．運動療法単独（有酸素運動）の心臓リハビリテーションでは，LDL の減少効果
は小さいが，HDL の増加，LDL／HDL 比の低下および中性脂肪の減少効果が得ら
れ，この効果はフィブラート系薬剤に匹敵すると報告されている[1, 2, 4, 13, 14]．また
LDL 粒子サイズを増大させ，極悪玉とされる small dense LDL を減少させ，[15]さ
らに動脈硬化により直接的に関わる酸化 LDL を減少させることも報告されてい
る[16, 17]．一方，レジスタンス・トレーニングが血清脂質に与える効果については一
定の見解が得られていない[11]．

❹ 糖尿病・糖代謝

　多くの研究において有酸素運動はインスリン抵抗性を改善し，インスリン感受性を
高め，糖代謝を改善することが報告されている[1,2,11,18〜20]．この効果には，骨格筋
細胞膜の glucose transporter 4（GLUT4）の発現増加，骨格筋のインスリン受容
体の増加などの直接的機序のほか，体脂肪の減少を伴う場合はレジスチンや腫瘍壊死
因子 tumor necrosis factor（TNF）-α などの糖尿病惹起性サイトカインの低下，
アディポネクチンの増加（インスリン抵抗性の改善，抗炎症に働く），あるいは酸化
ストレスや炎症の軽減，内皮機能の改善など，さまざまな間接的機序が関与している
と考えられる[1,2,11,18〜20]．特に内臓脂肪の減少はこれらの効果をより一層増強する．

　糖代謝に関しては，レジスタンス・トレーニングの有効性も報告されている（1 型
糖尿病患者において血糖および HbA1c が低下）[21]．また，電気刺激の効果も一部
の論文で報告されている．

3. 運動療法・心臓リハビリテーションの効果と科学的モニタリング ── 189

❺ 炎　症

　近年の多数の研究により慢性的な炎症が冠動脈疾患とプラークの安定性に関与しており，C反応性タンパク C-reactive protein（CRP）などの非特異的な炎症性バイオマーカーは心血管疾患リスクの強力な予測因子であることが確証されている．[22～24]また，CRPが肥満や運動習慣と関連していることが報告され，低カロリーや低脂肪食事療法による減量によりCRPが低下することが健常者において証明された[23]．さらに肥満者の運動療法（特に減量を伴う），冠動脈疾患を対象とした心臓リハビリテーションにおいてもCRPや炎症性サイトカインが低下することが報告されている[24, 25]．しかしながら，運動が過量になると炎症や酸化ストレスをむしろ増加させることも知られており[24]，運動処方には十分な注意を要する．

❻ 酸化ストレス

　運動により酸素摂取量は増大するとともに活性酸素が多量に発生し，乳酸が産生されるなど酸化ストレスは増加する．運動習慣のない人が急に高強度の運動をすれば激しく疲労するし，時には骨格筋や関節を損傷する（炎症・酸化ストレス）こともある．しかし，習慣的に適度の運動を継続すれば，体力は増進し，同一の運動量における血中乳酸濃度は低下（一方でより高い乳酸レベルの運動まで可能となる）する．さらに筋肉量は増加あるいは保持され，関節の強度も増し，疲れにくくなる．

　運動と酸化ストレスに関する研究は，「運動療法により酸化ストレス耐性が増加する」という知見で一致していると思われる．非鍛練者における急性の運動は酸化ストレスを増加させるが，適切な強度・間隔の運動（運動療法）は，臓器の酸化障害を防御するような適応機序，つまり活性酸素種 reactive oxgen species（ROS）産生の低下と抗酸化物質・酵素の増加［グルタチオン含量増加，スーパーオキシドジスムターゼ superoxide dismutase（SOD）活性の上昇および内皮型一酸化窒素合成酵素 endothelial nitric oxide synthase（eNOS）の発現増加など］を誘導することが報告されている[2, 26]．

❼ 凝固・線溶系

　運動療法により，循環血漿量が増加，血液粘性が低下，血小板凝集能，フィブリノーゲンが低下するなど抗血栓的効果が得られることが知られている[2, 27, 28]．また激しい運動は，組織プラスミノーゲン活性化因子 tissue plasminogen activator (tPA)を増加，プラスミノーゲン活性化因子インヒビター plasminogen activator inhibitor (PAI)-1 を低下させ，線溶系を亢進させることが報告されている[2]．しかしながら，運動による発汗に対して水分補給が十分でなければ，血液の粘性が上昇し，血栓性のリスクが上昇する可能性があるので，特に高温・多湿下の心臓リハビリテーションには注意しなければならない[29, 30]．

⑧ 細胞間接着分子

可溶性細胞間接着分子 soluble intercellular adhesion molecule (sICAM)-1，P-selectin やマトリックスメタロプロテイナーゼ matrix metalloproteinase (MMP)-9 などの細胞間接着因子は，炎症細胞の血管内皮への接着，分化に関与しており，その血中レベルは心血管イベント発症の独立した予測因子となっているが[31]，これらに対する運動療法の効果は一定の結論が得られていない[2]．しかしながら，メタボリック症候群における短期的な運動療法と食事療法 (high-fiber, low-fat) により細胞間接着分子の血中レベルが低下することが報告されている[32]．

⑨ BNP・NT-pro-BNP

B 型ナトリウム利尿ペプチド B-type natriuretic peptide (BNP) や N terminal-pro-B-type natriuretic peptide (NT-pro-BNP) は心不全における過剰な左室負荷に関連し，重症度と予後を反映する有用なバイオマーカーである[33]．これらは心臓リハビリテーション（有酸素運動）により，カテコールアミン等と同様に有意に低下することが報告されている[34]．ただし，BNP は体脂肪組織量や腎機能に影響を受けることを考慮する必要がある（肥満者で BNP は低質となり，CKD では高値となる）[35]．

⑩ 血管内皮機能

血管内皮は，一酸化窒素 nitric oxide (NO)，内皮由来過分極因子 endothelium-derived hyperpolarizing factor (EDHF)，プロスタサイクリン，エンドセリンなどの血管作動性物質を分泌し，血流，血管トーヌスや血栓性を調節している．さらに eNOS の発現および血管壁にて合成される extracellular superoxide dismutase (SOD) は，酸化ストレスや炎症の制御に重要な役割を果たしている[36~38]．これまでの多くの研究により，心不全患者の血管内皮機能に異常があることが報告さ

3. 運動療法・心臓リハビリテーションの効果と科学的モニタリング ── 191

れている[37~39]. 血管内皮機能の障害は, 血管抵抗の増大につながり, 後負荷および心筋の酸素需要を増加させることで, 心不全を悪化させることになる. また心不全における内皮機能障害は, 冠動脈, 肺血管, 骨格筋に及ぶため, 運動時の血流増加反応の低下による運動耐容能・身体活動能低下など心不全重症度と予後を規定する重要な因子となる[37~39].

Hambrecht らは[39], 慢性心不全患者を運動療法群とコントロール群に無作為に割り付け, 運動療法が血管内皮機能に与える影響を検討した. その結果, 最大酸素摂取量 ($\dot{V}O_2max$) は, 運動療法群で 26％増加し, 内皮機能はコントロールに比較して有意な改善を示した. さらに $\dot{V}O_2max$ の増加と内皮機能の改善に相関があったと報告している. 心不全でなくとも動脈硬化を基盤にする虚血性心疾患や高血圧では血管内皮機能が低下しており, それが運動療法により改善することについてはコンセンサスが得られていると考えていいだろう[36].

⓫ 自律神経機能

自律神経機能不全は, 交感神経活動の亢進と副交感神経活動の減衰で表される[40, 41]. 自律神経機能不全は, 内皮機能障害, 冠動脈攣縮, 左室肥大および心室性不整脈をきたす原因となる[40~45]. 実際にパワースペクトラム解析などにより評価した自律神経機能不全の指標は, 健常者においては高血圧の新規発症や動脈硬化進行の予測因子であり[40, 46], また, 冠疾患患者, 心不全患者および高齢者では予後予測因子 (死亡率に関係する) であることが示唆されている[41, 42].

運動は, 一過性に交感神経活性を増加し, 副交感神経活性を低下させるが, 継続的な運動療法・心臓リハビリテーション (有酸素運動) により交感神経活性が適度に低下し, 副交感神経活性が増加することが報告されている[43~45].

② 運動療法・心臓リハビリテーション効果の科学的モニタリング(展望)

臨床現場においては, 血液生化学的指標 (前述), 運動耐容能・運動能力指標, 生理学的検査, 画像診断および心理的指標を用いて, 患者の状態および運動療法の効果を的確に把握することが重要である.

しかしながら, **図1** に示すように, 運動効果は多面的に現れるため, これらを包括的にみることができる指標が理想的であり, その潜在的価値が高いのは, 炎症性指標や酸化ストレス指標であると考えられる. また, 運動は回復能力を超えて施行されるとむしろ炎症や酸化ストレスが大きくなり, 身体に有害になり得るものであり, 心

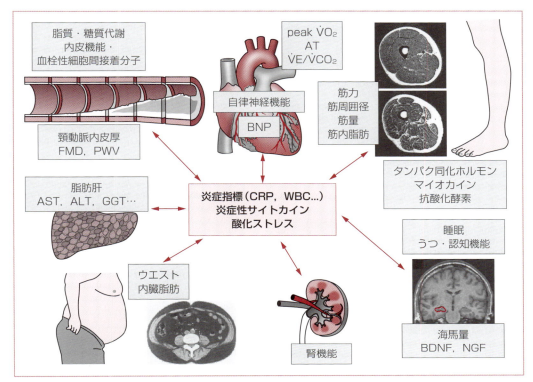

図1 ● 運動効果の科学的モニタリング

peak $\dot{V}O_2$：peak oxygen uptake（最高酸素摂取量），AT：anaerobic metabolic threshold（嫌気性代謝閾値），$\dot{V}E/\dot{V}CO_2$：ventilatory equivalent for carbon dioxide（二酸化炭素排泄量に対する換気当量），FMD：flow-mediated dilation（血流依存性血管拡張），PWV：pulse wave velocity（脈波伝播速度），WBC：white blood cell（白血球），AST：aspartate aminotransferase（アスパラギン酸アミノトランスフェラーゼ），ALT：alanine aminotransferase（アラニンアミノトランスフェラーゼ），GGT：gamma-glutamyl transpeptidase（γ-グルタミルトランスペプチダーゼ），BDNF：brain-derived neurotrophic factor（脳由来神経栄養因子），NGF：nerve growth factor（神経成長因子）

疾患ではそのリスクが一層高いと考えられる．運動・リハビリテーションの功と罪を評価するためにもこれらの指標の重要性は大きいと考えられ，今後，臨床に活用できる有効な指標が見いだされることに期待したい．

参考文献

1) Ades PA：Cardiac rehabilitation and secondary prevention of coronary heart disease. N Engl J Med 345(12)：892-902, 2001
2) Leon AS et al：Cardiac rehabilitation and secondary prevention of coronary heart disease：an American Heart Association scientific statement from the Council on Clinical Cardiology (Subcommittee on Exercise, Cardiac Rehabilitation, and Prevention) and the Council on Nutrition, Physical Activity, and Metabolism (Subcommittee on Physical Activity), in collaboration with the American association of Cardiovascular and Pulmonary Rehabilitation. Circulation 111(13)：369-376, 2005
3) Pina IL et al：Exercise and heart failure：A statement from the American Heart Association Committee on exercise, rehabilitation, and prevention. Circulation 107(8)：1210-1225, 2003
4) Lavie CJ et al：Effects of cardiac rehabilitation and exercise training in obese patients with coronary artery disease. Chest 109(1)：52-56, 1996
5) Brochu M et al：Modest effects of exercise training alone on coronary risk factors and body composition in coronary patients. J Cardiopulm Rehabil 20(3)：180-188, 2000
6) Anker SD et al：Cardiac cachexia：a syndrome with impaired survival and immune and neuroendocrine activation. Chest 115(3)：836-847, 1999
7) Bouchard C (ed)：Physical activity and obesity.

Human Kinetics, 2000

8) Pescatello LS et al : American College of Sports Medicine position stand. Exercise and hypertension. Med Sci Sports Exerc 36 (3) : 533-553, 2004

9) Hagberg JM : Exercise, fitness, and hypertension. In exercise, fitness, and health : a consensus of current knowledge, C. Bouchard et al (eds), Champaign, Human Kinetics, pp 455-466, 1990

10) Laughlin MH : Joseph B. Wolfe Memorial lecture. Physical activity in prevention and treatment of coronary disease : the battle line is in exercise vascular cell biology. Med Sci Sports Exerc 36 (3) : 352-362, 2004

11) Dishman RK et al : Physical Activity Epidemiology. 4rd ed, Human Kinetics, 2004

12) Kelley GA et al : Progressive resistance exercise and resting blood pressure : A meta-analysis of randomized controlled trials. Hypertension 35 (3) : 838-843, 2000

13) Mendoza SG et al : Effect of physical training on lipids, lipoproteins, apolipoproteins, lipases, and endogenous sex hormones in men with premature myocardial infarction. Metabolism 40 : 368-377, 1991

14) Warner JG Jr et al : Long-term (5-year) changes in HDL cholesterol in cardiac rehabilitation patients. Do sex differences exist? Circulation 92 (4) : 773-777, 1995

15) Kraus WE et al : Effects of the amount and intensity of exercise on plasma lipoproteins. N Engl J Med 347 (19) : 1483-1492, 2002

16) Vasankari TJ et al : Reduced oxidized LDL levels after a 10-month exercise program. Med Sci Sports Exerc 30 (10) : 1496-1501, 1998

17) Wang JS et al : Effects of exercise training and detraining on oxidized low-density lipoprotein-potentiated platelet function in men. Arch Phys Med Rehabil 85 (9) : 1531-1537, 2004

18) Dylewicz P et al : Beneficial effect of short-term endurance training on glucose metabolism during rehabilitation after coronary bypass surgery. Chest 117 (1) : 47-51, 2000

19) Kelley DE et al : Effects of exercise on glucose homeostasis in type 2 diabetes mellitus. Med Sci Sports Exerc 33 (6 supple) : S495-501, S528-529, 2001

20) Stewart KJ : Exercise training and the cardiovascular consequences of type 2 diabetes and hypertension : plausible mechanisms for improving cardiovascular health. JAMA 288 (13) : 1622-1631, 2002

21) Durak EP et al : Randomized crossover study of effect of resistance training on glycemic control, muscular strength, and cholesterol in type I diabetic men. Diabetes Care 13 (10) : 1039-1043, 1990

22) Ross R : Atherosclerosis—an inflammatory disease. N Engl J Med 340 (2) : 115-126, 1999

23) Selvin E et al : The effect of weight loss on C-reactive protein : a systematic review. Arch Intern Med 167 (1) : 31-39, 2007

24) Okita K et al : Can exercise training with weight loss lower serum C-reactive protein levels? Arterioscler Thromb Vasc Biol 24 (10) : 1868-1873, 2004

25) Goldhammer E et al : Exercise training modulates cytokines activity in coronary heart disease patients. Int J Cardiol 100 (1) : 93-99, 2005

26) 沖田孝一 : 運動と酸化ストレス. 医学のあゆみ 218 (1) : 105-110, 2006

27) Rauramaa R et al : Dose-response and coagulation and hemostatic factors. Med Sci Sports Exerc 33 (6 Suppl) : S516-520 ; discussion S528-529, 2001

28) Lindahl B et al : Improved fibrinolysis by intense lifestyle intervention. A randomized trial in subjects with impaired glucose tolerance. J Intern Med 246 (1) : 105-112, 1999

29) Eisenberg S et al : Changes in blood viscosity, hematocrit value, and fibrinogen concentration in subjects with congestive heart failure. Circulation 30 (5) : 686-693, 1964

30) Lowe GD et al : Blood viscosity and risk of cardiovascular event : the Edinburgh artery study. Br J Haematol 96 (1) : 168-173, 1997

31) Szmitko PE et al : New markers of inflammation and endothelial cell activation : Part I. Circulation 108 (16) : 1917-1923, 2003

32) Roberts CK et al : Effect of a short-term diet and exercise intervention on oxidative stress, inflammation, MMP-9, and monocyte chemotactic activity in men with metabolic syndrome factors. J Appl Physiol 100 (5) : 1657-1665, 2006

33) Miller WL et al : Serial biomarker measurements in ambulatory patients with chronic heart failure : the importance of change over time. Circulation 116 (3) : 249-257, 2007

34) Passino C et al : Aerobic training decreases B-type natriuretic peptide expression and adrenergic activation in patients with heart failure. J Am Coll Cardiol 47 (9) : 1835-1839, 2006

35) Mehra MR et al : Obesity and suppressed B-type natriuretic peptide levels in heart failure. J Am Coll Cardiol 43 (9) : 1590-1595, 2004

36) Kojda G et al : Molecular mechanisms of vascular adaptations to exercise. Physical activity as an effective antioxidant therapy? Cardiovasc Res 67 (2) : 187-197, 2005

37) Tousoulis D et al : Inflammation and endothelial dysfunction as therapeutic targets in patients with heart failure. Int J Cardiol 100 (3) : 347-353, 2005

38) Katz SD et al : Vascular endothelial dysfunction and mortality risk in patients with chronic heart failure. Circulation 111 (3) : 310-314, 2005

39) Hambrecht R et al : Regular physical exercise corrects endothelial dysfunction and improves exercise capacity in patients with chronic heart failure. Circulation 98 (24) : 2709-2715, 1998

40) Tulppo MP et al : Physiological background of the loss of fractal heart rate dynamics. Circulation 112 (3) : 314-319, 2005

41) Tsuji H et al : Reduced heart rate variability and mortality risk in an elderly cohort. The Framingham Heart Study. Circulation 90 (2) : 878-883, 1994

42) Nolan J et al : Prospective study of heart rate variability and mortality in chronic heart failure : results of the United Kingdom Heart Failure Evaluation and Assessment of Risk Trial (UK-Heart). Circulation 98 (15) : 1510-1516, 1998

43) Levy WC et al : Effect of endurance exercise training on heart rate variability at rest in healthy young and older men. Am J Cardiol 82 (10) : 1236-1241, 1998

44) Leitch JW et al : Randomized trial of a hospital-based exercise training program after acute myocardial infarction : cardiac autonomic effects. J Am Coll Cardiol 29 (6) : 1263-1268, 1997

45) Iellamo F et al : Effects of residential exercise training on baroreflex sensitivity and heart rate variability in patients with coronary artery disease : a randomized, controlled study. Circulation 102 (21) : 2588-2592, 2000

46) Furlan R et al : Modifications of cardiac autonomic profile associated with a shift schedule of work. Circulation 102 (16) : 1912-1916, 2000

第VI章

栄養管理・食事療法
―カヘキシーへの対策と課題―

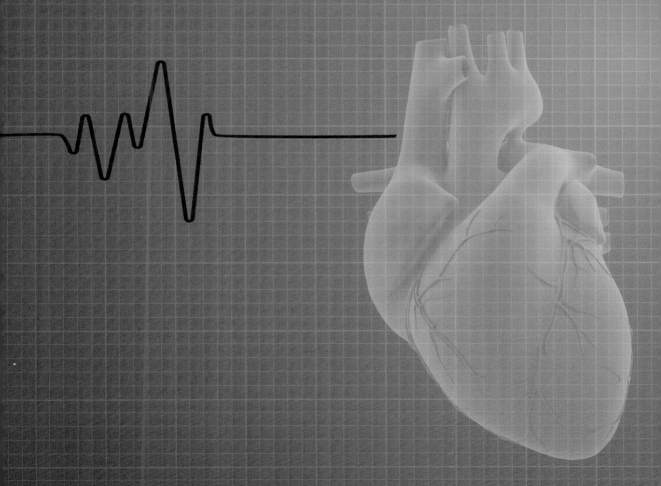

1 心不全における栄養障害と悪液質

　特に高齢の心不全患者では，栄養障害は特徴的な所見であり，栄養不良が骨格筋量減少・萎縮を助長することは言うまでもない．そして骨格筋量減少に象徴される憔悴状態である悪液質（カヘキシー，cachexia）[*1]は，慢性心不全における強力な予後規定因子である[1]（図1〜3）．

　栄養障害の原因としては，食欲不振（各種薬剤による影響，神経体液性因子の異常，うっ血肝，消化管浮腫，うつ状態など），ポリファーマシー（多剤併用・多剤処方：必要以上に薬を服用し，有害事象が起こっている状態），消化・吸収不全（消化管うっ血や浮腫など），嚥下機能低下，加齢，身体不活動および安静時エネルギー需要の増加（骨格筋障害，呼吸筋疲労など）などが考えられる（図4）[1〜4]．

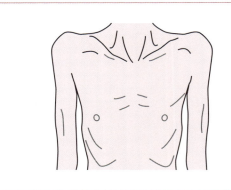

慢性心不全
慢性閉塞性肺疾患（COPD）
慢性腎疾患・透析
進行がん
慢性感染症（HIV，肝炎）
神経・筋疾患

図1 ● 悪液質（カヘキシー）
悪液質は予後不良因子である．

[*1]悪液質（カヘキシー）：がん，慢性閉塞性肺疾患（COPD），慢性腎疾患（CKD）などの慢性疾患に伴う食欲不振，炎症・酸化ストレス，性腺機能低下，貧血，インスリン抵抗性，タンパク異化の亢進などに起因する骨格筋および脂肪組織の減少を特徴とする代謝異常であり，体重減少，筋力低下，身体活動能力の低下を呈する症候群である．心不全に伴う場合を cardiac cachexia（心臓悪液質）という[2]．

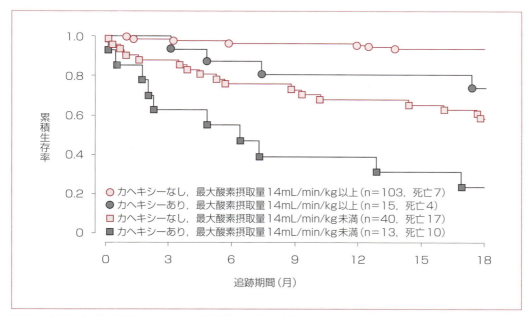

図 2 ● 心不全患者におけるカヘキシー（悪液質）と運動耐容能が生存率に及ぼす影響
カヘキシーがなく，最大酸素摂取量が 14mL/min/kg 以上の患者の生存率は高く，カヘキシーがあり，最大酸素摂取量 14mL/min/kg 未満の患者の生存率が著しく低い結果となっている．

（文献 1）より引用）

1 年以内における 5%以上の体重減少
あるいは BMI ＜ 20kg/m²

上記および下記 5 項目のうち 3 つ

1. 筋力減少*[2]
2. 易疲労
3. 食欲不振
   ・総摂取カロリー 20kcal/kg以下
   ・通常摂取量の 70%以下への低下
4. 低除脂肪体重
   ・筋量指数，女性＜5.45kg/m²，男性＜7.25kg/m²，DEXA法）
5. 血液生化学的異常
   ・炎症指標の増加（CRP＞5.0mg/L，IL-6＞4.0pg/mL）
   ・貧血（Hb＜12g/dL）
   ・低アルブミン血症（＜3.2g/dL）

図 3 ● カヘキシーの診断
DEXA：dual-energy X-ray absorptiometry（二重エネルギーX線吸収測定法），CRP：C-reactive protein（C 反応性タンパク），IL-6：interleukin-6，Hb：hemoglobin

（文献 2）より引用）

*[2]筋力減少：文献 2）では，2 つの疫学研究（Rantanen T，2000 と Gale CR，2007）にて握力を 3 分位（高，中，低）に群分けして死亡率を調べた結果における低（三分位値で最低）群の値を使用している．日本での基準は明確ではないが，サルコペニアの基準（第Ⅱ章 -3，握力：男性 26kg 未満，女性 18kg 未満）を用いてよいと考えられる．

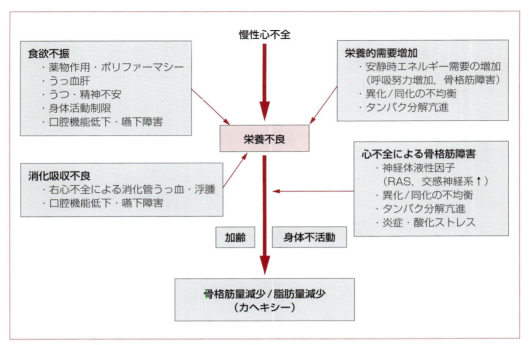

図4 ● 慢性心不全に起こる栄養障害とカヘキシー
RAS：renin-angiotensin system

(文献1〜4）より引用)

参考文献

1) Anker SD et al：Wasting as independent risk factor for mortality in chronic heart failure. Lancet 349 (9058)：1050-1053, 1997
2) Evans WJ et al：Cachexia：a new definition. Clin Nutr 27 (6)：793-799, 2008
3) Collamati A et al：Sarcopenia in heart failure：mechanisms and therapeutic strategies. J Geriatr Cardiol 13 (7)：615-624, 2016
4) Saitoh M et al：Muscle wasting in heart failure：The role of nutrition. Wien Klin Wochenschr 128 (Suppl 7)：455-465, 2016

栄養評価

　従来の心不全の栄養管理ガイドラインは，肥満の是正と減塩が中心であったが，現在では二次性サルコペニアおよびカヘキシーを念頭に置いた栄養不良の評価方法や介入方法が検討され始めている．しかしながら，現在のところ十分なエビデンスが得られておらず，standard も存在していない．

　欧米で用いられている栄養不良の評価方法には，MUST（malnutrition universal screening tool）[1]，NRS-2002（nutritional risk screening-2002）[2]，MNA-SF（mini nutritional assessment-short form）[3]，SGA（subjective global assessment）[4]などがある．CONUT score（**図1**）[5]は，タンパク質代謝（血清アルブミン値），免疫能（総リンパ球数），脂質代謝（総コレステロール値）の3つの生

血清アルブミン値 （g/dL）	3.5以上	3.0〜3.4	2.5〜2.9	2.5未満
① Alb score	0	2	4	6
総リンパ球数 （μL）	1,600以上	1,200〜1,599	800〜1,199	800未満
② TLC score	0	1	2	3
総コレステロール値 （mg/dL）	180以上	140〜179	100〜139	100未満
③ T-cho score	0	1	2	3
CONUT評価	正　常	軽度障害	中等度障害	高度障害
CONUT score*	0〜1	2〜4	5〜8	9〜12

図1 ● CONUT score（controlling nutritional status）
血清アルブミン値，総リンパ球数，総コレステロール値をスコア化し，それらを積算して求めた0〜12点の「CONUT score」から栄養状態を4段階で評価する．
*CONUT score＝① Alb score＋② TLC score＋③ T-cho score

（文献5）より引用）

2. 栄養評価 ━━━ 199

体情報から栄養状態を評価する方法であり，近年，よく用いられるようになっている．また，GNRI[6]*もアルブミン値を利用した指標であり，手術後患者や透析患者などの生命予後予測指標として使用されている．しかしながら，血清アルブミン濃度は循環血漿量による希釈と濃縮の影響を受け，総リンパ球数は感染や侵襲の影響を受ける．また，総コレステロール値は脂質異常症治療薬などの薬剤の影響を受けるため，単独の手法に頼らず，多面的に評価することが重要と思われる．

参考文献

1) Elia M：Screening for malnutrition：A multidisciplinary responsibility. Development and Use of the Malnutrition Universal Screening Tool ('MUST') for Adults. Redditch：BAPEN；2003

2) Kondrup J et al：Nutritional Risk Screening (NRS 2002)：a new method based on an analysis of controlled clinical trials. Clin Nutr 22 (3)：321-336, 2003

3) Rubenstein LZ et al：Screening for undernutrition in geriatric practice：developing the short-form mini-nutritional assessment (MNA-SF). J Gerontol A Biol Sci Med Sci 56 (6)：M366-372, 2001

4) Detsky AS et al：What is subjective global assessment of nutritional status? JPEN J Parenter Enteral Nutr 11 (1)：8-13, 1987

5) Ignacio de Ulíbarri J et al：CONUT：a tool for controlling nutritional status. First validation in a hospital population. Nutr Hosp 20 (1)：38-45, 2005

6) Bouillanne O et al：Geriatric Nutritional Risk Index：a new index for evaluating at-risk elderly medical patients. Am J Clin Nutr 82 (4)：777-783, 2005

---

*GNRI：geriatric nutritional risk index＝［14.89×血清アルブミン値］＋［41.7×（現体重/理想体重）］

3 心不全における栄養不良例への介入方法

1 適切な心不全コントロール

第一に，適切な心不全治療により食欲低下，消化吸収不良の原因となる内臓のうっ血を取り除き，運動療法により食欲を改善できる状態にコントロールすることが重要である．2001年にAdigunらは，カヘキシーを呈する心不全患者のアンジオテンシン変換酵素阻害薬 angiotensin-converting enzyme inhibitor（ACEi）であるエナラプリル，ジゴキシン，利尿薬（フロセミド）を併用することで，肝臓サイズが縮小，栄養指標である血清アルブミン値が改善し，また，形態学的にも上腕および大腿周囲径が増加し，6分間歩行距離も著明に改善したことを報告している[1]．

2 ACEi，ARBおよびβ遮断薬の適切な使用

2003年にAnkerらは，SOLVD（studies of left ventricular dysfunction）試験[2]の解析から，ACEi（エナラプリル）が，心不全患者における体重減少を予防することを報告した[3]．このことは，第I章-6で説明したレニン・アンジオテンシン系（RAS）活性化による骨格筋障害・萎縮機序をACEiにより改善できる可能性を示している．ACEiやアンジオテンシン受容体遮断薬（ARB）投与により心不全患者および心不全・糖尿病モデルにおいて速筋化した骨格筋線維を部分的に遅筋化できることが示されており，RAS遮断薬が特に筋線維型の変化の改善に寄与していることが示唆される（第I章，参照）．

現在，β遮断薬は心不全治療薬の主軸となっているが，その1つであるEspindolol が，進行がんによる悪液質患者において，体重減少を改善し，除脂肪体重を増加させ，脂肪量を維持することが報告されている[4]．しかしながら，骨格筋障害・萎縮に対するβ遮断薬の有効性については，十分なエビデンスがあるわけではない．β刺激（交感神経刺激）は，運動による骨格筋の適応機序にも必要な因子であり，過剰活性による有害性がある例には有効かもしれないが，過度に活性を低下させると，逆に

3. 心不全における栄養不良例への介入方法 —— 201

適応機序を妨げる可能性もある.

③ 食事療法

　心不全における食事ガイドラインの主軸である減塩は，心不全患者の管理において明確に重要な要素であり，ほんの1gの塩（塩化ナトリウム，NaCl）は，200〜300mLの体液を増加させることになる．しかしながら高齢者では，唾液分泌の減少および味覚を感知する味蕾*の減少から濃い味を好むようになる．このため，厳しい減塩は食欲低下を招く可能性があり，食事量が栄養必要量を下回ると栄養不良，カヘキシーのリスクが上昇してしまう．ゆえに，食思不振の例では，無理な減塩より必要栄養量の確保を優先することも考慮しなければならない.

　従来のガイドラインでは，肥満の是正がもう1つの要点であったが，カヘキシーなど痩せ患者の問題および第Ⅵ章-4で後述する肥満パラドクスがクローズアップされ，各臨床現場では，いかに多く食べさせて，体格指数を改善・増加させるかという工夫がなされているのも現状である．心不全患者に限らず，フレイル・サルコペニア，各種疾患における悪液質患者に対しても，牛乳，チーズを含むタンパク質・アミノ酸摂取，オメガ3脂肪酸投与および運動，食欲改善薬との併用あるいは単独の有効性を検証する多数の研究が行われているが[5〜7]，現時点の食事による介入方法は，個別のテーラーメイドであると言わざるを得ない．医師，栄養士のみならず多職種連携による多面的アプローチが重要であると思われる.

参考文献

1) Adigun AQ et al：The effects of enalapril-digoxin-diuretic combination therapy on nutritional and anthropometric indices in chronic congestive heart failure：preliminary findings in cardiac cachexia. Eur J Heart Fail 3（3）：359-363, 2001

2) Yusuf S et al：Effect of enalapril on survival in patients with reduced left ventricular ejection fractions and congestive heart failure. N Engl J Med 325（5）：293-302, 1991

3) Anker SD et al：Prognostic importance of weight loss in chronic heart failure and the effect of treatment with angiotensin-converting-enzyme inhibitors：an observational study. Lancet 361（9363）：1077-1083, 2003

4) Stewart Coats AJ et al：Espindolol for the treatment and prevention of cachexia in patients with stage Ⅲ/Ⅳ

non-small cell lung cancer or colorectal cancer：a randomized, double-blind, placebo-controlled, international multicentre phase Ⅱ study（the ACT-ONE trial）. J Cachexia Sarcopenia Muscle 7（3）：355-365, 2016

5) Ebner N et al：Mechanism and novel therapeutic approaches to wasting in chronic disease. Maturitas. 75（3）：199-206, 2013

6) Bibas L et al：Therapeutic interventions for frail elderly patients：part Ⅰ. Published randomized trials. Prog Cardiovasc Dis 57（2）：134-143, 2014

7) Bendayan M et al：Therapeutic interventions for frail elderly patients：part Ⅱ. Ongoing and unpublished randomized trials. Prog Cardiovasc Dis 57（2）：144-151, 2014

---

*高齢者の味覚鈍磨と嚥下機能：味蕾とは，舌（舌乳頭）にある味覚受容器である．人は噛むことで食物を砕き，さまざまな味を抽出することができる．噛むことで唾液が分泌され，食物を柔らかくし，味を抽出することが可能になる．しかしながら，高齢者では噛む力が衰え，唾液の分泌が減り，さらに味を感じる細胞である味蕾が少なくなるために味覚が鈍り，濃い味を好むようになる．また口腔内に食物を保持する時間が減るため，嚥下能力が低下する.

4 肥満パラドクス

　Kenchaiah ら[1]は，Framingham Heart Study において体格指数にて評価した肥満が，心不全発症の危険因子であることを報告した．肥満は，高血圧，糖尿病，脂質異常症，左室肥大および心筋梗塞のリスクでもあるが，これらを補正しても 11〜14％の心不全は肥満のみに起因したと報告されている．一方，カヘキシーを併発する痩せた心不全患者の予後が悪いことは報告されているが[2]，再び Kenchaiah[3] らは，体格指数が小さい心不全患者の死亡率が高く，肥満に該当する 30 kg/m² 以上患者の死亡率が最も低いことを報告した（図 1）．さらに近年のわが国における研究においても，体格指数が大きい心不全患者ほど再入院率が低く，生存率が高いことが報告されている[4,5]（図 2）．これは，前述の心不全発症リスクである肥満と矛盾する現象であり，肥満パラドクス（obesity paradox）と呼ばれている．

　しかしながら，高い体格指数を安易に肥満・過体重と解釈するのは問題がある．第

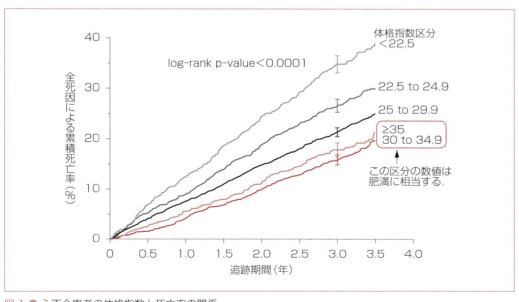

図 1 ● 心不全患者の体格指数と死亡率の関係
肥満を呈する心不全患者の死亡率が低い． 　　　　　　　　　　　　　　　　（文献 3）より引用）

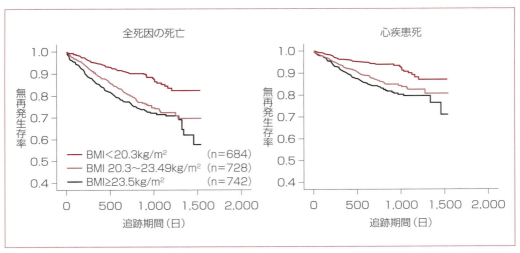

図2 ● 日本人の心不全患者における体格指数と生存率の関係
体格指数が高い心不全患者の生存率が高い．

(文献4)より引用）

　Ⅱ章で述べてきた骨格筋の重要性やエビデンスを考えると，体脂肪が多いことが有利なのではなく，骨格筋量や骨量が多いことがより重要な本質なのではないかと考えている．体格指数ではなく，腹囲ではどのような結果になるのか興味深いが，一般的な肥満者では重い体重を支えるために骨格筋および骨量が多いので，同様な結果になる可能性もある．体力指標である運動耐容能（mL／min／kg），筋力（W／kg）は，いずれも単位の分母が体重である．本来は筋量当たりで算出されるべきであるが，筋量測定が容易でないために便宜的に体重割りの表値となる．これでは当たり前に肥満と負の相関を呈してしまう．当然であるが，運動耐容能・筋力を体重補正なし（絶対値），あるいは身長補正したとしても，体重および体格指数と正相関を示すようになる．肥満者ほど筋力と最大酸素摂取量の絶対値が高いのである．

　このように，体格指数および体重は骨格筋量と密接に関連している．一時期ブレークしたサルコペニア肥満（肥満にもかかわらず骨格筋量が少ない）は興味深い概念であるが，筆者の中高年データでは該当する対象は極めて少なかった．体格指数に対し筋力の少ない群は単に年齢が高いのみであり，加齢の影響で説明できる結果であった．

参考文献

1) Kenchaiah S et al : Obesity and the risk of heart failure. N Engl J Med 347 (5) : 305-313, 2002
2) Anker SD et al : Wasting as independent risk factor for mortality in chronic heart failure. Lancet 349 (9058) : 1050-1053, 1997
3) Kenchaiah S et al : Body mass index and prognosis in patients with chronic heart failure : insights from the Candesartan in Heart failure : Assessment of Reduction in Mortality and morbidity (CHARM) program. Circulation 116 (6) : 627-636, 2007
4) Hamaguchi S et al : Body mass index is an independent predictor of long-term outcomes in patients hospitalized with heart failure in Japan. Circ J 74 (12) : 2605-2611, 2010
5) Komukai K et al : Impact of body mass index on clinical outcome in patients hospitalized with congestive heart failure. Circ J 76 (1) : 145-151, 2012

栄養と運動に関する基礎研究とのギャップについて

　動物実験においては，食事制限により長寿遺伝子が発現し，骨格筋量・筋力は維持され，年齢に関連した疾患は減り，寿命が延伸することが証明されている．はたして心不全における食事量減少は何の利益もないのだろうか？　栄養を摂取することは生きるための基本であり，心不全のような身体の異化が進むような病態では，栄養のバランスは不足へ転じてしまうため，需要を下回らないための食事量は必要であろう．しかしながら，消耗性の慢性疾患を持たない高齢者の栄養はどうであろうか？　一律にサルコペニア・フレイル基準に基づいて栄養介入をすべきなのだろうか？

　筆者は，ヒポクラテスの「病人に食べさせると，病気を養うことになる．一方，食事を与えなければ，病気は早く治る」という言葉が気になっている．いったいどのような病気のことを指しているのだろうか？

　また，動物実験においては，運動療法による寿命延伸効果がないとされているが，マウスにしてもラットにしても，運動させるために電気ショックのような罰を与えている．水泳トレーニングは，泳がないと溺れ死ぬような環境で行い，動物実験における運動療法は，拷問とも言える手法で行われていることが多い．それでもなお，さまざまな有効性が示されているわけであるが，ヒトのみが自分の意志で運動療法に取り組み，時に充足感を得ることができるわけであり，実験動物の「運動」とはかけ離れたものであることも考えなければならない（図3）．

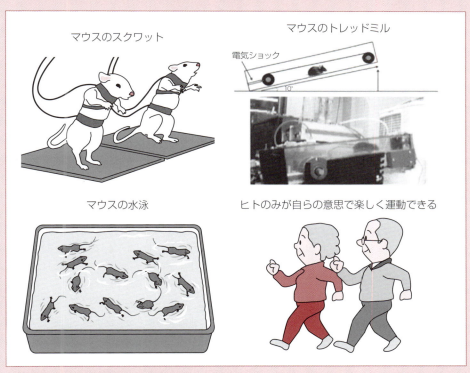

図3 ● マウスの運動とヒトの運動

5 肥満を改善する食事療法について

肥満改善のための三大食事法は，総カロリー制限（低脂肪食），地中海食および糖質制限である（図1）.

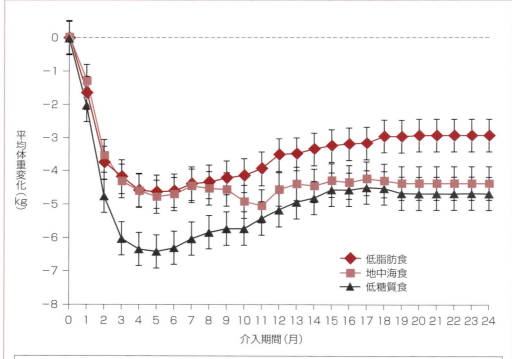

- 脂質制限の総カロリー（kcal）は，男性1,800kcal，女性1,500kcalとし，脂質エネルギー比30%，飽和脂肪酸エネルギー比10%，コレステロール摂取量300mgとした．
- 地中海食は男性1,800kcal，女性1,500kcalとし，豊富な野菜と少なめの肉，脂質エネルギー比35%未満，オリーブオイル（30〜45g）を使用したソースを毎日1回，一握りのナッツを毎日1回摂取とした．
- 糖質制限はカロリー無制限とし，最初の2ヵ月は1日の糖質20gとし，その後徐々に120gまで増加した．

図1 ● 低脂肪食，地中海食，糖質制限による体重減少効果の比較
・地中海食および低糖質食は，低脂肪食に対して有意に有効であった（$p<0.001$）

（文献1）より引用）

食品分類表	※1単位は80キロカロリーです 食品1単位の目安（表6は1/3単位）	表1 ごはんの仲間	表2 果物類	表3 肉や魚	表4 乳製品	表5 油	表6 野菜類	調味料
		ごはん50g	みかん200g	さけ60g	牛乳120ml	植物油10g	キャベツ100g	みそ40g
		食パン30g	りんご150g	牛肉モモ40g	ヨーグルト120g	バター10g	ほうれん草100g	砂糖20g
		うどん(ゆで)80g など	バナナ100g など	鶏卵50g など	など	マヨネーズ10g など	にんじん100g など	トマトケチャップ60g など
1単位あたりの栄養素（平均）		炭水化物18g タンパク質2g	炭水化物20g	タンパク質9g 脂質5g	炭水化物6g タンパク質4g 脂質5g	脂質9g	炭水化物13g タンパク質5g 脂質1g	

1日の指示単位配分表	表1	表2	表3	表4	表5	表6	調味料
1,400kcal	9単位	1単位	4単位	1.5単位	1単位	1単位	0.5単位
1,600kcal	11	1	4	1.5	1	1	0.5
1,800kcal	12	1	4	1.5	2	1	0.5
あなた							

❗ ポイント

- 腹七分目にしましょう.
- 脂肪は控えめにしましょう.
- 食物繊維を豊富に摂りましょう.
- 朝食, 昼食, 夕食に分けて規則正しく食べましょう.
- ゆっくりよく噛んで食べましょう.
- 栄養はバランス良く摂りましょう.

カロリー比の目安

炭水化物 3 (55～60) : タンパク質 1 (15～20) : 脂質 1 (20～25)

図2 ● 食品交換表

（文献2）より引用）

1 総カロリー制限（低脂肪食）

　総カロリー制限（caloric restriction）は, 食品を6つのカテゴリー（図2表1〜6）に分類し, 80 kcal相当量の食品を1単位として（図2）, 1日のエネルギー必要量を目安に, どの表のどの食品が何単位必要かを計算して, 食事制限を行うものである. 総カロリー制限では, カロリーの半分以上を糖質から摂り, 脂肪の量を減らす低脂肪食（low-fat diet）であるため, 糖質摂取量が多くなり食後に高血糖が起こりや

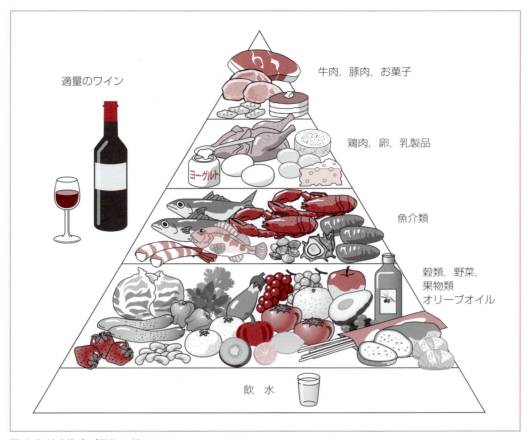

図3 ● 地中海食ピラミッド

(文献3, 4) を参考に作図）

すい．メリットは，実践者の栄養学的知識が豊富になり，適切に実践・継続できれば効果的である点である．しかしながら，最も代表的な食事療法ではあるが，現実的には継続が難しいとされてきた．

2 地中海食

地中海食（mediterranean diet）とは，野菜・豆類・果物・シリアルを主食とし，オリーブオイル（一価不飽和脂肪酸）を多く摂り，魚介類を多く，乳製品・獣肉や家禽類は少なめにし，食事中に適量の赤ワインを摂取する食事法である．ピラミッド（図3）は，頂点にある食べ物が重要ではなく，底辺に行くほど重要で，毎日食べるもの，1週間に数回食べるもの，そして，ひと月に数回食べるものに分けられる．このほかに日々の運動と適量のワインが加わる．

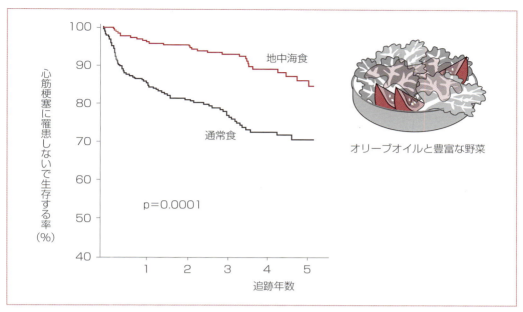

図4 ● 地中海食の効果

（文献5）より引用）

　地中海食には，心血管疾患発症予防などに関する豊富なエビデンスが存在する（**図4**）．地中海食は地中海沿岸諸国の伝統料理であり，食に関するユネスコ無形文化遺産である．食材や調理法が豊富で継続しやすいというメリットはあるが，レシピが日本人には馴染みが薄いというデメリットもある．

③ 糖質制限（超低糖質食としてのケトン食を含む）

　糖質制限・低糖質食（carbohydrate restriction or low-carbohydrate diet）は，糖質を多く含む炭水化物を制限することで，血糖値を一定に保ち，インスリン分泌亢進による体脂肪蓄積を防ぐという考え方に基づいている．カロリーを制限することなく，短期的には最も容易に体重を減らすことができる．問題点としては，現代人の多くが主食としている炭水化物を摂れないストレス，身体活動時において主要なスタミナ源となる糖質が不足することによる体力の低下，あるいはインスリン分泌亢進を抑えることによる骨格筋量や筋力の低下，また，脳代謝の主要なエネルギー源であるブドウ糖の不足による知力低下などが考えられている．

　ケトン食（ketogenic diet）は，1日の糖質摂取が40g以下で血中ケトン体の上昇を伴うものであり，難治性てんかんの治療のために考案された食事法である．厳しい糖質制限によりブドウ糖が血中から少なくなると，その代替物質としてケトン体が

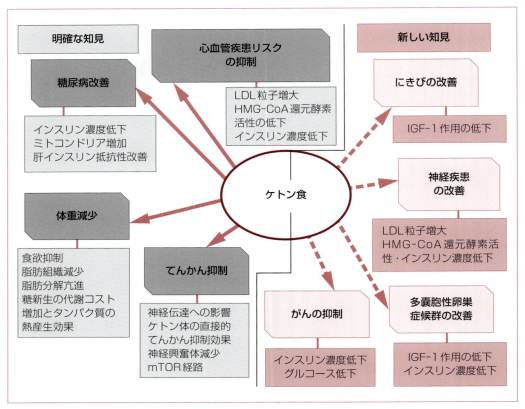

図5 ● ケトン食の効果
LDL：low density lipoprotein（低比重リポタンパク質），HMG-CoA：hydroxymethylglutaryl-CoA（ヒドロキシメチルグルタリル CoA），IGF-1：insulin-like growth factor I（インスリン様増殖因子I），mTOR：mammalian target of rapamycin（哺乳類ラパマイシン標的タンパク質）

（文献6）より引用）

体内で産生されるようになるが，このケトン体にてんかん抑制効果があり，元来は小児のてんかん予防法として考案された．ケトン食の効果について，これまで明らかにされているエビデンスを図5[6]に示した．減量効果については，インスリン分泌刺激が少なく，さらにケトン体は脂肪酸から作られるので，極めて有効性が高い．

糖質制限を実践する際は，糖質摂取のみを制限するので，カロリー計算の必要がなく煩わしくないが，糖質の代わりになる食材の調達が容易ではない．また，代替食として動物性脂肪を多量に摂取した場合，高度の高脂血症を呈することもあり，糖質制限の長期的予後には代替食にどのような食材を選択するかがポイントとなる．Campmans-Kuijpersら[7]，European Prospective Investigation into Cancer and Nutrition（EPIC）の15のコホートからの6,192人の2型糖尿病患者において，糖質の代わりに摂る総脂質（total fat）および脂質の種類別による予後の差を調べた．糖質を飽和脂肪酸（saturated fatty acid）あるいは多価不飽和脂肪酸（polyunsaturated fatty acid）に置き換えると心血管疾患死亡率が上昇し，糖質を総脂質に置き換えると全死因による死亡率が上昇した．一方，一価不飽和脂肪酸（monounsaturated fatty acid）に置き換えると死亡率の低下と体重の減少がみられたと報告されている[7]*．

④ ベジタブルファースト（vegetable first）

食事の順番として野菜などの低血糖指数 glycemic index（GI）食品を最初に摂取することで，血糖値の上昇を緩やかにし，インスリン過剰分泌を防ぐ食事法である．GI とは，食後血糖値の経時的上昇度を数値化したものであり，低 GI 食は食後血糖値の上昇が緩やかなため，過剰なインスリン分泌を抑え，脂肪の蓄積を抑制する．また，食物繊維が豊富でボリュームのある野菜で胃を満たすことにより過食を防ぐ効果も期待できる．ベジタブルファーストは，わが国で流行している「食べ順ダイエット」の原型と考えられる．特に主食である米やパンなどの炭水化物を最後に摂取してインスリン分泌刺激を遅らせることで，有効性が上がる可能性がある．

⑤ 立ち食いの有効性は？

座っている時間が長いほど死亡リスクが増加するなら，パソコン作業も立って行い（図6），立って読書，立ってテレビ鑑賞など，立ってできることを増やして座位時間を減らす．このコンセプトにピッタリはまるのが，日本の立ち食い文化（図7）ではないか．立ち食いの効果を科学的に検証した研究はいまだみられないので何とも言えないが，座位の 1.5〜2 倍のエネルギーを消費しながら立位で食べることは減量に有効かもしれない．しかしながら，メタボの人には，座位よりお腹の圧迫感が少なくなり，多量に食べやくなるかもしれない．姿勢保持筋群への血流配分などから，内臓血流は減少するのか，消化吸収にどのような影響を与えるのかなど，詳細を知りたいところである．

---

*一価不飽和脂肪酸は，オレイン酸などであり，オリーブオイルに多く含まれる脂肪酸である．Campmans-Kuijpers らの調査結果で飽和脂肪酸への置き換えが悪かったのは理解できるが，多価不飽和脂肪酸にはドコサヘキサエン酸（DHA）や エイコサペンタエン酸（EPA）が含まれる．考察には，多価不飽和脂肪酸には，n-3 系（DHA や EPA）と n-6 系（コーン油，大豆油およびグレープシードオイル）が含まれ，n-6 系は催炎症作用があり疾患発症リスクを上昇した可能性があるとしている．この論文では身体によいと信じられている多価不飽和脂肪酸のネガティブな結果については，unexpectedly（予想外）と表現されているが，実際には多価不飽和脂肪酸により心血管疾患リスクが増加すると報告している論文も複数みられ[8,9]，何を信じるべきか困惑してしまう．近年，栄養を焦点にした研究が盛んになっているが，栄養素摂取の評価方法の精度には限界があることを考慮する必要があるのかもしれない．

5. 肥満を改善する食事療法について —— 211

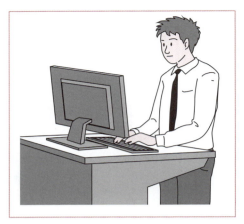
図6 ● スタンディングデスク

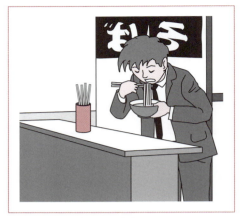
図7 ● 日本の立ち食い文化

6 脂肪酸

　減量する際には飽和脂肪酸を減らし，不飽和脂肪酸を多く摂取するのが基本であり，特に青魚類に多く含まれるエイコサペンタエン酸 eicosapentaenoic acid（EPA），ドコサヘキサエン酸 docosahexaenoic acid（DHA）を摂るように勧められている．しかしながら，青魚の多くは回遊魚であり，水銀含量が多いため，極端な摂り過ぎには注意する必要がある．EPA，DHA などの n-3 系多価不飽和脂肪酸は，中性脂肪低下やインスリン抵抗性の改善作用，血小板凝集抑制作用，血管内皮改善作用を有するため，サプリメントのみならず，薬品として用いられている．ただし，DHA 多量摂取と前立腺がん発生の関係は払拭されてはいない[10, 11]．

　オリーブオイルやナッツ類に含まれる一価不飽和脂肪酸は，低比重リポタンパク質 low density lipoprotein（LDL）や中性脂肪を低下させると考えられているが，これらの有効性を示した試験の多くは，飽和脂肪酸との置き換えデザインなので，飽和脂肪酸を減らした結果かもしれず，一価不飽和脂肪酸単独の摂取量増加の意義はいまだ不明瞭ではある．しかしながら，地中海食のオリーブオイルは言うまでもないが，一価不飽和脂肪酸を多く含むナッツ類摂取頻度が多い人ほど，心血管疾患や2型糖尿病など主要な慢性疾患リスクが低くなるだけではなく，総死亡やがんなどの特異的死亡リスクが低くなることが示されている[12]．

7 シス・トランス脂肪酸

　かつては，動物性のバターより植物性のマーガリンが健康によいと信じられていた．しかしながら今日では，後者の加工技術である水素添加の過程でトランス脂肪酸

（水素が炭素の二重結合を挟んでそれぞれ反対側につくトランス型を示す不飽和脂肪酸）が生成されることが明らかになり，問題になっている．天然の不飽和脂肪酸のほとんどはシス型であるが，人工的に作られたトランス脂肪酸が含まれるマーガリン，ショートニング（主に植物油を原料とした常温でクリーム状の食用油脂），ファットスプレッド（油脂を主成分とするスプレッド）とそれらを材料にしたパン，ケーキ，揚げ物などを多く摂取すると，LDL が増加，高比重リポタンパク質 high density lipoprotein（HDL）が低下し，冠動脈疾患発症リスクが増加することが報告されている [13]．

⑧ コレステロール摂取は制限すべきか

血中 LDL 増加は，飽和脂肪酸摂取量の関与が大きいので，コレステロール摂取の影響ははっきりしていない．さらに，コレステロール吸収率の個人差や植物性ステロールによる吸収拮抗もある．また，肝臓でのコレステロール合成量にも大きな個人差があり，変動もある．エビデンスも不十分であることから，今日コレステロール制限は推奨されないことになっている [14]．しかしながら，臨床経験の中でチーズなどの乳製品などを控えめにしてもらうと，LDL が低下する症例が多いのは事実である．

参考文献

1) Shai I et al：Weight loss with a low-carbohydrate, Mediterranean, or low-fat diet. N Engl J Med 359 (3)：229-241, 2008

2) 糖尿病食事療法のための食品交換表 第6版，日本糖尿病学会（編著），文光堂，2002

3) Davis C et al：Definition of the Mediterranean Diet；a Literature Review. Nutrients 7 (11)：9139-9153, 2015

4) D'Alessandro A et al：Mediterranean diet pyramid：a proposal for Italian people. Nutrients 6 (10)：4302-4316, 2014

5) de Lorgeril M et al：Mediterranean diet, traditional risk factors, and the rate of cardiovascular complications after myocardial infarction：final report of the Lyon Diet Heart Study. Circulation 99 (6)：779-785, 1999

6) Paoli A et al：Beyond weight loss：a review of the therapeutic uses of very-low-carbohydrate (ketogenic) diets. Eur J Clin Nutr 67 (8)：789-796, 2013

7) Campmans-Kuijpers MJ et al：The association of substituting carbohydrates with total fat and different types of fatty acids with mortality and weight change among diabetes patients. Clin Nutr 35 (5)：1096-1102, 2016

8) Skeaff CM et al：Dietary fat and coronary heart disease：summary of evidence from prospective cohort and randomised controlled trials. Ann Nutr Metab 55 (1-3)：173-201, 2009

9) Pietinen P et al：Intake of fatty acids and risk of coronary heart disease in a cohort of Finnish men. The Alpha-Tocopherol, Beta-Carotene Cancer Prevention Study. Am J Epidemiol 145 (10)：876-887, 1997

10) Brouwer IA：Omega-3 PUFA：good or bad for prostate cancer? Prostaglandins Leukot Essent Fatty Acids 79 (3-5)：97-99, 2008

11) Lovegrove C et al：Systematic review of prostate cancer risk and association with consumption of fish and fish-oils：analysis of 495,321 participants. Int J Clin Pract 69 (1)：87-105, 2015

12) Bao Y et al：Association of nut consumption with total and cause-specific mortality. N Engl J Med 369 (21)：2001-2011, 2013

13) Oomen CM et al：Association between trans fatty acid intake and 10-year risk of coronary heart disease in the Zutphen Elderly Study：a prospective population-based study. Lancet 357 (9258)：746-751, 2001

14) 日本動脈硬化学会：ACC/AHA「心血管疾患リスク低減のための生活習慣マネジメントのガイドライン」に対する日本動脈硬化学会の見解．http://www.j-athero.org/outline/guideline_lifestyle.html（2018年6月閲覧）

トピックス

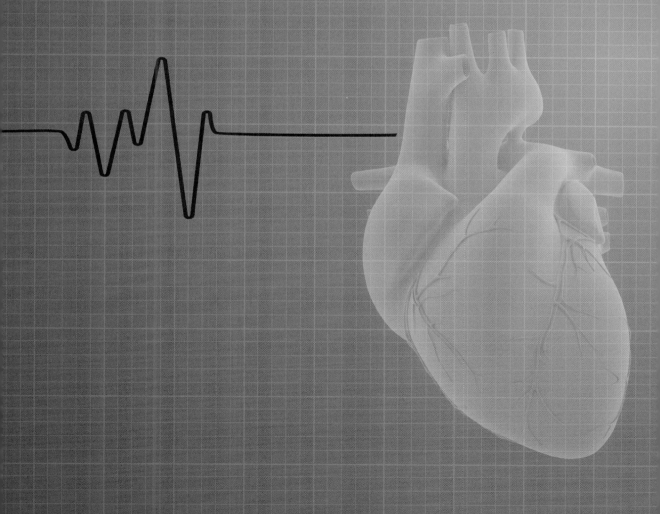

トピックス 1

骨格筋機能改善薬

　心不全のみならず慢性閉塞性肺疾患，慢性腎疾患，糖尿病，がんおよびエイズなどの慢性疾患において，併発する骨格筋障害／萎縮は予後を左右する重要な病態である（第Ⅱ章-1，参照）．骨格筋は運動器としてだけではなく，成長因子やマイオカインを分泌する内分泌臓器としても機能し，心身の健康と生命を支える（第Ⅱ章-2，参照）．ゆえに今日，骨格筋障害／萎縮の機序をターゲットにしたさまざまな治療法／薬が考案されている．各種病態に共通する主要な骨格筋障害は，筋線維型の変化（遅筋から速筋へのシフト）と筋萎縮である．遅筋は萎縮に抵抗性であり，また重要なマイオカインである脳性神経栄養因子などは，主に遅筋に発現する．一方，抗酸化物／酵素の含有は遅筋と速筋でそれほど差はなく，肥大しやすいのは速筋である．さらに筋力は QOL に強く影響する．したがって，筋線維変性の改善と筋量／筋力増加が治療の目標になる．

1　運動模倣薬（exercise mimetics）

　心不全治療薬であるアンギオテンシン変換酵素阻害薬 angiotensin-converting enzyme inhibitor（ACEi）やアンギオテンシン受容体拮抗薬 angiotensin receptor blocker（ARB）が，心不全患者の骨格筋障害を部分的に改善し，運動耐容能を増加させることは第Ⅰ章-7 で前述した．それに対し，病態にかかわらずミトコンドリア生合成，脂肪酸酸化および血管増生を促進し，持久力を向上させ，抗肥満作用を呈するのが運動模倣薬（exercise mimetics）である．このように運動効果を補助できるサプリメントや薬剤をフレイルや障がいを持つ虚弱者の運動療法・リハビリテーションに応用できれば，非常に有用であると考えられる（図1）．

　有酸素運動による血管系および骨格筋系適応の分子シグナル経路は，基礎研究により明らかになってきている（図2）[1]．血管系適応の主経路は，NO 産生経路であるが，内皮型 NO 合成酵素 endothelial NO synthase（eNOS）を介して，あるいは硝酸塩から NO を発生し，血管系のリモデリングのみならず，ミトコンドリアの酸素利用効率，筋収縮のエネルギー効率を改善し，運動時における疲労抵抗性につながっていく．これにより，運動療法における負荷が軽減し，心臓リハビリテーション

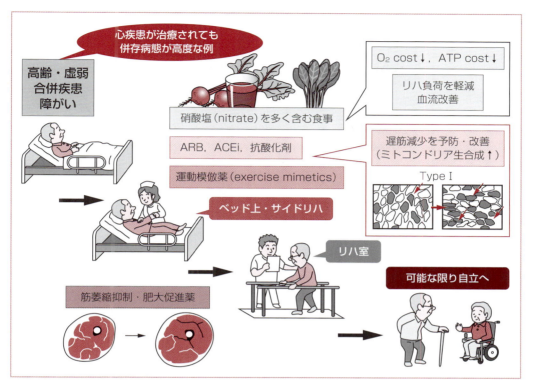

図1 ● 骨格筋機能改善薬への期待

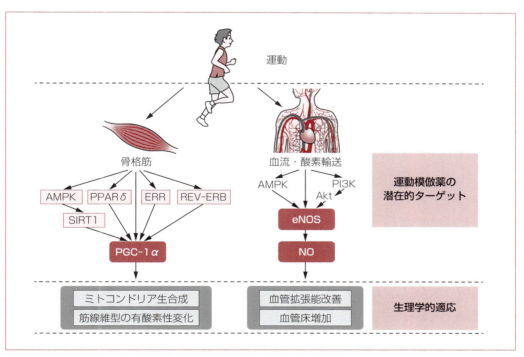

図2 ● 有酸素運動による血管系および骨格筋系適応の分子シグナル経路
PGC：primordial germ cell（始原生殖細胞），PI3K：phosphoinositide 3-kinase（ホスホイノシチド3キナーゼ）
（文献1）より引用）

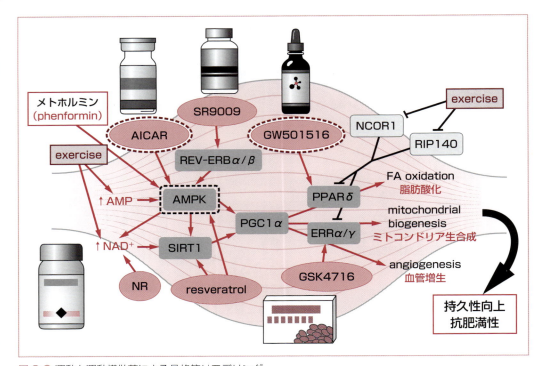

図3 ● 運動と運動模倣薬による骨格筋リモデリング
AICARとGW501516は，血液脳関門を通らないにもかかわらず，海馬を発達させ，脳機能を改善する（マイオカイン↑?）．しかしながら，これらの登場により多数のオリンピック選手が，ドーピング違反処分を受ける結果を招いている．
（文献2）より引用）

を円滑に進ませる補助となる．

　さらに，骨格筋系における分子シグナリングの中心は，エネルギーセンサーであるAMP活性化キナーゼadenosine monophosphate-activated kinase（AMPK）であるが，これまで多くのAMPK活性薬（activator）が開発されてきた[2]．しかしながら，それは同時にドーピング新時代の幕開けでもあった．図3に示す薬剤の一部は，長寿，脂肪燃焼サプリメントとして販売されているが，基礎実験では，驚くべき効果を発揮する．これらを投与された実験動物は，トレーニングすることなく持久力が飛躍的に向上し，肥満抵抗性を示す．

　レスベラトロールは，ぶどうから抽出され，赤ワインに含まれる成分であり，アメリカで最も売れているサプリメントであるが，長寿遺伝子として知られるsirtuin1（SIRT1）を介し，AMPKを活性化する．レスベラトロールは，健常状態における作用は著しくなく，ドーピング禁止成分には指定されていない．糖尿病薬であるメトホルミンもAMPK activatorであるが，この薬は唯一，糖尿病患者のがん発生率を低下させるのである[3]．しかしながら，ミトコンドリアのエネルギー代謝に影響するため，乳酸アシドーシスが副作用として問題となる．フェンホルミンはこの作用が強

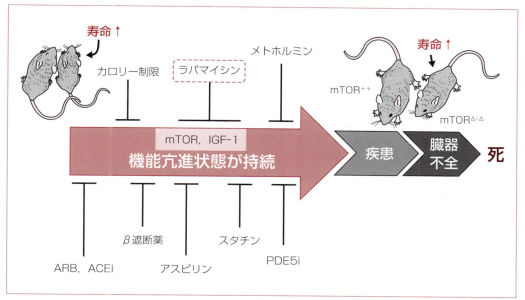

図4 ● 老化の考え方と動物実験における有効な介入方法
成長期が過ぎてから以降の諸臓器およびシグナル経路の機能亢進状態が疾患・老化につながり，それを抑える介入方法が老化を抑制し，寿命を延伸するという考え方．カロリー制限あるいはmTORの発現低下はマウスを小型化させるが，寿命は延びる．

（文献4）より引用）

かったことから，販売中止となっている．そのほか，すでに競技者を中心に使用された AMPK activator，また，より下流のペルオキシソーム増殖剤活性化受容体δ peroxisome proliferator-activated receptor delta（PPARδ）およびエストロゲン関連受容体α/γ estrogen-related receptor alpha/gamma（ERRα/γ）agonist にしても，長期使用における安全性は確立しておらず，次世代の exercise mimetics が期待されている[2]．

2　骨格筋萎縮予防・肥大促進薬

有酸素運動による分子シグナル伝達と同様にタンパク合成促進・分解抑制の経路も明らかになっており，骨格筋萎縮予防・肥大促進薬の開発も進んでいるが，第I章-7で前述しているので，詳細は省略する．

3　運動模倣薬と筋肥大促進薬の問題点

運動模倣薬は，しばしばカロリー制限模倣薬と同等に扱われることがある．**図4**のように成長期が過ぎてから以降の諸臓器の機能亢進状態が疾患につながるとの概念があり[4]，カロリー制限はこれらを抑えることで，マウスおよびサルの寿命を延伸すると考えられている[5,6]．ARB，ACEi，ホスホジエステラーゼ5阻害薬 phosphodiesterase 5 inhibitor（PDE 5 i），β遮断薬，スタチン，アスピリンなどすべての機能を抑える薬剤である．一方，機能促進である哺乳類ラパマイシン標的タンパク質 mammalian target of rapamycin（mTOR）とインスリン様増殖因子I insulin-like growth factor I（IGF-1）は，レジスタンス運動で筋肥大を促進するための重要なターゲットであり，特に IGF-1 は治療薬としても期待されている．しかしながら，動物実験では，カロリー制限と同様に実験動物の寿命を延伸することができるのは，mTOR，IGF-1 の阻害薬なのである[4]．

　有酸素運動とレジスタンス運動は，究極には相容れない．筋量を増やすことは，自立性を高めるために重要であり，筋力が強い人ほど生存率が高いことが示されている（第Ⅱ章-1，参照）．しかし，この疫学的エビデンスの真意はどこにあるのだろうか？　サルコペニア・フレイルの研究が最盛期を迎えている現在であるが，筋量を増やせばいいのか？　運動耐容能がただ増加すればいいのか？　マウスもサルも食が細い方が長寿なのに，老人には過栄養が必要なのか？　運動療法の方法論，栄養補助食品を含めた栄養学，併存疾患に対する併用薬剤を本質から見直す時が来ているのではないだろうか？

参考文献

1) Li S et al：Exercise Mimetics：Running Without a Road Map. Clin Pharmacol Ther 101 (2)：188-190, 2017

2) Fan W et al：Exercise Mimetics：Impact on Health and Performance. Cell Metab 25：242-247, 2017

3) Noto H et al：Latest insights into the risk of cancer in diabetes. J Diabetes Investig 4 (3)：225-232, 2013

4) Blagosklonny MV：From rapalogs to anti-aging formula. Oncotarget 8 (22)：35492-35507, 2017

5) Handschin C：Caloric restriction and exercise "mimetics"：Ready for prime time? Pharmacol Res 103：158-166, 2016

6) López-Lluch G et al：Calorie restriction as an intervention in ageing. J Physiol 594 (8)：2043-2060, 2016

トピックス 2

生物とホルミシス（hormesis）

1 ホルミシスとは

　ホルミシスとは，「毒物による有害量以下での生物への有益な作用（平易には，高濃度あるいは大量に用いられた場合には有害であるのに，低濃度あるいは微量に用いられれば逆に有益な作用を示す）」であり，運動による酸化ストレス・活性酸素種 reactive oxygen species（ROS）の発生がよい例である．また降圧薬，脂質低下薬，抗凝固薬など，多くの薬剤はホルミシスと言える．運動の基本は骨格筋の収縮であり，骨格筋の収縮によって，何がトリガーになって，健康増進効果が発揮されるかについては，「適度な ROS の発生（ホルミシス）」が有力な考え方になっている（第Ⅱ章-2，参照）．その概念を図 1 に示した[1]．身体活動のほか，カロリー制限および一

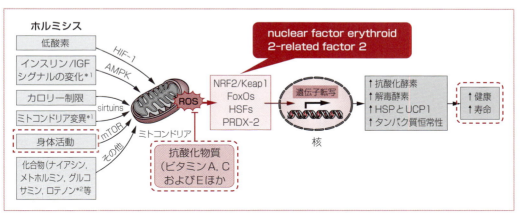

図 1 ● ミトコンドリアへのホルミシスが ROS に誘導される健康増進効果をもたらすという概念
ホルミシス（hormesis）とは毒物の有害以下での生物への有益な刺激である．身体活動やカロリー制限を含む刺激が，ROS を発生させ，ミトコンドリアの良好な適応を誘導すると考えられているが，抗酸化物摂取により ROS の発生が減少すると，適応機序が抑制される可能性がある．
[*1] ミトコンドリア変異やインスリン/IGF シグナルの変化について，一部の基礎研究からの知見である．
[*2] ロテノン（rotenone）：電子伝達系阻害薬
IGF：insulin-like growth factor（インスリン様増殖因子），HIF：hypoxia-inducible factor（低酸素誘導因子），AMPK：adenosine monophosphate-activated protein kinase（アデノシン一リン酸活性化タンパク質キナーゼ），mTOR：mammalian target of rapamycin（哺乳類ラパマイシン標的タンパク質），NRF2/Keap1：nuclear respiratory factor 2（核呼吸因子）/Kelch-like ECH-associated protein 1（Kelch 様 ECH 結合タンパク質 1），FoxO：Forkhead transcription factors（フォークヘッド転写因子），HSF：heat-shock transcription factor（熱ショック転写因子），PRDX：peroxiredoxin（ペルオキシレドキシン），HSP：heat-shock protein（熱ショックタンパク質），UCP：uncoupling protein（脱共役タンパク質）
（文献 1）より引用）

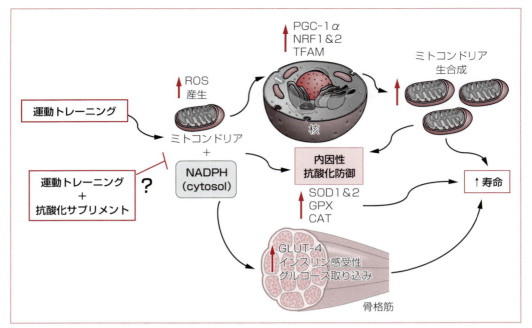

図2 ● ROSの発生による健康増進効果
抗酸化物の過剰摂取は運動とROSによる良好な適応を阻害する可能性がある．
PGC：primordial germ cell（始原生殖細胞），TFAM：transcription factor A mitochondrial（ミトコンドリア転写因子A），SOD：superoxide dismutase（スーパーオキシドジスムターゼ），GPX：glutathione peroxidase（グルタチオンペルオキシダーゼ），CAT：chloramphenicol acetyltransferase（クロラムフェニコールアセチル基転移酵素），NADPH：nicotinamide adenine dinucleotide phosphate（ニコチンアミドアデニンジヌクレオチドリン酸），GLUT：glucose transporter（ブドウ糖輸送担体）

（文献2）より引用）

部の身体に有益な作用をもたらす化合物もホルミシス刺激によりROSを発生させ，ミトコンドリアの良好な適応を誘導し，健康増進効果がもたらされると考えられている．ゆえに，抗酸化物を過量に摂取していると運動トレーニングを行ってもROSの発生が抑制され，適応機序が阻害される可能性が懸念される（図2）[2]．このことを支持するように実際にビタミンC，Eの多量摂取により，運動トレーニングの効果が損なわれることを示した論文も複数みられる[2,3]．

一方，より下流のシグナルである"NRF2/Keap1"を直接活性化する物質は，ROSへの相殺効果を伴わず，良好な適応をもたらす可能性があり，現在の研究では，その活性化因子が注目されている[4]．

2　抗酸化サプリメントの功罪

前述のように，過剰な抗酸化サプリメントや抗酸化作用のある薬剤摂取は，各種ホルミシス刺激による健康増進効果を阻害する可能性があるが，今日，極めて多くのサプリメントが市場に出回り，飲まないと健康になれないような錯覚に陥ってしまうほ

ど宣伝されている．サプリメントも薬剤も，それを必要とする病的モデルや疾患患者では有効と思われるが，健常者が摂取して，有益な効果が得られるのかは不明である．動物実験においては，多くの薬剤およびサプリメントは，健康なコントロールには無効か，むしろ有害な効果を表すことがあり，健常動物をさらによくする（例えば，運動能力を上げる）ものは限られている．長寿に関しては，ラパマイシン系統しかない（トピックス1，参照）．老化研究にて使用され，老化への有効性が明らかにされている薬剤やサプリメントは多数あるが，対象動物は老化モデル，つまり早死にするように遺伝子操作された病気（重病）動物である．このような研究が老化研究の現状であり，健常動物における寿命延伸効果を示すことはできていない．

3 ヒトにおける介入データ

主要なサプリメントには，ビタミンA，C，E，βカロチン，セレンおよび葉酸などの抗酸化物があり，そのほか，カルシウム，近年ではビタミンDも売れ筋である．それでは，抗酸化サプリメントを長期的に摂取した場合のメリットはどのようなものか[5,6]．メタ解析から得られた結果は，「全体的には効果不明」であり（図3），サブ解析では，「ビタミンA，Eおよびβカロチンは死亡率を増加させる可能性がある．ビタミンCとセレンは，よいかも知れないが，現時点では十分な根拠がない」である[6]．別のグループによるビタミンおよびミネラルサプリメントの効果を検証した研究（図4）においても，死亡率に対する有効性は認められていない[7]．サプリメントの効果は，個体差，年齢，性別，ライフスタイルおよび基礎疾患などによって大きく異なると考えられ，ガイドラインなどは現在のところ存在しない．メリットが不明であるばかりかデメリットがあるかもしれず，摂取するかどうかについては十分に考える必要がある．

4 治療薬は大丈夫なのか？

高血圧，脂質異常症，糖尿病治療薬などの生活習慣病治療薬と運動療法の相乗効果あるいは相殺効果については，研究データが極端に少ない．

脂質低下薬であるスタチンの重大な副作用は，横紋筋融解症と呼ばれる骨格筋の障害であることはよく知られているが，一部のスタチンが運動療法による良好な適応を阻害することが報告されている（図5）[8]．2015年のCell Metabolismに，そのメカニズムの1つがミトコンドリア機能の抑制である可能性が示されている[9]．

また，スタチン服用下の運動では，筋肉痛，筋損傷および関節障害などが起こりやすいことも報告されており，誘因として，投与量，薬剤相互作用，遺伝的変異，コエンザイムQ（CoQ）やビタミンDの欠乏，潜在的筋疾患などが考えられている．スタ

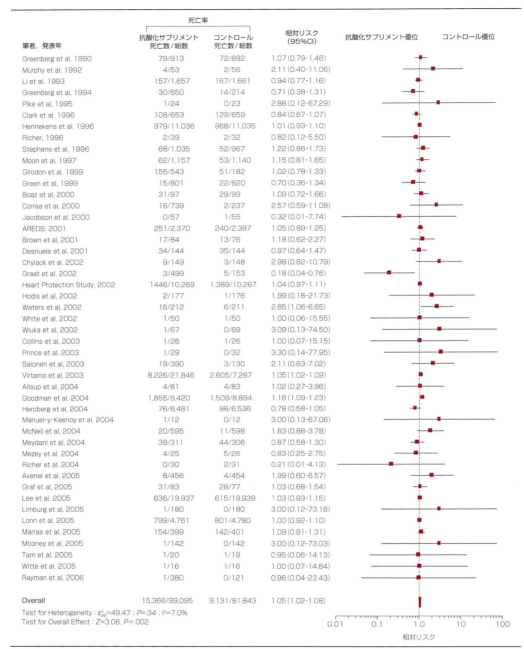

図3 ● 抗酸化サプリメントが死亡率へ与える影響
エラーバーは95％信頼区間

(文献6)より引用)

チンと運動療法の相互作用による有害事象を予防するための方法は、**表1**のように示されている[10]。

一方、運動療法に付加的効果をもたらす可能性のある薬剤としては、糖尿病治療薬

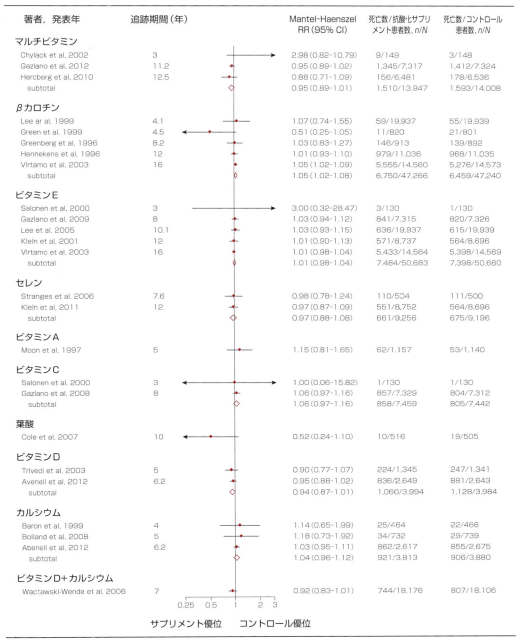

図4 ● サプリメントが全死因による死亡率に与える影響統計方法
RR：相対リスク

(文献7)より引用)

であるメトフォルミンが挙げられる[11, 12]．そのほか，動物実験であるが，運動療法とアンジオテンシン受容体遮断薬 angiotensin receptor antagonist（ARB）の組み合わせにより，抗酸化防御機能（カタラーゼ，SOD が増加）がより増強し，心筋梗

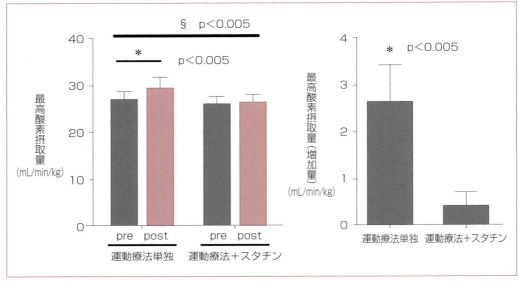

図5 ● 運動療法および運動療法＋スタチンの介入効果の比較
肥満あるいは過体重があり，2つ以上のメタボリック・リスクを有する対象における12週間の有酸素運動トレーニングの効果．スタチン併用群では最高酸素摂取量の有意な改善がみられず，スタチンの併用は運動療法による運動耐容能の改善効果を阻害する可能性が示唆された．

(文献8) より引用)

表1 ● スタチンと運動トレーニングの有害な相互作用のリスクを低下させる戦略

・スタチンの必要性を再評価する	・ビタミンDの補充
・服用量を減らす	・CoQ10の摂取
・水溶性スタチンへ変更する	・L-カルニチンの摂取
・休薬を試行する	・スタチン作用を増強する薬剤を避ける
・運動量・強度を軽減する	

(文献10) より引用)

塞後の酸化ストレスを軽減することが示されている[13]．

　運動療法と薬剤療法の相互作用が明らかにされるには，エビデンスレベルの高い臨床研究の蓄積が必要である．

参考文献

1) Ristow M : Unraveling the truth about antioxidants : mitohormesis explains ROS-induced health benefits. Nat Med 20(7) : 709-711, 2014
2) Mankowski RT et al : Dietary Antioxidants as Modifiers of Physiologic Adaptations to Exercise. Med Sci Sports Exerc 47(9) : 1857-1868, 2015
3) Webb R et al : The ability of exercise-associated oxidative stress to trigger redox-sensitive signalling responses. Antioxidants (Basel) 6(3). pii : E63, 2017
4) Reuland DJ et al : The role of Nrf2 in the attenuation of cardiovascular disease. Exerc Sport Sci Rev 41 (3) : 162-168, 2013
5) Bjelakovic G et al : Antioxidant supplements for prevention of mortality in healthy participants and patients with various diseases. Cochrane Database Syst Rev 14(3), CD007176, 2012
6) Bjelakovic G et al : Mortality in randomized trials of antioxidant supplements for primary and secondary prevention : systematic review and meta-analysis. JAMA 297(8) : 842-857, 2007
7) Fortmann SP et al : Vitamin and mineral supplements in the primary prevention of cardiovascular disease and cancer : An updated systematic evidence review for the U.S. Preventive Services Task Force. Ann

Intern Med 159（12）：824-834, 2013

8) Mikus CR et al：Simvastatin impairs exercise training adaptations. J Am Coll Cardiol 62（8）：709-714, 2013

9) Schirris TJ et al：Statin-Induced Myopathy Is Associated with Mitochondrial Complex Ⅲ Inhibition. Cell Metab 22（3）：399-407, 2015

10) Deichmann RE et al：The Interaction Between Statins and Exercise：Mechanisms and Strategies to Counter the Musculoskeletal Side Effects of This Combination Therapy. Ochsner J 15（4）：429-437, 2015

11) Noto H et al：Latest insights into the risk of cancer in diabetes. J Diabetes Investig 4（3）：225-232, 2013

12) Malin SK et al：Impact of Metformin on Exercise-Induced Metabolic Adaptations to Lower Type 2 Diabetes Risk. Exerc Sport Sci Rev 44（1）：4-11, 2016

13) Xu X et al：Exercise training combined with angiotensin Ⅱ receptor blockade reduces oxidative stress after myocardial infarction in rats. Exp Physiol 95（10）：1008-1015, 2010

トピックス 3

内分泌器官としての骨

1　骨：内分泌機能も有する多機能組織

　心不全患者では，危険因子の 1 つである肥満が，逆に良好な予後に関連することを示唆する肥満パラドクス "obesity paradox" がある．しかしながら，このパラドクスを報告した研究における肥満の評価には，体格指数が用いられており，腹囲などではない．第Ⅵ章-4 で前述したように高い体格指数を安易に肥満・過体重と解釈するのは問題がある．なぜなら，体格指数を規定する体重は，脂肪と除脂肪組織である骨格筋と骨を含む重量であるからである．第Ⅱ章-2 で述べたように，骨格筋には内分泌機能を含む多面的機能があり，疾患の予防・治癒能力を発揮する．ゆえに "obesity paradox" の 1 つの理由は，複数のエビデンスが示すように骨格筋量が多いことの反映ではないかと考える．

　そして，もう 1 つの除脂肪組織は，骨である．骨組織は骨芽細胞（骨を造る細胞）と破骨細胞（骨を壊す細胞）によって絶え間なくリモデリングされながら骨格を形成し，運動器としての主要な役割を担うが，加えてリンやカルシウムの調節などの代謝機能と造血機能を持つ多機能組織である．さらに近年の研究により，その骨から少なくとも 2 つのホルモンが分泌されていることが明らかになり，骨格筋と同様に内分泌器官として機能していることがわかってきた．そのホルモンは，オステオカルシンと線維芽細胞増殖因子 fibroblast growth factor（FGF）23 であるが[1~3]，それらの明らかにされつつある作用を考えると "obesity paradox" には，骨の重量が関わっていると考えざるを得ない．

2　オステオカルシン

　オステオカルシンは，骨芽細胞（osteoblast）で産生されるホルモンである．骨芽細胞内で合成されたのちカルボキシル化され，その大部分は骨基質として骨に埋め込まれるが，一部は血中に放出されている．インスリン刺激があると，骨芽細胞内で低カルボキシル化オステオカルシンが産生され，あるいは破骨細胞の吸収窩（resorption pit）の pH 低下により骨基質から遊離し，血中へ放出されホルモンとして作用

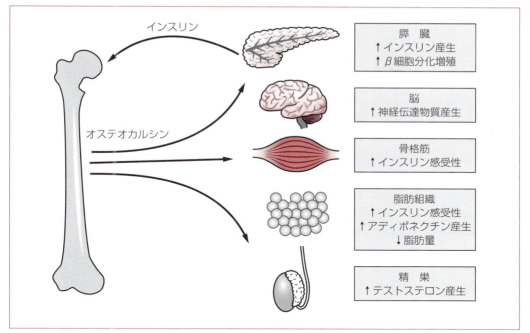

図1● オステオカルシンのホルモン作用
オステオカルシンの作用および作用機序には，まだ不明な点も多いようであるが，文献的に報告されている主要な作用が図に示されている．低カルボキシル化状態のオステオカルシンが，膵臓におけるインスリンの産生・分泌と末梢組織のインスリン感受性を高めることで糖代謝を調節していることが明らかにされている．さらに最近では，脳，脂肪組織および精巣への作用も報告されている．

（文献4）より引用）

する[1〜4]．オステオカルシンは，広汎性にインスリン感受性を改善するが，その一部は，脂肪組織におけるアディポネクチン産生増加によってもたらされる．膵臓では，インスリン産生の増加だけではなく，β細胞の分化増殖を促進する．また，脳においては，神経伝達物質の産生を促し，精巣におけるテストステロン産生増加にも作用して繁殖性を高めることが示唆されている（図1）[4]．

このようにオステオカルシンは，身体を作るタンパク同化性に作用するので，心不全・カヘキシーの病態に陥らない（図2），悪化させないためには必要なホルモンであると推察される．しかしながら，実際には心不全患者の骨量は少なく，骨粗鬆症を併発しやすいことが報告されており[5〜7]，血中オステオカルシン濃度も，健常者の半分近くに低下していることが報告されている[8]．このことも"obesity paradox"の理由に関連していると考えられる．

3 FGF23

FGF23は，骨細胞（osteocyte）により産生・分泌されるホルモンである．何らかのメカニズムでリン負荷が検知されると産生が亢進し，Klotho-FGF受容体複合

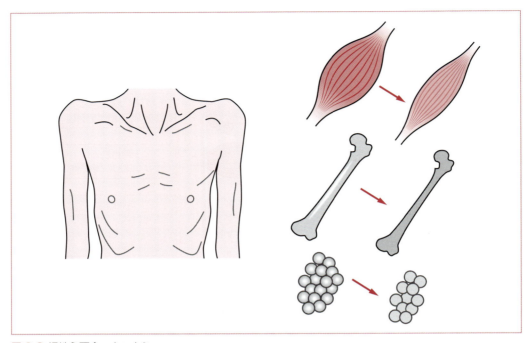

図2 ● 慢性心不全・カヘキシー
慢性心不全では，骨格筋量のみならず骨量も減少し，さらにカヘキシーを併発すると脂肪量も減少し，予後が悪化する．

体に作用することで，腎近位尿細管でのリン再吸収と活性型ビタミンD濃度の低下を介する腸管リン吸収を抑制し，血中リン酸濃度を低下させる（図3）[9]．慢性腎疾患では，リン負荷によりFGF23分泌が亢進し，リン排泄を促進させるとともに，活性型ビタミンD産生を低下させ，二次性副甲状腺機能亢進症の発症にも関与すると考えられている．

慢性腎疾患を対象とした研究を中心に，高リン酸血症が生命予後の悪化につながるとする多数の報告があるが[10]，冠動脈疾患[11]，さらには健常者においても（図4，5）[12]基準値内にもかかわらず血清リン酸濃度が高くなるほど生命予後が悪化することが示されている．さらに驚くべきことに，動物種の寿命とリン酸濃度の負の相関関係も示されている（図6）[13]．

リン酸毒性を示す研究報告[14]が近年増加してきており，体内リン酸調節に中心的に作用していると考えられるFGF23が治療ターゲットとしても注目されてきている．しかしながら，オステオカルシンと異なり，FGF23に関しては骨粗鬆症で減少するということはなく，骨量が減少する慢性腎疾患においてもリン負荷に応じて増加する．FGF23と冠動脈疾患や心不全との関連を示唆する論文はあるが[15]，直接的作用ではなく，内在する病態を反映するバイオマーカーとして変動していると思われる．

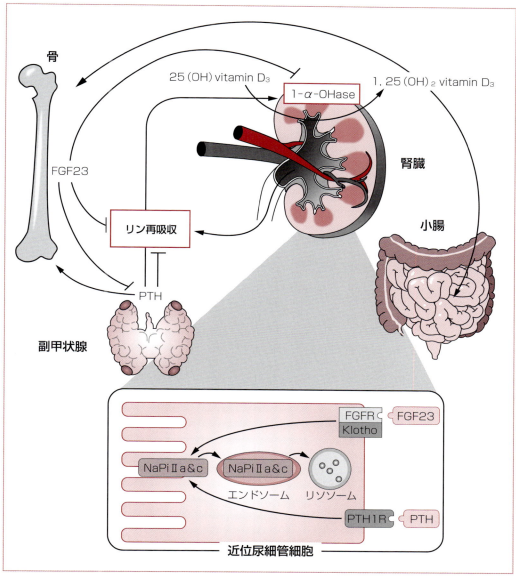

図3 ● リン酸恒常性
リン酸の恒常性は，骨細胞で産生されるFGF23，副甲状腺ホルモンparathyroid hormone（PTH）および腎臓にて産生される活性型ビタミンD_3［calcitriol, 1,25（OH）$_2$ vitamin D_3］によって保たれている．FGF23は高いリン酸濃度に反応して分泌され，活性型ビタミンD_3濃度の低下を介して腸管におけるリン吸収を抑制する．さらに，FGF23は近位尿細管細胞刷子縁膜におけるNaPiⅡaとNaPiⅡcの発現を抑制して，腎臓からのリン排泄を促進し，血中リン酸濃度を低下させる．
FGFR：fibroblast growth factor receptor（線維芽細胞増殖因子受容体）

（文献9）より引用）

　生体内リンの大部分は，カルシウムやマグネシウムと結合して，骨に貯蔵されている．リン代謝の恒常性を保ち，リン酸毒性から身を守るためには，健康な骨が必要であることは間違いないであろう．われわれは，「骨のある奴」でなければならない．

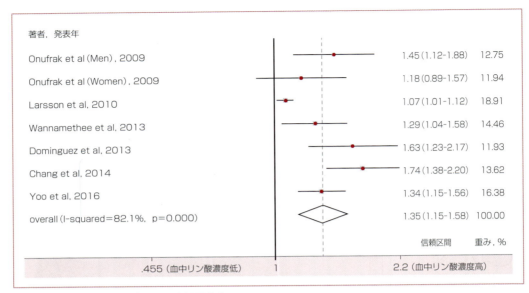

図4 血中リン酸濃度と全死因による死亡率

(文献12)より引用

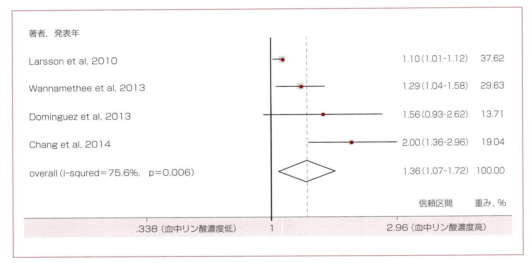

図5 血中リン酸濃度と心血管疾患による死亡率
慢性腎疾患がない母集団における研究のメタ解析:血中リン酸濃度が高い群において全死因および心疾患死亡率が明らかに高くなっている.

(文献12)より引用

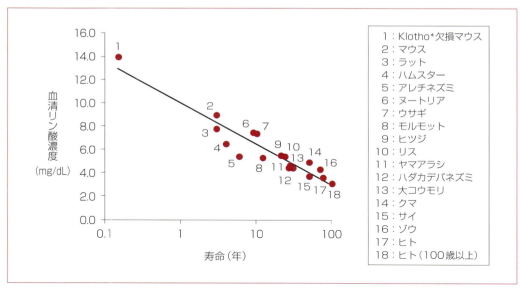

図6 ● 動物種の寿命と血清リン濃度の関係
血清リン濃度の低い動物種の寿命が長い．Klotho欠損マウスでは血清リン濃度が高値となり，短命を示す．

(文献13) より引用）

参考文献

1) Lee NK et al：Endocrine regulation of energy metabolism by the skeleton. Cell 130(3)：456-469, 2007
2) Fukumoto S et al：Bone as an endocrine organ. Trends Endocrinol Metab 20(5)：230-236, 2009
3) Ferron M et al：Insulin signaling in osteoblasts integrates bone remodeling and energy metabolism. Cell 142(2)：296-308, 2010
4) Zoch ML et al：New insights into the biology of osteocalcin. Bone 82：42-49, 2016
5) Shane E et al：Bone mass, vitamin D deficiency, and hyperparathyroidism in congestive heart failure. Am J Med 103(3)：197-207, 1997
6) Kenny AM et al：Femoral bone mineral density in patients with heart failure. Osteoporos Int 17(9)：1420-1427, 2006
7) Anker SD et al：Loss of bone mineral in patients with cachexia due to chronic heart failure. Am J Cardiol 83(4)：612-615, 1999
8) Schleithoff SS et al：Low serum levels of intact osteocalcin in patients with congestive heart failure. J Bone Miner Metab 21(4)：247-252, 2003
9) Gonciulea A et al：The dynamic skeleton. Rev Endocr Metab Disord 16(2)：79-91, 2015
10) Da J et al：Serum Phosphorus and Progression of CKD and Mortality：A Meta-analysis of Cohort Studies. Am J Kidney Dis 66(2)：258-265, 2015
11) Tonelli M et al：Relation between serum phosphate level and cardiovascular event rate in people with coronary disease. Circulation 112(17)：2627-2633, 2005
12) Bai W et al：Serum phosphorus, cardiovascular and all-cause mortality in the general population：A meta-analysis. Clin Chim Acta 461：76-82, 2016
13) Kuro-o M：A potential link between phosphate and aging--lessons from Klotho-deficient mice. Mech Ageing Dev 131(4)：270-275, 2010
14) Ellam TJ et al：Phosphate：the new cholesterol? The role of the phosphate axis in non-uremic vascular disease. Atherosclerosis 220(2)：310-318, 2012
15) Scialla JJ et al：Fibroblast growth factor-23 and cardiovascular events in CKD. J Am Soc Nephrol 25(2)：349-360, 2014

*Klotho（クロートー）：近年の研究において老化を制御する遺伝子の1つとして発見された．ギリシア神話における「運命の3女神」の1人，命の糸を「紡ぐ者」が語源とされる．この遺伝子が活性型ビタミンDの合成を負に制御する回路を構成しており，Klotho遺伝子が欠損すると，生体の恒常性維持を担うカルシウムホメオスタシスが破綻し，多彩な老化症状をもたらす．体内のリン酸値は，骨由来の線維芽細胞増殖因子（FGF）23と膜タンパクKlothoの協調的調節によって適切に維持されており，FGF23が腎臓でリン酸排泄作用を示すには，Klothoが十分に存在する必要がある．FGF23は，Klotho存在下ではリン酸のホメオスタシスに影響を及ぼすが，動物モデルで明確に示されているように，Klotho非存在下ではその作用を発揮することができない．ゆえにKlotho欠損マウスでは，血中リン酸濃度は高くなり，短命となる．

終　章

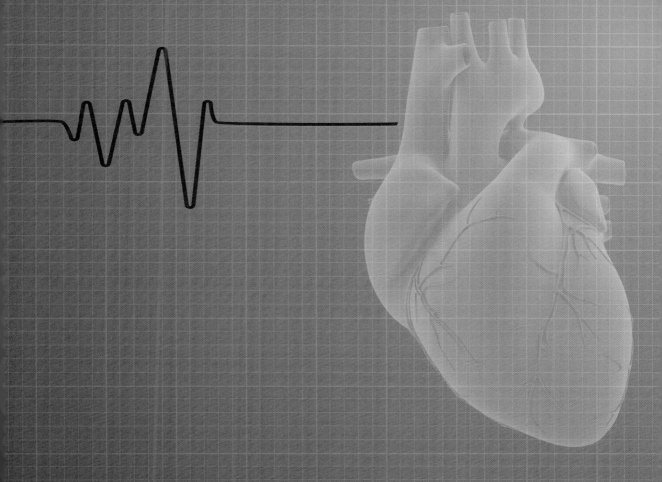

終　章
ヒトにおける運動療法・心臓リハビリテーションの意義

1　ヒトという生命体

　　人間も含めて生命体は，1つ1つの細胞の集合体である．特に人間は，約60兆個の細胞でできているとされているが（37兆個という論文もあるが，Bianconi E：Ann Hum Biol 2013；40：463-471），細胞同士はつながっているのではなく，隣同士，それぞれが独立して細胞小器官を持ち，自営している．類似の細胞群は，中枢指令系，呼吸系，心ポンプ，消化吸収系，解毒・タンパク質合成系，各種ホルモン産生系，免疫系，血液浄化系，さらに約650ヵ所の骨格筋系と約206個の骨など，"部署"ごとに分かれていて，機能を分担している．しかしながら，それぞれの部署においても細胞同士が融合しているわけではなく，似た細胞の集まりであって，各々は細胞膜で分かれていて，遺伝子も別々，さらに細胞間にはマトリックスというタンパク質複合体がある．例えるなら，集合住宅・マンションのように細胞は存在し，一生命体を成り立たせる遺伝情報に従い，"人間"が成立している．例えるなら，古代ギリシャの都市国家のようなものだろうか．細胞・臓器間の連携は，張り巡らされた血管系による血液・体液性因子，拡散，神経・電気活動などで行われていると思われるが，実際にはどのようにうまく同居しているのか，十分にはわかっていない．

2　運動は全身の器官および細胞・組織を1つの目的に向かって活動させる

　　運動は，大脳・神経系と骨格筋を中心とした，全身体における限りなく調和した生命現象である．言い換えると，1つ1つが個性を持つ細胞群を1つの目的に同調させ，統一的な規則を成り立たせる活動といえるかもしれない．運動という目的の下に，約60兆の細胞は協調し，それぞれの役割を果たし，本来の機能を発揮し，維持し，増進する．

　　骨格筋では，収縮現象に伴い抗酸化防御機構が誘導され，一方でマイオカインが産

生される．抗酸化防御機能の強化は，免疫力の増強のみならず，さらなる強度の運動を安全に施行することを可能にする．それらを統括する脳は発達し，神経調節因子を産生しつつ，さらなる調和を実現する．この現象は，骨格筋，神経系，血管系および各臓器・組織にさらなる"適応"を促し，不具合（病的状態）があれば，修繕効果（治療効果）を発現していく．これが，medicine としての運動療法であり，「運動」が心身の「健康」に寄与できる理由ではないかと考えている．

③ おわりに― "Beyond exercise and cardiac rehabilitation"

　全身の細胞を1つにまとめる有効な手段は，運動であることは間違いないと思われるが，「Happy people live longer（ご機嫌な人は約10年長生きする）」（Frey BS：Science 2011；331：542-543）というエビデンスに象徴されるように，実際には positive な脳活動（positive emotion）がその上流にあるかもしれない．太極拳，ヨガ，ピラティス，さらに文化的活動である読書，絵画・音楽・映画鑑賞，そして瞑想も統合的な脳活動であり，よい刺激であり治療になり得ると思われる．

　目的を持ち，情熱がある患者たちは，病気の重症度にかかわらずたくましく，かつ若々しい印象がある．障害が多く，通常のリハビリテーションができなくても，音楽療法などの art therapy は可能で，高度の disability があっても希望と情熱を持つことはできる．われわれ医療従事者は，既存の心臓リハビリテーションツールにこだわらず，患者に希望を持たせる，できる限りの生命現象の活性化を促すことの重要性を認識することが必要である．

和文索引

あ

アームカール　129
アセチル-CoA　056
圧受容器　097
アディポカイン　075
アディポネクチン　189
アデノシン二リン酸　057
アポトーシス　040
歩くスキー　152
アンジオテンシンⅡ　045
アンジオテンシン受容体遮断
　薬　044
アンジオテンシン変換酵素
　043
　── 阻害薬　201

い

異化・同化不均衡　040
維持期心臓リハビリテーショ
　ン　149
一価不飽和脂肪酸　211
一酸化窒素　191
イリシン　075
インスリン様増殖因子　040,
　045
院内リハビリテーション
　135

う

うつ　084
運動処方　102
運動負荷心筋シンチグラフィ
　160
運動模倣薬　216

え

エイコサペンタエン酸　212
エクステンション　146
エストロゲン関連受容体
　α/γ　219
エネルギー代謝　039
エビデンスレベル　108
炎症　040
炎症性サイトカイン　043
　── の増加　045

お

オートファジー　041
オステオカルシン　228

か

カーフレイズ　111, 131
解糖系　039, 056
　── 酵素　036
海馬　076
化学受容器　097
カスパーゼ系　046
ガス（呼吸）交換比（R）　167
活性酸素種　009
カテコールアミン　045
カヘキシー（心臓悪液質）
　003, 041
カルパイン系　046
加齢　036
換気閾値　169
関節可動域訓練　117
冠動脈奇形　160

き

機能的自立度評価法　180
基本チェックリスト　183
急性心筋梗塞　108
筋求心性神経　098
筋小胞体　046
筋線維　036
　── 型　036
筋肥大　051

く

クエン酸回路　056
グリコーゲン　056
クリニカルパス　110
グルカゴン様ペプチド　075
グルコース　056
クレアチン　056
　── 欠乏　061
　── 輸送体　058
　── リン酸　009
　──── シャトル　056
クレアチンキナーゼ／クレア
　チンリン酸系　056
グレリン　051
　── 受容体作動薬　051

け

頸動脈小体　168
経皮的心肺補助　118
経皮的僧帽弁交連切開術
　023
経皮的動脈血酸素飽和度
　003
血管内皮増殖因子 B　077

血流制限　049
ケトン食　209
嫌気性代謝閾値　003

こ

交感神経系　040
好気的（有酸素）代謝　038
高強度インターバル・トレーニング　105
抗酸化酵素　015
抗酸化物質　015
後負荷　099
高リン酸血症　230
コエンザイムQ　057
呼気ガス分析　007, 167
呼気終末酸素分圧　167
呼気終末二酸化炭素分圧　167
呼吸鎖　058
呼吸性代償点　168
呼吸（ガス）交換比（R）　020
骨格筋疫学　068
骨格筋タンパク質融解　040
骨格筋ポンプ作用　092
コルチゾール　045
混合静脈血酸素含有量　011
コンピュータ断層撮影　160

さ

細静脈　095
最大酸素摂取量　003, 012
細動脈　095
サイトカイン　075
細胞間接着分子　191
細胞周期の調節不全　047
左室拡張末期圧　054
左室駆出率　053
左室補助循環装置　049
サプリメント　223
サルコペニア　080
酸化ストレス　015, 040, 043

酸素解離曲線　008
酸素拡散能　030
酸素抽出　014
酸素分圧　032
酸素脈　167
酸素輸送　014
　　――障害　029

し

自覚的運動強度　137
磁気共鳴画像法　038
磁気共鳴分光法　047
シス・トランス脂肪酸　212
執着性　085
10m歩行テスト　178
腫瘍壊死因子　046
循環系　090
循環調節　096
静脈弁　093
食事制限　042
ショルダープレス　129
自律神経機能　192
シルベスター法　118
心エコー検査　160
神経筋電気刺激療法　139
神経成長因子　193
神経体液性因子　040
心臓悪液質（カヘキシー）　003, 023
心臓再同期療法　049
身体不活動　036
心肺［運動］負荷試験　025, 110

す

スクワット　111
ステップ練習　144
スロートレーニング法　138

せ

成長ホルモン抵抗性　040, 045
線維芽細胞増殖因子　075, 228
潜水反射試験　160
前負荷　099
前毛細血管括約筋　094, 095

そ

総カロリー制限　206
僧帽弁狭窄症　023
組織プラスミノーゲン活性化因子　190

た

体循環　090
大動脈内バルーンパンピング　112
多価不飽和脂肪酸　210
多ユニット平滑筋　094
単位平滑筋　094

ち

地中海食　206
チトクロームC　057
長寿遺伝子　042
直接的レニン阻害薬　050

て

低栄養　036
低脂肪食　206
テストステロン　043
デヒドロエピアンドロステロン硫酸　045
電子伝達系　039, 056

索　引 ―― 239

慢性閉塞性肺疾患　006,041

と

糖質制限　206
動静脈酸素含量較差　011
動静脈吻合　094
動脈血酸素含有量　011
ドコサヘキサエン酸　212
登山　150

な

内皮型一酸化窒素合成酵素　015
内皮由来過分極因子　191

に

2,3DPG　008
二次予防　111
日常生活動作　108
乳酸　056
　──閾値　169
ニューヨーク心臓協会心機能分類　041

の

脳クレアチン欠乏症候群　062
脳由来神経栄養因子　075
ノルディックウォーキング　150

は

パークゴルフ　151
肺循環　090
白血病抑制因子　075
バランス　110
　──トレーニング　143

ひ

微小循環　029
非ステロイド系アンドロゲン受容体作動薬　045
肥大型心筋症　157
ヒップアブダクション　147
肥満パラドクス　202
ピルビン酸　056
貧血　009

ふ

フォリスタチン類似タンパク　075
副甲状腺ホルモン　040
プラスミノーゲン活性化因子インヒビター　191
フレイル　046,080

へ

β遮断薬　044
β_2作動薬　044
ベジタブルファースト　211
ペルオキシソーム増殖剤活性化受容体δ　219

ほ

飽和脂肪酸　210
ポリファーマシー　043
ホルミシス　221

ま

マイオカイン　015,075
マイオスタチン　051,075
マイオネクチン　075
末端肥大症　045
慢性呼吸不全　036,043
慢性腎疾患　051

み

ミオグロビン　031
ミオシン重鎖　037
ミトコンドリア　007
　──筋症　011

む

無機リン酸　009
無酸素代謝　038

め

メゲストロール　051
メタ細動脈　095
メチルグアニジノ酢酸　060
メディカルチェック　157
めまいや失神　020

ゆ

有酸素運動　049
有酸素代謝酵素　036
誘導型一酸化窒素合成酵素　046
ユビキチン・プロテアソーム系　041,046

よ

ヨーロッパ心不全セルフケア行動尺度　185

ら

ライソゾーム性タンパク質分解酵素　046

り

離床訓練　108
リポタンパクリパーゼ　189
リンパ管　095

れ

レジスタンス運動　049

レジスチン　189
レッグプレス　145
レニン・アンジオテンシン系
　040

ろ

老化モデル　223
ローイング　129
ローマン反応　056

ロコモティブ・シンドローム
　080
6分間歩行テスト　113

わ

ワイドスクワット　131

欧文索引

A

ACEi 201
adherence 085
ADL 108
ADP 057
AMPK 077
ANT 059
ATP 007
　　──-ADP交換輸送体
　　059
　　──活性化キナーゼ 077
atrogin-1 046

B

Barthel index 179
BDNF 075
BNP 114
Borgスケール 113
B型ナトリウム利尿ペプチド
　　114, 191

C

CaO_2 011
cardiac cachexia 023
CCDS 062
CK/PCr系 056
CKアイソフォーム 059
CONUT score 199
COPD (chronic obstructive
　　pulmonary disease) 006,
　　041
CPX 111
critical PO_2 031
CRP 190

D

CRT 058
CvO_2 011
C反応性タンパク 190

D

deconditioning 041
DHA 212
DHEAS 045

E

EDHF 191
EF 053
EHFScBS 185
eNOS (endothelial nitric
　　oxide synthase) 015, 040
EPA 212
ergoreflex 036
ERRα/γ 219
ESC position statement 109

F

facilitated diffusion 058
$FADH^{2+}$ 056
FGF 075
　　──23 228, 229
Fickの原理 011
FIM 180
FRT (Functional reach test)
　　176

G

GI (glycemic index) 211
GLP-1 075
GLUT4 189

G

GNRI 200

H

HDL 189
HFpEF 006, 053
HFrEF 053
HIIT 105

I

IABP 112
ICU関連筋力低下 139
IGF 040
IL (interleukin)-1β 046
iNOS 046
IPAQ 182
isocapnic buffering 168

K

Karvonen 116
Katz index 181
Klotho 233
　　──-FGF受容体複合体
　　229

L

LCAT 189
LDL 189
LIF 075
LPL 189
LSNS 184
LT 169

M

METs 067
MNA-SF 199
MRI 033
MUST 199
myokine 075

N

$NADH^{2+}$ 056
NGF 193
NMES 139
NO 191
NRF2/Keap1［系］ 221
NRS-2002 199
NT-proBNP 114
NYHA 心機能分類 041
n-3 系多価不飽和脂肪酸
 212
N 末端プロ BNP 114

O

O_2 pulse 167

P

PAI-1 191

PCPS 118
PCr 056
peak $\dot{V}O_2$ 007
$PETCO_2$ 167
$PETO_2$ 167
PO_2 032
polypharmacy 043
positive emotion 237
PPARδ 219
pre-training 110, 135
PTH 040
PTMC 023

Q

QOL 037

R

Ramp 167
RAS 遺伝子多型 050
RCP 168
ROS 009
R（呼吸交換比） 020, 167

S

SERCA 046
SGA 199
SLC6A8 061

small dense LDL 189
SpO_2 003
SPPB 110, 174
STEMI 108

T

TGF (transforming growth
 factor)-β 051
TNF 046
tPA 191
TUG (Timed-up and go
 test) 177
TUNEL 陽性核 047

U

UCP-1 077

V

$\dot{V}E/\dot{V}CO_2$ slope 157
VEGF-B 077
$\dot{V}O_2$max 012
VT 169

著者略歴

沖田　孝一

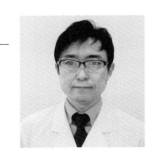

1962年北海道旭川市に生まれる．

医学博士，総合内科専門医，循環器専門医
日本体育協会公認スポーツドクター
日本医師会認定健康スポーツ医
北翔大学大学院生涯スポーツ学研究科　教授・科長
北方圏生涯スポーツ研究センター　所長

　旭川東高等学校，旭川医科大学医学部を卒業後，北海道大学大学院医学研究科循環病態内科学講座にて医師としての研鑽を積みつつ，心不全患者における骨格筋異常に着目した運動生理学的研究，および予防医学・運動療法の研究に携わる．また，日本体育協会公認スポーツドクター，日本医師会認定健康スポーツ医として，スポーツ指導者，トップ・アスリートの育成に関わり，現職に至る．

謝　辞

　本書の出版の契機となった「心不全における骨格筋障害」について，多くの講演の機会を与えていただいた関係者の皆様，本書の出版を勧めてくださり，多くのご助言をいただいた文光堂，中村晴彦氏に心から感謝いたします．また，運動療法の図解作成に際し，親身になって協力いただいた研究グループの皆様に深くお礼を申し上げます．

検印省略

心不全と骨格筋機能障害
循環生理の要点と運動療法の盲点

定価（本体 4,800円＋税）

2018年7月18日　第1版　第1刷発行

著　者　　沖田　孝一
発行者　　浅井　麻紀
発行所　　株式会社 文光堂
　　　　　〒113-0033　東京都文京区本郷7-2-7
　　　　　TEL（03）3813-5478（営業）
　　　　　　　（03）3813-5411（編集）

© 沖田孝一, 2018　　　　　　　　　　　　印刷・製本：広研印刷

乱丁, 落丁の際はお取り替えいたします.

ISBN978-4-8306-4569-3　　　　　　　　　　Printed in Japan

・本書の複製権, 翻訳権・翻案権, 上映権, 譲渡権, 公衆送信権（送信可能化権
　を含む）, 二次的著作物の利用に関する原著作者の権利は, 株式会社文光堂が
　保有します.
・本書を無断で複製する行為（コピー, スキャン, デジタルデータ化など）は,
　私的使用のための複製など著作権法上の限られた例外を除き禁じられています.
　大学, 病院, 企業などにおいて, 業務上使用する目的で上記の行為を行うことは,
　使用範囲が内部に限られるものであっても私的使用には該当せず, 違法です.
　また私的使用に該当する場合であっても, 代行業者等の第三者に依頼して上記
　の行為を行うことは違法となります.
・ JCOPY 〈出版者著作権管理機構 委託出版物〉
　本書を複製される場合は, そのつど事前に出版者著作権管理機構（電話 03-
　3513-6969, FAX 03-3513-6979, e-mail：info@jcopy.or.jp）の許諾を得てください.